Matthias Jünemann

Die grüne Adipositas-Kur mit hCG

DAS ORIGINAL
DIE ADIPOSITAS KUR
NACH MATTHIAS JÜNEMANN
DAS ORIGINAL

Matthias Jünemann

Die grüne Adipositas-Kur mit hCG

Vegane Ernährung
für ein dauerhaft
stabiles und gesundes
Körpergewicht

DAS ORIGINAL
DIE
ADIPOSITAS
KUR
NACH
MATTHIAS
JÜNEMANN
DAS ORIGINAL

Bibliografische Information der Deutschen Nationalbibliothek
Die Deutsche Nationalbibliothek verzeichnet diese Publikation in der Deutschen Nationalbibliografie. Detaillierte bibliografische Daten sind im Internet über http://dnb.d-nb.de abrufbar.

Für Fragen und Anregungen:
info@rivaverlag.de

1. Auflage 2015

Nymphenburger Straße 86
D-80636 München
Tel.: 089 651285-0
Fax: 089 652096

Lektorat: Ulrike Kroneck
Umschlaggestaltung: Kristin Hoffmann
Umschlagabbildung: Shutterstock
Satz: EDV-Fotosatz Huber/Verlagsservice G. Pfeifer, Germering
Druck: Konrad Triltsch GmbH, Ochsenfurt
Printed in Germany

ISBN Print: 978-3-86883-562-5
ISBN E-Book (PDF): 978-3-86413-745-7
ISBN E-Book (EPUB, Mobi): 978-3-86413-746-4

Weitere Informationen zum Verlag finden Sie unter
www.rivaverlag.de
Beachten Sie auch unsere weiteren Verlage unter
www.muenchner-verlagsgruppe.de

InfoTipp:
www.ketario.de
Das Forum zu den Büchern »Die grüne Adipositas-Kur mit hCG« sowie »Die Adipositas-Kur«

Ich danke meinen Eltern für ihre immerwährende Unterstützung und Liebe.
Meinen Kindern Saskia und Alexander gewidmet

Ein paar Worte vorab

Manchmal kommt es dicke. Dann bekommst du dein Fett drauf und wirst es ewig nicht mehr los oder legst trotz Diäten wieder zu. Auf www.ketario.de, dem Forum, in dem die grüne Adipositas-Kur und auch die (normale) Adipositas-Kur eine Heimat gefunden hat, können Sie nachlesen, dass jede und jeder eine Chance hat. Hier können Sie mit Gleichgesinnten und auch dem Autor in Kontakt treten.

Im Buch angegebene Links geben Sie bitte per Hand in Ihren Internetbrowser ein. Einige der häufig kryptischen und langen Links wurden mit dem Service goo.gl verkürzt.

Dieses Buch bearbeitet und erklärt die Hintergründe für einen völlig neuen Kuransatz, den es sonst nirgendwo gibt: Die grüne Adipositas-Kur mit homöopathischem hCG, grünen Smoothies und roher pflanzlicher Ernährung. Warum **das** der am meisten Erfolg versprechende Weg ist, wird hier beschrieben.

Im Besonderen gehe ich auf die Vorteile der Entgiftung des Körpers im Allgemeinen und des Hypothalamus im Speziellen ein. Ebenso wird dem Parasitenbefall in unseren inneren Organen, dem Zellschutz und der Straffung der Haut Beachtung geschenkt.

Am Ende des Buches biete ich eine verkürzte Zusammenfassung von Dr. Simeons Werk an und stelle den vollständigen Text für alle Interessierten kostenlos als PDF-Download zur Verfügung.

Wichtig: Für alle Links gilt, dass Sie einen Ihrer Browser als Standardbrowser gewählt haben sollten. Dann öffnen sie sich automatisch nach dem anklicken. Buchleser übertragen diese bitte per Hand in die Adresszeile des Browsers.

Nachtrag: Die Wiederholungen sind gewollt, denn nicht nur die Lüge braucht ständige Wiederholung, damit sie geglaubt wird, sondern auch die Wahrheit. Zum Teil sarkastische und polemische Textteile dienen der Polarisierung und sind genau so gemeint! Machen Sie mit den Informationen, was Sie wollen. Es ist immer Ihre Entscheidung, und es geht um Ihre Gesundheit!

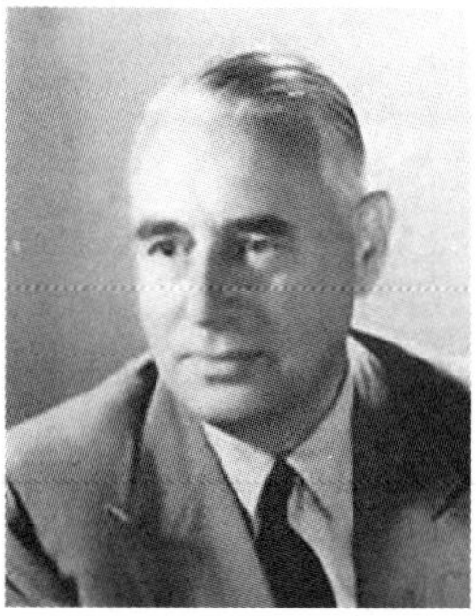

Dr. A.T.W. Simeons

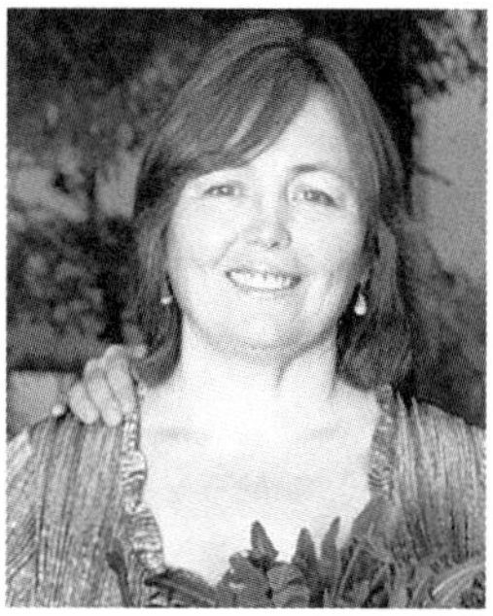

Victoria Boutenko

Inhalt

»Man kann die Realität ignorieren, aber man kann nicht die Konsequenzen der ignorierten Realität ignorieren.«

– Ayn Rand –

»It's like ten thousand spoons when all you need is a knife.«

– aus Alanis Morissette's Lied »Ironic« –

Vorwort

Nanu! Jetzt bringt der Jünemann nach seiner Adipositas-Kur ein weiteres Buch übers Abnehmen heraus? Was hat es denn damit auf sich, werden Sie sich vielleicht fragen. Ja, das ist notwendig geworden, da ich nach der Kur immer noch zu kämpfen hatte, mein Gewicht so niedrig zu halten, wie ich es mir erträumt hatte.

Ich habe zwar mein Gewicht stabilisiert – das heißt, der Hypothalamus hat mich auf einem viel niedrigeren Level einbetoniert –, allerdings lag dieser Setpoint 20 Kilo über meinem Normalgewicht von 95 Kilo. Und das, obwohl ich jeden Tag ins Fitnessstudio gerannt bin, mich zwei Mal in der Woche beim Badminton ausgepowert habe, obwohl ich mich ohne schlechte Kohlenhydrate, vollkommen ohne Zucker, ohne Milch- und ohne Weizenprodukte ernährt habe. Mein Gewicht ließ sich einfach nicht dauerhaft »unten« halten.

Ich musste öfter mal eine Woche auf »Nur-Kardio« im Studio umsteigen, wo ich dann locker vor dem Frühstück 1000 bis 1500 Kalorien verbrannt habe. Damit konnte ich auch mein Gewicht senken. Nur hat das nicht lange angehalten und schwupps war ich wieder bei meinem Setpoint von etwa 115 Kilo angelangt bei einer Größe von 195 Zentimetern. Meine Ernährung bestand aus meist gebratenem tierischem Eiweiß, einer großen Portion gedünstetem oder geschmortem Gemüse und einer kleineren rohen Obsteinheit. Und das zwei Mal am Tag.

Es hat mich zum Schluss einfach nur noch genervt, und es bedeutete eine körperliche und seelische Belastung, die mit einem erhöhten Stresslevel, Schlafproblemen und Befindlichkeitsstörungen einherging.

Was sollte ich denn nun noch machen, habe ich mich gefragt. Wo ist die Lösung? Andere schaffen das doch auch. Obwohl ich Muskeln aufgebaut und auch mein Sixpack deutlich gespürt habe, konnte ich es nicht sehen und meine eigentlich schon athletische Erscheinung lag immer noch verborgen unter einer, wenn auch nicht mehr so dicken Fettschicht. Von optimal, wie erhofft, konnte keine Rede sein.

Also ging meine Recherche weiter und weiter. Und eines schönen Tages hat es »Klick« gemacht. Es musste mit der Zubereitung des Essens zusammenhängen. Nicht in erster Linie mit dem, **was** ich aß, sondern damit, wie das Essen zubereitet wurde.

Um es kurz zu machen, es lag an der **Erhitzung der Mahlzeiten**.

Mein Körper hatte ein Problem mit der Verarbeitung der Nährstoffe und Enzyme, die auf ihn wie ein Fremdkörper wirkten. Er konnte damit nur so umgehen, dass er meine noch vorhandenen Fettzellen als Zwischenspeicher für den ihm so zugefügten Ballast ansah und nutzte.

Immer wenn ich Gekochtes gegessen habe, kamen Fremdkörper in meinen Stoffwechsel, die abgebaut, umgewandelt und ausgeschieden werden mussten, was aber anscheinend nicht so gut funktionierte. Dieser Prozess hat eher die Fettzellen wieder »aufgeblasen«, anstatt sie zu leeren und abzubauen.

Wie ich darauf kam, was mir letztlich geholfen hat und auf welche Weise ich jetzt ganz leicht mein Gewicht halte, beschreibe ich in diesem Buch. Ich hoffe, es ist eine Inspiration für Sie. Denn die einfachsten Lösungen sind meist die besten und gesündesten.

Teil I

Einführende Worte zur DGAK

Mein Name ist Matthias Jünemann. Ich bin 43 Jahre alt und habe im Januar 2011 noch 190 Kilo gewogen. Das war allerdings nicht mein Spitzengewicht, das nahe an der 200-Kilo-Marke lag. Ich war jahrelang auf der Suche nach einer Lösung für mein Problem. Verursacht habe ich es selber auf doch »kuriose« Art und Weise. Zu Beginn der 90er-Jahre war ich Student der Betriebswirtschaft und leidenschaftlicher Badmintonspieler. Ich hatte damals leichtes bis mittleres Übergewicht und wollte auf dem Platz besser werden.

So habe ich mir verschiedene Bücher gekauft (Internet gab es noch nicht), um herauszufinden, wie ich schnell abnehmen könnte. Rein von der Logik her hatte ich mir gedacht, dass ich mit gar keinem Essen am schnellsten abnehme. Also entschied ich mich für eine Fastenkur. Mein Ziel damals war, von 114 Kilo (ich bin groß, 1,95 m) auf 90 Kilo abzunehmen. Das habe ich auch tatsächlich geschafft. Ich habe während der Fastenkur, die – wenn ich mich nicht täusche – über 40 Tage ging, 25 Kilo abgenommen. Genau kann ich es nicht mehr sagen. Hunger hatte ich keinen. Ich habe für diese Kur die Wintersemesterferien genutzt, die ja Gott sei Dank recht lang waren.

Ich habe nur Tees und mit viel Wasser verdünnte Fruchtsäfte getrunken, und als Highlight habe ich mir eine Gemüsebrühe gekocht und nur das Flüssige getrunken. Mir ging es während dieser Zeit sehr gut, ich habe lange Spaziergänge gemacht, viel gelesen und Musik gehört. Das Sommersemester war dann bombastisch. Ich war fit wie ein Turnschuh, konnte im Badminton bestens mithalten und habe jede Party mitgemacht.

Nur leider hielt der Erfolg nicht lange an, und ich hatte ein Jahr später wieder mein Ausgangsgewicht plus 5 Kilo mehr. Nicht, dass ich aus dieser Erfahrung schlau geworden wäre. Nein! Ich dachte mir: Du kannst ja wieder fasten, was ich in den Wintersemesterferien dann auch getan habe. Diesmal waren es ein paar Tage mehr, insgesamt 60 Tage. Alles lief wie im Jahr davor. Ich habe wieder prima abgenommen, das Sommersemester genossen – und ein Jahr später 20 Kilo mehr als zu Beginn der Fastenkarriere.

Dann kam mein einjähriger Studienaufenthalt in Hull, England. Auch hier habe ich gefastet, mit den gleichen Resultaten, im Positiven wie im Negativen. Wieder zurück in Deutschland, mit mittlerweile 140 Kilo, habe ich mich ein letztes Mal zum Fasten aufgerafft. Diesmal war die Erfahrung aber eine ganz andere. Mir ging es schlecht dabei, ich hatte Hunger und eigentlich auch keine Lust mehr, auf Nahrung zu verzichten. Zu allem Übel kam noch hinzu, dass ich nichts mehr abgenommen habe – wohlgemerkt, **obwohl ich nichts gegessen hatte.**

Nach 12 Tagen habe ich die Fastenkur frustriert abgebrochen. Von da an gab es kein Halten mehr. Ich nahm ständig und stetig zu, egal ob ich auf meine Ernährung geachtet habe oder nicht. Runter ging gar nichts mehr, es gab nur noch eine Richtung.

Hinzu kamen noch mein verpatzter Start ins Berufsleben als Angestellter und Selbstständiger, eine wachsende Spirale aus Depressionen, sukzessiv fortschreitende Immobilität, seelische Schocks, das Gefühl der Hilflosigkeit, nichts mehr gegen das Übergewicht tun zu können und allgemein der Eindruck vom Leben besch ... worden zu sein.

Durch meine Arbeit am Computer hatte ich die Chance, im Internet zu recherchieren, welche Möglichkeiten es gibt, meinem Problem zu begegnen. Und Sie können mir glauben, dass ich alles Erdenkliche ausprobiert habe, was es gibt. Näheres beschreibe ich in meinem Buch *Die Adipositas-Kur*. Nur eins habe ich nicht gemacht: kalorienreduzierte Diäten oder Trinkkuren, wie z. B. Optifast.

Leider waren alle Anstrengungen nicht nur mit erheblichem finanziellen Aufwand, sondern auch mit chronischer Erfolglosigkeit verbunden. Zwischenzeitlich hatte ich mit Atkins und Sport etwas abgenommen, aber das hat leider nicht lange vorgehalten. Es musste also noch etwas anderes sein und mein Ehrgeiz war geweckt, dieses **Etwas** herauszufinden. Mittlerweile wog ich um die 200 Kilo – mit normalen Essensportionen, mit denen andere ganz locker ihr geringes Gewicht gehalten hätten. Erstaunlicherweise ging es aber auch nicht höher als ca. 200 Kilo. Gut, das ist ja auch vollkommen ausreichend, um sich das Leben zu versauen.

Meine gesundheitlichen Probleme nahmen zu. Ich hatte zum Beispiel schwere Atemaussetzer während der Nacht und musste jahrelang ein Beatmungsgerät tragen. Allerdings war ich auch der Erste in Deutschland, der noch während der Adipositas-Kur sein Gerät zurückgeben konnte. Andere Geräte werden nur abgeholt, wenn der Patient verstirbt oder es umgetauscht werden muss.

Mitte 2010 bin ich dann im Internet auf eine ominöse Hormonbehandlung gestoßen, die beim Abnehmen helfen soll und bei der man nur 500 Kalorien am Tag zu sich nehmen darf. Lächerlich, dachte ich, und habe es gleich verworfen. Das kann ja nicht funktionieren und wenn doch, wäre es sicher nicht gesund, so war meine Position. Und teuer war es auch noch. Und dann noch mit Spritzen. Weg damit.

Ich habe weiter gesucht, hatte den Verdacht, dass es irgendeine Verschaltung im Gehirn sein müsse, unserem zentralen Rechen- und Steuerungszentrum unter der Schädeldecke, die verantwortlich war. Also habe ich in diese Richtung recherchiert und bin auf Umwegen erneut bei der Hormonbehandlung gelandet. Diese Hormonbehandlung, so hieß es, regelt einen gestörten Hypothalamus, der für die Fettanlagerungen verantwortlich sein soll, wieder ein. Gehirn – Fett. Aha!

Ich habe also das Protokoll eines Dr. Simeons im englischen Original gelesen – und war vollkommen geflasht. Ja genau, so musste es sein! Das war die Lösung! Skeptisch war ich immer noch wegen der 500 Kalorien und wegen der Spritzen. Also habe ich weiter recherchiert. Und wurde fündig! Es gab auch die Möglichkeit, das Hormon über Tropfen oder Globuli aufzunehmen. Ich habe eine Quelle ausmachen können und das Mittel Ende 2010 bestellt. Vorher hatte ich mir noch etliche Erfahrungsberichte im englischsprachigen Internet angesehen.

Ich brannte förmlich darauf, endlich anfangen zu können. Über die DHL-Paketverfolgung habe ich gesehen, dass meine Lieferung am Samstag eintreffen sollte. Ich habe also gespannt gewartet. Leider vergebens. Der Postbote hatte an dem Tag einfach früher Feierabend gemacht und ich musste mich bis Montag gedulden. Als das Paket endlich da war, habe ich sofort begonnen. Ich hatte mich schon mit allem eingedeckt, was ich brauchte. Eigentlich wollte ich nur 60 Tage »diäten«. Daraus sind dann 313 Tage geworden und ich habe mich quasi halbiert. Mein Leben hat sich völlig verändert. Ich bin ein ganz anderer Mensch geworden, fühle mich wie 25 und nicht wie 80 vorher. Ich spiele jetzt wieder aktiv Badminton und gehe ins Fitnessstudio, um einen athletischen Körper aufzubauen. Davon war vorher nicht mal zu träumen gewesen.

Wie ich das geschafft habe und wie Sie das auch schaffen können, steht in meinem Buch *Die Adipositas-Kur*.

Wer es gelesen und vielleicht auch damit schon viel an Gewicht verloren hat, seinen Setpoint erfolgreich mit homöopathischem hCG zementiert hat und sein erstrebtes Körpergewicht sicher halten konnte, wird dieses Buch hier möglicherweise gar nicht benötigen.

Er oder sie wird es nicht für unbedingt notwendig erachten, noch irgendetwas zu verändern, denn alles ist so, wie es sein soll.

Meine eigene Erfahrung war aber leider – oder eigentlich nicht »leider« – eine andere.

Man hat die Austestungsphase erfolgreich abgeschlossen, weiß, was man verträgt und was man sicher aus der Ernährung heraushalten muss, um nicht wieder zuzunehmen. So in etwa hätte ich es mir selber gewünscht. Aber so sollte es nicht kommen. Ich habe mich penibel an das gehalten, was ich für mich persönlich ausgetestet habe. Das Folgende habe ich alles vermieden: Zum Beispiel gibt es in meinem Haushalt keinen Zucker, ich süße mit Stevia. Ich habe keinerlei Milchprodukte zu mir genommen und mich von Weißmehlprodukten ferngehalten. Und ich habe auch kalorienmäßig nicht über meinem Gesamtumsatz gelegen.

Wenn ich mich nicht mehr wohlgefühlt habe, habe ich Kardioeinheiten im Fitnessstudio eingelegt, die mich aber mehr gestresst haben als alles andere. Wahrscheinlich habe ich auch zu viel trainiert, was den Kortisolspiegel hat ansteigen lassen. Das führt bekanntlich auch zu einem Gewichtsanstieg.

An was ich aber nicht im Entferntesten gedacht habe, war, dass ich möglicherweise erhitzte Speisen nicht vertragen könnte. Ich habe mich permanent gewundert, dass ich zugenommen habe, obwohl ich viel Sport treibe, wie ein Blöder im Fitnessstudio trainiere, zwei Mal in der Woche zum Badminton gehe – und auf meine Ernährung achte. Es gab oder gibt einen Setpoint, der fix war oder ist. Allerdings lag der höher als mein angestrebtes Gewicht. Ich habe mir den Kopf zermartert, was ich denn nun noch ändern sollte. Ich war der Verzweiflung nahe, habe meine alten Hosen rausgesucht und mich fast damit abgefunden, dass ich zwei Nummern größer tragen muss.

Da kam mir der Zufall (an den ich nicht glaube) in die »Quere«.

Hier aber erst mal ein kurzer Einschub, warum es uns so schwerfällt, abzunehmen und danach unser Gewicht zu halten. Es hat nicht nur mit dem zu tun, was und wie viel wir essen oder ob die Nahrung erhitzt wurde oder nicht. Ich habe diesen Abschnitt teilweise aus meinem ersten Buch *Die Adipositas-Kur* übernommen. Es hilft Ihnen, die Grundlage der Adipositas-Kur und auch der grünen Adipositas-Kur zu verstehen.

Die Ursache der Fettsucht

Die Frohe Botschaft, die ich Ihnen in diesem Buch näherbringen möchte ist, dass es nicht nur eine Diät gibt, mit der Sie schneller abnehmen werden als jemals zuvor, sondern dass es DIE (jetzt noch gesündere) Kur ist, die die Ursache für Fettleibigkeit und Übergewicht ein für alle Mal korrigiert (wenn Sie es richtig anstellen).

Was ist nun aber diese ominöse Ursache? Ich will Sie nicht länger auf die Folter spannen. **Es ist eine Störung oder Fehlfunktion des Hypothalamus.** Dieser arbeitet nicht mehr so, wie er soll und verursacht das unangemessene Anlagern von abnormalen Fettreserven.

Wie bitte? Ja, richtig gelesen. Die Hauptregulationsdrüse Ihres Gehirns (im Kopf!) für Ihren gesamten Körper arbeitet nicht korrekt. Diese Störung ist somit die Hauptursache, warum Sie fettleibig sind und bleiben.

Um eines vorwegzunehmen: Diese Erkenntnis ist nicht auf meinem Mist gewachsen. Ich bin weder Arzt noch Forscher auf medizinischem Gebiet. Ich bin Betroffener und – bis vor einer Weile selbst – Leidender, und ich kann es nicht verstehen, dass diese Erkenntnis nicht für jeden Menschen offensteht. Besonders im deutschsprachigen Raum ist die Methode fast vollkommen unbekannt. Aus diesem Grund habe ich das Ihnen nun vorliegende zweite Buch geschrieben.

Im letzten Teil dieses Buches finden Sie eine deutsche Zusammenfassung des Werkes des genialen Arztes Dr. A. T. W. Simeons. Diese wird hiermit einer breiten deutschsprachigen Öffentlichkeit in deutscher Übersetzung bereitgestellt. Um mehr eigene Erfahrungen einbringen zu können und um den Preis des Buches nicht zu hoch ansetzen zu müssen, habe ich die vollständige Übersetzung ausgelagert und biete sie als PDF-Download am Ende des Buches kostenlos an. Den entsprechenden Link finden Sie hinten im Buch. Ich habe recherchiert und bisher keine weitere deutsche Übersetzung finden können.

Im englischsprachigen Raum ist die (englische) Abhandlung frei verfügbar und kann als PDF heruntergeladen werden. Wer aber nicht der englischen Sprache mächtig ist, dem bleiben diese Informationen verschlossen. Man darf sich die Frage stellen, warum das so ist. Die Antwort ist recht einfach. Bestimmte Interessengruppen sind überhaupt nicht daran interessiert, dass diese Informationen bereitgestellt werden. Diese Gruppen würden eine Menge Geld verlieren, wenn »Die Adipositas-Kur« oder dieses Buch hier breiten Zuspruch finden würde.

Denn sowohl Pharmaindustrie, Nahrungsmittel- und die gesamte Diätprodukte-Industrie als auch die Hersteller von Fitnessgeräten, Hersteller und professionelle Anwender von Ultraschall-Kavitations- und Radiofrequenz-Geräten zur Fettauflösung verdienen nur dann, wenn Sie dick bleiben und verzweifelt um eine Abnahme kämpfen, um es letztlich doch nicht zu schaffen. So bleiben Sie immer im Kreislauf von Hoffnung, Kampf, Verzweiflung und aufkeimender neuer Hoffnung stecken, und probieren das nächste »Wundermittel« aus. Ich denke, dass Ihnen dies sehr bekannt vorkommt. Mir ging es ganz genauso. Auch das will ich Ihnen gerne im Verlauf des Buches kurz schildern.

Doktor Simeons Arbeit

Doktor Simeons wurde in London geboren und schloss sein Medizinstudium an der Universität Heidelberg mit »Summa cum Laude« ab. Nach dem Studium in Deutschland und der Schweiz wurde er in einer großen chirurgischen Klinik in der Nähe von Dresden angestellt. Später vertiefte er sich in das Studium von Tropenkrankheiten und schloss sich dem Tropeninstitut in Hamburg an. Dann arbeitete er zwei Jahre in Afrika. Im Jahre 1931 ging er nach Indien, ein Land, das ihn so faszinierte, dass er für 18 Jahre dort blieb.

Er entdeckte eine Behandlung gegen Malaria und erhielt dafür einen Verdienstorden der englischen Königin sowie einen Auftrag des Roten Kreuzes, eine Methode zur Einfärbung der Malariaparasiten zu entwickeln, die jetzt als »Simeons Flecken« bekannt sind. Während des Zweiten Weltkrieges hatte er mehrere wichtige Posten bei der indischen Regierung inne und führte intensive Beulenpest- und Lepra-Forschungen durch. Eine Leprakolonie, die er errichtet hatte, ist heute ein All-India-Center geworden.

Nachdem Indien unabhängig wurde, gründete Dr. Simeons eine eigene Praxis in Bombay und wurde häufig auch von Regierungsbeamten konsultiert. Im Jahre 1949 zog er mit seiner Frau und drei Söhnen nach Rom, wo er im »Salvator Mundi International Hospital« bis zu seinem Tode im Jahre 1970 an der Heilung psychosomatischer Störungen arbeitete.

Dr. Simeons ist Autor mehrerer medizinischer Bücher und hat zu zahlreichen wissenschaftlichen Publikationen beigetragen.

Als herausragender englischer Endokrinologe verbrachte er 30 Jahre seines Lebens damit, die Ursache der Fettsucht aufzuspüren. Er erforschte mögliche Zusammenhänge von Hormonsystem und psychosomatischen Krankheiten. Er untersuchte und erforschte die Schilddrüse, die Hypophyse, die Nebennieren, die Bauchspeicheldrüse, die Gallenblase und über 100 weitere Körperorgane und -funktionen. Er analysierte jeden denkbaren Lösungsansatz und wertete dafür Datenmaterial aus aller Welt aus.

Zwischen **den verschiedenen Organen und der Krankheit konnte er keine Zusammenhänge** finden. Dr. Simeons vermutete daher, dass der Schlüssel zur Fettleibigkeit im Zwischenhirn liegen muss, einer Hirnregion, in der sich auch der Thalamus und der Hypothalamus befinden. Seine Entdeckung war:

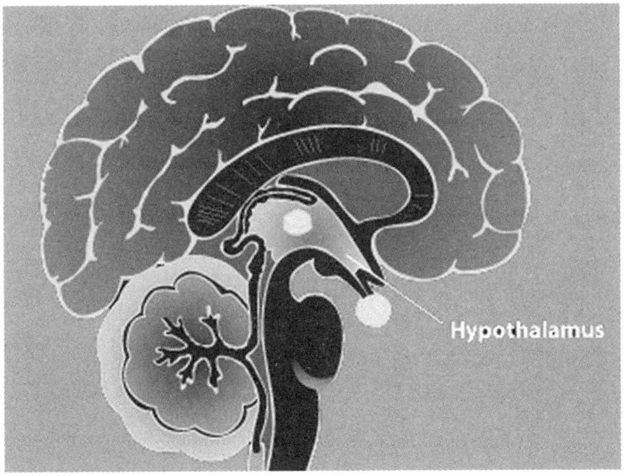

Eine Fehlfunktion des Hypothalamus ist die Hauptursache der Adipositas.

Fettleibigkeit wird demnach nicht einfach durch übermäßigen Genuss von Nahrungsmitteln hervorgerufen. Exzessives Essen und Adipositas sind vielmehr die Folge – und nicht der Auslöser – einer Stoffwechselstörung. Seinen Erkenntnisdurchbruch hatte Simeons bei der Evaluierung von Daten über schwangere indische Frauen: Sogar von ihm beobachtete unterernährte schwangere Frauen arbeiteten körperlich sehr hart, aßen dabei aber kaum und brachten trotzdem gesunde, normalgewichtige Kinder zur Welt. Die schwangeren Frauen verspürten dabei jedoch keinen Hunger und schadeten auch nicht ihrem Nachwuchs.

Das heißt auch, dass eine Frau in der Schwangerschaft nicht »für zwei essen« muss, wie eine immer noch gern zitierte, angebliche Regel lautet, sondern dass die übergewichtige Schwangere die einmalige Chance hat, Gewicht zu reduzieren, ohne dass ihrem Baby dadurch Schaden zugefügt wird.

Nach langjährigen Untersuchungen konnte Simeons diese Wirkung einer Substanz namens hCG (humanes Choriongonadotropin) zuschreiben, das während der Schwangerschaft in der Plazenta reichlich produziert wird, um die Ernährung des Fötus sicherzustellen. hCG ist das größte Glycoprotein-Molekül des menschlichen Körpers – es handelt sich also um eine hormonähnliche Substanz, ist jedoch kein Hormon!

Simeons überlegte, ob hCG helfen könne, die krankhaften Fettreserven auch bei nicht schwangeren Frauen (und Männern) abzubauen. Er untersuchte daraufhin die äußerst seltenen Fälle adipöser Jungen in Indien, die durch tägliche Gaben kleiner Mengen hCG von ihrer Krankheit geheilt werden konnten: Alle verloren ihren übergroßen Appetit und erreichten ihr Normalgewicht.

Die drei Fettarten

Unser Körper besteht unter anderem aus drei Arten von Fett mit unterschiedlicher Aufgabenverteilung:

Strukturelles Fett schützt die wichtigen Körperorgane und Gelenke und wird normalerweise gar nicht verstoffwechselt.
Normale Fettreserven sind im ganzen Körper verteilt und werden abgebaut, wenn der Organismus gerade zu wenig Energie aus der Nahrung ziehen kann (z. B. bei Reduktionsdiäten). Diese beiden essenziellen Fettarten sind demnach für uns unverzichtbar.
Krankhaft gespeichertes Fett (auch als »adipöses Fett« bezeichnet) wird unter der Haut und um die Organe herum als zusätzliche Energiereserve für eventuelle Zeiten schwerer Mangelernährung angelagert. Bei fettleibigen Menschen sammelt es sich an den »üblich verdächtigen« Körperteilen wie Bauch sowie in der Bauchhöhle (als viszerales Fett), an Oberschenkeln, Knien, Knöcheln und Oberarmen an. Ebenso sind in der Regel Hüften, Rücken, Nacken und Gesäß betroffen. Aber wem erzähle ich das?!

Abnormales Fett ist nicht nur für unförmige Körper-Proportionen verantwortlich. Es verursacht auch gesundheitliche Nachteile, wie erhöhtes Krebs-, Schlaganfall- und Herzinfarkt-Risiko – ganz zu schweigen von den Belastungen der Gelenke und des gesamten Skelettsystems sowie von den vielfältigen Problemen wie Verstopfung, Diabetes, Gicht, Rheuma, Arthritis, Bluthochdruck, Arterienverkalkung und möglichen Hirnblutungen.

Auch mentale und psychische Probleme resultieren aus der Fettsucht und sind nicht etwa grundsätzlich deren Auslöser. Manchmal aber eben doch. Es käme auf den Versuch an, sich die psychischen Probleme mal nach einer (nämlich der hier beschriebenen) grünen Adipositas-Kur zu betrachten. Wahrscheinlich werden diese verschwunden sein und wenn nicht, dann nur noch in sehr milder Form auftreten.

In der Regel sind krankhafte Fettreserven für den Stoffwechsel nicht mobilisierbar. Sie werden erst kurz vor einem eventuellen Verhungern freigegeben.

Das ist auch der Grund, warum normale Diäten und Sport beim Abnehmen nicht langfristig greifen. Mit Sport verbessert man zwar seine körperliche Fitness und kann Muskelmasse aufbauen, aber die krankhaften Fettreserven werden nicht angegriffen. Bei herkömmlichen Diäten werden zuerst Wasser und dann sowohl essenzielle strukturelle und normale Fettreserven als auch Muskulatur verstoffwechselt.

Bis diejenigen Fettreserven angegriffen werden, die wir eigentlich loswerden wollen oder müssen, hat eine herkömmliche Diät uns schon mürbe gemacht, und wir brechen ab. Die überschüssigen krankhaften Fettreserven werden nicht angegriffen. Diese sind – wie gesagt – die absolute Notreserven des Körpers, die nur kurz vor dem Verhungern freigegeben werden.

Von dieser Regel gibt es jedoch eine Ausnahme: Wenn hCG im Körper aktiv ist, signalisiert es den Körperfunktionen, die krankhaften Fettreserven zu verbrennen.

In seiner Klinik ging Dr. Simeons diesem Ansatz nach. Er kombinierte hCG-Injektionen mit einer sehr spezifischen 500-Kalorien-Diät. Nach vielen Jahren der Forschung an Tausenden von Freiwilligen hatte Simeons seine Methode perfektioniert. Die Resultate waren erstaunlich: Beinahe 100 Prozent seiner Patienten verloren je ein halbes Kilogramm Fett pro Tag. Und sie verloren **ausschließlich** das am schwersten zugängliche krankhaft gespeicherte Fett.

> hCG ist das Mittel, das »Messer«, das uns bisher gefehlt hat, mit dem sich die Fehlfunktion des Hypothalamus korrigieren lässt! Aber wir wussten es bisher nicht.

Welche Aufgaben hat der Hypothalamus?

Der Hypothalamus steuert über das Stoffwechselgeschehen, wo und wie viel Fett im Körper gespeichert wird. Ist der Hypothalamus gestört, können die durch ihn gesteuerten Körpersysteme – zentrales Nervensystem und Hormonsystem – nicht mehr richtig miteinander arbeiten. Das kann unter Umständen zu Übergewicht und, schlimmer noch, zur Adipositas (Fettsucht) führen.

Der Hypothalamus steuert auch unsere Emotionen und unsere Triebe und beherbergt das sogenannte Sättigungszentrum, das unseren Appetit und somit die Nahrungsaufnahme steuert. Zwei chemische Stoffe signalisieren dem Hypothalamus, den Stoffwechsel anzukurbeln oder abzusenken, den Appetit zu verstärken oder zu reduzieren sowie den Grad der Insulinausschüttung zu variieren. Diese Prozesse geraten aber oft und leicht aufgrund unseres extrem empfindlichen Gehirns aus dem Gleichgewicht.

Was kann die ausgewogene Hirntätigkeit stören? Ich liste hier einmal auf, was das im Einzelnen sein kann:

- die nicht optimalen Umweltbedingungen unserer heutigen Zeit
- Stress und Traumata, Schlafdefizit
- ein Wechsel zwischen Hungerkuren und übermäßigem Verzehr
- ballaststoffarme Fertiglebensmittel
- genetisch modifizierte Nahrungsmittel
- künstliche Zusatzstoffe, wie MSG (Mono-Sodium-Glutamat) – bei uns als Natriumglutamat oder Hefeextrakt bekannt – sowie Zusätze in Nahrungsmitteln mit E-Nummern.
- giftige Chemikalien und Schwermetalle, wie z. B. Quecksilber in Amalgamfüllungen
- alle künstlichen Süßstoffe wie Aspartam (Stevia ist übrigens unbedenklich, da natürlichen Ursprungs)
- Bisphenol A (BPA) wirkt direkt auf den Hypothalamus. Bisphenol A ist Bestandteil vieler, wenn nicht sogar aller Produkte aus Plastik. Hierzu kann ich die hervorragende Dokumentation »Plastic Planet« des österreichischen Journalisten Werner Boote empfehlen. (Wer sich näher informieren möchte, hier seine Website: www.plastic-planet.at)
- Chemikalien in Wasserflaschen und Konserven, siehe dazu: http://goo.gl/0Y9tup
- Fluor und Chlor im Trinkwasser (meist in den USA)
- Störungen durch elektromagnetische Felder (Elektrosmog)
- für mich neue Erkenntnis: gekochte und verarbeitete Nahrungsmittel, Fleisch, Fisch, Eier, Milch- und Weizenprodukte

- abschließend ein interessanter Link, wie uns die Lebensmittelindustrie um den Verstand bringt: http://goo.gl/m1J4pg

... und einiges mehr.

hCG steigert die Leistung des Hypothalamus wieder auf optimale Maximalwerte. Dazu muss man es dem Körper zur Verfügung stellen. Krankhafte Fettreserven werden wieder als Energiequelle verfügbar gemacht, wenn zusätzlich eine **niedrig kalorische** Diät durchgeführt wird. Das wichtige strukturelle Fett und die Muskelmasse des Körpers werden nicht metabolisiert. Man verliert so nicht nur Kilogramm für Kilogramm, sondern auch jede Menge Zentimeter.

Die Diät ist penibel genau einzuhalten, damit die Fettreserven nicht sofort wieder aufgefüllt werden. **Die grüne Adipositas-Kur ist hier viel liberaler ausgelegt.** Auch wenn Sie nur wenig Gewicht zu verlieren haben, muss die Kur mindestens 23 Tage lang durchgeführt werden. Eine große Verlängerung ist aber durchaus kein Problem.

Durch die dem Körper vorgegaukelte akute scheinbare Mangelernährung, übrigens ohne Hunger, obwohl ein leichter Hunger bei DGAK durchaus wünschenswert ist, signalisiert der Hypothalamus den Fettzellen, dass deren krankhaft gespeicherte Reserven zu verbrauchen sind. Das hierdurch umgewandelte Fett ergibt bis zu 3000 Kalorien Energie, was einen sicheren und schnellen Fettverlust von bis zu einem halben Kilogramm pro Tag ausmacht.

Man erreicht schnell wohlgeformte Körperzonen, da das Fett nur so »dahinschmilzt«. Der Bauch wird schnell dünner, Hüften und Oberschenkel gewinnen wieder Normalform, Polster an Oberarmen, Knien und am Rücken verschwinden. Die Haut wird geschmeidigweich und lässt den Körper frisch und trainiert erscheinen. Genial ist: Man verspürt so gut wie keinen Hunger.

Durch die geringen Mengen hCG in den Injektionen oder dem nicht mehr physisch vorhandenem hCG in den Tropfen und Globuli sind keine schädlichen Nebenwirkungen aufgetreten. Positive gesundheitliche Nebenwirkungen lassen sich allerdings schon verzeichnen:

Entzündungen, bisher z. B. ausgelöst durch massives inneres Bauchfett, gehen zurück, Knie, Knöchel und Hüften werden schnell spürbar entlastet, Blutzuckerwerte und Blutdruck regulieren sich. Die Schlafqualität verbessert sich, die Stimmung hellt sich auf, Triglyzerid- und Cholesterin-Werte normalisieren sich, das Verlangen nach stärke-, zucker- und kohlenhydrathaltigen Nahrungsmitteln verschwindet und so weiter.

Der wohl größte Nutzen der Adipositas-Kur mit hCG und kalorienreduzierter Ernährung liegt eindeutig in der Erhöhung des Stoffwechsels auf Werte wie bei normalgewichtigen Menschen und dem Zurücksetzen (Reset) des Hypothalamus auf gesunde und normale Funktionsstärke und somit auch dem Reset des sogenannten »Set-Point«.

Der »Set-Point« oder die »gesetzte Marke« definiert jenes Gewicht, das immer und immer wieder erreicht wird, egal welche Maßnahme zur Gewichtsreduktion gewählt wird. Diesen Teufelskreis können Sie nur mit einer direkten Beeinflussung des Hypothalamus unter Zuhilfenahme von hCG unterbrechen. Ein anderer Weg ist mir nicht bekannt.

Daher ist dies hier keine schnöde Diät, sondern die einzig wirksame Kur gegen Adipositas und Übergewicht. Das Körpergewicht bleibt nach der Kur durch den niedrigeren Set-Point und die enorme Erhöhung der Stoffwechselrate stabil. Man kann diese Kur auch öfter durchführen oder länger kuren, wenn das gewünschte Gewicht nach dem kurzen Zeitrahmen noch nicht erreicht ist. Einige Beschränkungen der Originalkur nach Dr. Simeons sind aufgehoben. Sie ist jetzt einfacher von zu Hause aus durchzuführen, wesentlich kostengünstiger und mindestens genauso effektiv.

Vorteile der (grünen) Adipositas-Kur

- Schnelle und dauerhafte Gewichtsabnahme!
- Flutung des Körpers mit allen wichtigen Mineralien, Enzymen, Vitaminen und Spurenelementen sowie Ballaststoffen.
- Erhöhung der Magensäureproduktion (siehe Kapitel dazu)
- Bei Frauen durchschnittliche Gewichtsabnahme eines halben Pfundes pro Tag.
- Bei Männern durchschnittliche Gewichtsabnahme von 1 Pfund pro Tag, was sich aber bei langen Kuren relativiert.
- Man lernt, gesunde Nahrung zuzubereiten und zu essen.
- Das allgemeine Energieniveau erhöht sich.
- Cholesterin- und Triglycerid-Werte sinken in den gesunden Bereich; verbesserte Schlaf-Qualität.
- Senkung der Gefahr, an Diabetes Typ 2 zu erkranken
- Schlankeres, definiertes Erscheinungsbild

... so viele persönliche Vorteile:

- Sie können spazieren gehen, ohne atemlos zu werden.
- Sie können beim Sitzen die Beine überkreuzen.
- Sie können sich bücken, um Ihre Schuhe zuzubinden, sind allgemein beweglicher.
- Sie können ganz von Medikamenten wegkommen.
- Sie brauchen keine Angst mehr vor der Waage zu haben.
- Sie können wieder mit Ihren Kindern spielen und Sport treiben.

Menschen, die das Diätprogramm von Dr. Simeons erfolgreich beendet haben, haben auch die folgenden Vorteile erfahren:

Kein Muskelschwund:	verjüngtes strukturelles Fett
Fettablagerung:	allgemein reduziert (Rettungsring und Doppelkinn sind verschwunden)
Energie:	gesteigert ohne das nervöse oder zittrige Gefühl
Schilddrüse:	normalisiert
Körper:	neu geformt
Hormone:	ausgeglichen
Schlaf:	bessere Nachtruhe
Nebennieren:	erneuert
Appetit:	normalisiert
Cholesterin:	normalisiert
Konzentration:	klarere Denkweise
Singstimme:	verbessert
Laune:	weniger irritiert, bessere Stimmung

Fassen wir die Vorteile einer Behandlung mit sublingual (unter der Zunge) zu nehmenden homöopathischen hCG-Tropfen oder -Globuli gegenüber einer Spritzenkur mit echtem hCG kurz zusammen:

- Sie müssen keine Mischung ansetzen, wie bei Dr. Simeons beschrieben.
- Diese muss auch nicht gekühlt werden. Homöopathisches hCG behält viel länger seine Wirkung. Mindestens ein ganzes Jahr, wenn nicht noch länger.
- Sie müssen keine Spritzen verwenden und diese täglich in Ihre Po-Muskulatur injizieren.
- Sie können die Kur länger als 40 Tage machen. Es gibt Fälle, bei denen die Kur über 120 Tage oder länger durchgeführt wird.
- Diese Verlängerungen sind möglich, weil keine Immunität eintritt.
- Die Wirkung ist dieselbe, wenn nicht gar besser.
- Es ist einfach viel bequemer und die Hemmschwelle ist geringer, diese Kur zu beginnen.
- Die Frauen unter Ihnen können die Tropfen auch während ihrer Periode weiter einnehmen, außer der Fluss ist zu stark. Dann setzen Sie für ein paar Tage aus.
- Sie werden normalerweise keinen Haarausfall erleiden, wie es als Begleiterscheinung bei Injektionen von richtigem hCG vorkommen kann.
- Es ist wesentlich kostengünstiger als die Behandlung in einer Klinik oder die Kur-Begleitung durch einen Arzt.

Allerdings muss an dieser Stelle gesagt werden, dass Sie sich immer vor einer Diät von Ihrem Hausarzt auf Ihren allgemeinen Gesundheitszustand untersuchen lassen sollten. Lesen Sie auch den Disclaimer am Ende des Buches.

Mögliche Nebenwirkungen und Gefahren, auf die Sie achten sollten

- Es ist ganz normal (muss aber nicht sein), wenn Sie Kopfschmerzen bekommen – besonders in der ersten Woche. Das kommt von der Entgiftung, der Umstellung und davon, dass Sie keinen Zucker mehr essen.
- Es kann sein, dass Sie am Anfang unter Schlafstörungen leiden, sich tagsüber ruhelos oder reizbar fühlen.
- Möglicherweise haben Sie zu Beginn Durchfall, Verstopfung oder Brechreiz. Bei mir war es der Durchfall, da ich eine Fruktose-Intoleranz habe. Es legte sich aber mit der Zeit. Ich habe das Gefühl, mein Körper toleriert die Fruktose jetzt besser.
- **Diätetische Beschränkungen können Menschen mit Gallenblasen-Problemen Schwierigkeiten verursachen!**
- Vereinzelt kommt es zu temporärem Haarausfall. Gewöhnlich aber nicht mit homöopathischem hCG.
- Wenn Sie Schilddrüsen-Medikamente nehmen, kann es sein, dass Sie schlechter abnehmen als ohne diese. Sie müssen sich mit Ihrem Arzt vor der homöopathischen hCG-Behandlung beraten, da die Medikamente eventuell angepasst werden müssen (erfreulicherweise meistens im Sinne einer Reduzierung). Es können sich Änderungen im Zyklus der Frau ergeben (früher, später, zu Beginn schwererer Fluss, länger dauernd als normal, Krämpfe).
- Wenn Sie schwanger sind, sollten Sie keine homöopathische hCG-Behandlung machen. In dem Fall haben Sie genügend hCG im Körper. Eine gute Chance abzunehmen. Das ist aber kein ärztlicher Rat. Wenn man von Dr. Simeons absieht.

So, jetzt weiter im Text mit DGAK:

Wie ich drauf gekommen bin

Kennen Sie das auch? Sie bekommen Ratschläge oder Vorschläge, was Sie machen sollten, was gut für Sie ist, wie Sie sich verhalten sollen – von Personen, die Ihnen nahestehen oder von Bekannten und Freunden, von Ihrer Familie oder auch in Videos, die Sie im Internet betrachten.

Und meistens denken Sie sich Ihren Teil und machen trotzdem, was Sie wollen. Oder Sie werden sogar ärgerlich, bis hin zum offenen Protest. Das ist ganz normal. So geht es Kindern mit ihren Eltern oder auch Eltern mit ihren Kindern. Kommt aber jemand vollkommen anderes und erzählt haargenau die gleiche Geschichte, dann sind wir auf einmal wie von Zauberhand bereit, unser Verhalten zu ändern.

Zum Beispiel habe ich etliche Videos von TimeToDo.ch im Internet gesehen, in der Moderator Norbert Brakenwagen die fleischlose Kost anpreist. Ich habe beim Anschauen meine gekochte Eiweiß-, Gemüse-, Obstmahlzeit verdrückt und mir gesagt: »Erzähl du nur, Norbert. Ich werde nie auf mein leckeres Fleisch verzichten.«

Mir war das immer etwas suspekt. ROH – das hört sich im Deutschen schon so furchtbar an. Rohe Menschen sind uns sicher auch nicht immer super sympathisch, oder? Also, warum sollte ich mir so etwas antun? Davon wird man doch nicht satt. Woher bekomme ich mein Eiweiß, wenn ich doch Muskeln aufbauen will? Das könnte ich nie durchhalten! So ganz ohne MEIN Fleisch. Nur ganz rohes Grünzeug? Nee, niemals!

Dann habe ich mir dieses Video hier angeschaut.

https://www.youtube.com/watch?v=4kMDgml01dk
http://goo.gl/qoJ8Z1

Und auf einmal hat es **Klick** gemacht. Schauen Sie sich dieses Video genau an. Die folgenden Punkte halte ich für bemerkenswert:

Wir leiden unter Energiemangel durch (falsche) Ernährung. Aber (richtige) Ernährung kann uns die fehlende Energie zurückgeben.

Massenhypnose: Wir werden durch die Gesellschaft konditioniert, falsche Nahrung zu uns zu nehmen.

Wenn wir kein Hungergefühl zulassen, nehmen unsere Zellen nur 15 Prozent der zugeführten Nährstoffe auf.

Einschub: Der Rest unserer Nahrung geht nicht aufgenommen wieder raus aus dem Körper. Unsere Zellen erhalten deshalb zu wenig Nahrung, bleiben hungrig und der Körper verlangt nach mehr Essen. Das heißt aber nicht, dass die viele Energie in Form von Nahrungsfett nicht trotzdem auf den Hüften verbleibt.

Mit Hungergefühl kann der Körper bis zu 100 Prozent aufnehmen und wir werden ganz satt und zufrieden. Das heißt, wir sollten nie nach der Uhr essen, sondern wenn wir Hunger haben.

Professor Fritz Albert Popp hat bei lebenden Organismen Lichtemissionen festgestellt und herausgefunden, dass rohe pflanzliche Nahrungsmittel vermehrt Biophotonen abstrahlen, da diese leben und durch die Sonne über die Bildung des Pflanzenchlorophylls mit elektromagnetischer Energie versorgt werden. Diese nehmen wir dann auf. Wir versorgen uns dadurch mit Sonnen- und Lebensenergie.

Er hat herausgefunden, dass

- bei gekochten Lebensmitteln eine schwache und disharmonische Photonenemission vorliegt,
- bei biologisch angebauten und rohen eine deutlich stärkere und harmonischere und
- bei wilder und roher Nahrung die deutlich stärkste und harmonischste Aussendung von Photonen festzustellen ist.

Uns fehlt ein Enzym für die Aufspaltung des Chlorophylls von grünem Blattgemüse. Gorillas spalten das Chlorophyll mit ihrem starken Gebiss auf. Dieses starke Gebiss fehlt uns aber ebenfalls.

Wir können uns behelfen, indem wir zum Aufspalten des Chlorophylls einen schnellen Mixer (ca. 30 000 Umdrehungen pro Minute oder mehr) nehmen. Dadurch werden alle Mineralien, alle Spurenelemente, alle Vitamine aus den ansonsten schwer aufzubrechenden Pflanzenzellen herausgelöst und wir können diese dann optimal verwerten. Das ist quasi eine Art Vorverdauung. Wenn wir diese dann aufnehmen (essen) sind sie **innerhalb von 20 Minuten** in unseren Zellen, und es tritt Zellsättigung ein.

Da die aufgebrochenen Zellen der Pflanzen aber überhaupt nicht schmecken, kam eine in den USA lebende russische Frau namens Victoria Boutenko auf die Idee, Früchte und Wasser mit in den Mixer zu füllen. Daraus ist ein sehr lecker schmeckendes Gemisch entstanden, das eine grüne Färbung besitzt. Der grüne Smoothie war geboren!

Dieses wahrhaft nahrhafte Getränk hat einen energetisch höheren Level als wir selber. Angereichert mit Sonnenenergie weist es einen sehr hohen Anteil an Biophotonen auf. Das heißt, diese Nahrung gibt uns Energie. Ganz im Gegenteil zu konventioneller Nahrung, der wir noch Energie und Enzyme zusteuern müssen, um diese zu verdauen. Wir haben also dadurch viel mehr Energie, werden nach einer Mahlzeit nicht mehr müde und haben zudem Energie, um unsere Krankheiten, Depressionen usw. angehen zu können.

Soweit zum Video, das mich auf eine Idee gebracht hat. Während der erweiterten Stabilisierungsphase, die sich nach einiger Überlegung an die Austestungsphase während der normalen Adipositas-Kur angeschlossen hatte, habe ich neben der Eiweiß-, Gemüse- und

Obstkost wieder mit der Gabe von homöopathischem hCG begonnen und konnte so das Gewicht weiter unten halten. Das hhCG hat meinem Hypothalamus signalisiert, weiter Fett abzubauen, anstatt es wieder anzusetzen. Aber das war ein Kampf gegen Windmühlen, denn als ich das hhCG weggelassen habe, habe ich wieder, wie oben schon beschrieben bis zu einem höheren Setpoint zugenommen. Es ging allerding auch nicht darüber hinaus. Trotzdem war ich unzufrieden.

Hier nun meine Idee: Wie wäre es, wenn man die grünen Smoothies trinkt, nebenbei noch jede Menge Gemüse in fester Form verspelst und wieder hhCG wirken lässt? Nichts wird dabei gekocht, gebraten, erhitzt. Es wird einfach alles so belassen, wie es uns die Natur kredenzt. Außer dass wir es physikalisch »vorverdauen« in der Mixtur von Blattgrün, Obst und Wasser oder gemischt und mit Dressing und Gewürzen versetzt als Salat.

Das könnte funktionieren. Ich war Feuer und Flamme, dies sofort auszuprobieren. So bestellte ich mir bei Amazon einen Mixer mit 21 000 Umdrehungen. Das ist zwar langsamer als die besagten mindestens 30 000 Umdrehungen pro Minute, aber trotzdem schneller als viele andere am Markt erhältliche Mixer und außerdem viel günstiger.

Ich hatte mir vorgenommen, der Überprüfung dieser Idee eine 90-Tage-Frist einzuräumen. Und was soll ich sagen? Es hat eingeschlagen wie eine Bombe.

Nicht nur, dass ich viele gesundheitliche Vorteile bemerken konnte, ich habe außerdem in rasender Geschwindigkeit abgenommen. In den ersten 30 Tagen allein 13 Kilogramm. Insgesamt wollte ich von meinem Setpoint-Gewicht von 114,6 Kilo runter auf mein altes Endgewicht von 88 bis 90 Kilo, also satte 25 Kilo. Da ich ja zwischenzeitlich einiges an Muskelmasse aufgebaut hatte, würde ich bei Erreichen dieses Gewichts endlich meine athletische Form erhalten, auf die ich schon seit einiger Zeit hintrainiert hatte. Ich würde die Muskeln sehen, für die ich mich abgerackert hatte. Mit 114 Kilo sah ich zwar nicht wirklich fett aus, aber die Muskulatur war immer noch durch eine Fettschicht bedeckt, die mich ärgerte.

Die Durchführung der grünen Adipositas-Kur

Bei der normalen Adipositas-Kur gibt es fünf Phasen, die sich so unterteilen:

Phase 0	Darmreinigungs- und Parasitenprogramm
Phase 1	Zwei Ladetage, an denen Sie alles essen können, was Sie wollen, um Ihre Glykogenspeicher für die ersten Tage der Diätphase aufzufüllen, bis das homöopathische hCG zu wirken beginnt. An diesen beiden Tagen beginnen Sie mit der Einnahme von 2-mal 3 Globuli oder 2-mal 1 bis 2 Sprühstößen der Tropfen.
Phase 2	Die Diätphase, in der Sie mit der täglichen Gabe von hhCG fortfahren. Sie nehmen lediglich 700 Kalorien in zwei Hauptmahlzeiten zu sich, die sich zusammensetzen aus 120 g gebratenem Fleisch oder Fisch, Eiern, oder für die vegetarische Variante fettarmen Milchprodukten. Weiterhin essen Sie viel gebratenes oder gekochtes Gemüse, das gut gewürzt sein sollte. Eine rohe Obstmahlzeit darf nicht fehlen. Also pro Mahlzeit ein Apfel, eine Handvoll Erdbeeren oder Beeren. Hinzu kamen noch zwei Grissini, wie von Dr. Simeons empfohlen. Diese Phase dauert mindestens 21 Tage, da sich in dieser Zeit der Hypothalamus regulieren kann. Sie können sie aber so lange ausdehnen, wie Sie wollen, bis Sie Ihr Wunschgewicht erreicht haben. Das ist möglich, da auf homöopathisches hCG keine Immunität entwickelt werden kann.
Phase 3	Die Stabilisierungsphase. Anders als früher empfehle ich heute, dass diese Phase genauso lange dauern sollte wie die Diätphase – also auch mindestens 21 Tage. Ich war der irrigen Annahme, dass für meine 313 Tage Diät diese 21 Tage ausreichen würden. Das Ergebnis hat man gesehen. Ganz stabil blieb das Gewicht nur oberhalb meiner Toleranzgrenze. In dieser Zeit verzichten Sie vollkommen auf Zucker und Stärke – also Kuchen, Brot, Nudeln, Reis, und essen alles andere. Insbesondere habe ich Fleisch, Fisch und stärkearmes Gemüse empfohlen sowie ganz wenig Obst. Wichtig war, dass man in dieser Zeit, nicht mehr als 1 Kilo unter oder über sein Diätphasen-Endgewicht kommt. War das der Fall, musste entweder mehr gegessen oder aber ein Steaktag eingelegt werden, der immer mit einem Gewichtsverlust einherging.
Phase 4	Die letzte Phase ist die Austestungsphase, in der Sie peu à peu verschiedene Nahrungsmittel austesten, ob Sie darauf mit einer Gewichtszunahme reagieren oder nicht. Erfolgt nach zwei- bis dreitägiger Einnahme des Nahrungsmittels ein Gewichtsanstieg, sollte dieses Nahrungsmittel zukünftig vermieden werden.

Die grüne Adipositas-Kur hingegen ist viel einfacher strukturiert

Um es gleich vorwegzunehmen: Die grüne Adipositas-Kur vollzieht einen Wechsel von 80 Prozent toter Nahrung (gekochtes und gebratenes Fleisch als Eiweißquelle und gekochtes Gemüse als Sättigungsstoff) und 20 Prozent lebender Nahrung (Frucht) zu **100 Prozent lebender Nahrung**. Dass dies tierische Nahrung ausschließt, versteht sich von selbst. Versuchen Sie einmal, ein Schwein oder eine Ente lebend zu verspeisen.

Warum ist 100 Prozent pflanzliche, rohe Nahrung so wichtig?

Da es unsere natürliche Nahrung ist – wie ich später noch erläutern werde – bedeutet es **den** Unterschied zwischen verkürztem Leben mit einer Menge unnötiger Krankheiten, und vielleicht sogar Fettleibigkeit und einem langen und gesunden schlanken Leben.

Sie können sich entscheiden, ob Sie erst eine Testphase und sanfte Entgiftungsphase mit rein pflanzlicher Nahrung einlegen oder gleich voll einsteigen wollen.

Eine **Darmreinigung sowie die Parasitenbeseitigung** (Phase 0) würde ich bei DGAK aber auch empfehlen. Hinweise finden Sie weiter hinten.

Die eigentliche Diätphase

Der sanfte Einstieg

Wenn Sie möglicherweise Bedenken gegenüber zu starken Entgiftungsreaktionen beim Einstieg in eine 100-prozentig rohe, vegane Ernährung haben, dann beginnen Sie wie folgt:

Kaufen Sie sich schon mal das homöopathische hCG. Wir haben einen speziell für unsere Kuren entwickelten hCG-Komplex. (Siehe weiter unten im Text.) Aktuelle Informationen für alle momentan verfügbaren hhCG-Quellen finden Sie hier:

http://www.Die-Gruene-Adipositas-Kur.de/aktuell
http://goo.gl/espK0g

1. Ersetzen Sie schrittweise – sagen wir alle paar Tage oder jeweils nach einer Woche – je eine Mahlzeit mit grünen Smoothies und essen Sie ansonsten, was Sie gewohnt sind. Zum Beispiel beginnen Sie mit dem Frühstück. Nach einer Weile ersetzen Sie zusätz-

lich das Mittagessen mit einem (Liter) grünen Smoothie und vielleicht einem Salat oder einer Frucht für zwischendurch.

2. Wenn Sie dann so weit sind, kommen wir in die entscheidende Phase. Sie haben sich zum Beispiel entschlossen, in drei Tagen auch das Abendessen mit einem grünen Smoothie zu ersetzen. Dann beginnen Sie am Tag X minus 2 mit der Gabe von homöopathischem hCG. Morgens im Bett zwei Sprühstöße unter die Zunge geben, wirken lassen und anschließend runterschlucken. Das Ganze wiederholen Sie abends beim Zubettgehen noch einmal.

Sie können an diesen beiden Tagen essen, was Sie wollen und so viel Sie wollen. Nur morgens und abends sollten es die Smoothies sein. Sie werden feststellen, dass Sie gar nicht mehr so viel schaffen und endlich voll einsteigen wollen.

Am dritten Tag nach dem Beginn der Gabe homöopathischen hCGs trinken Sie am Morgen, zum Mittag und am Abend jeweils einen bis anderthalb Liter grüne Smoothies oder auch eine würzige Suppe respektive Eintopf. Zwischendurch dürfen Sie so viel Gemüse und Obst essen, wie Sie mögen. Kalorienzählen ist nicht nötig. Achten Sie dabei immer darauf, ein leichtes Hungergefühl zu spüren, bevor Sie etwas essen oder den Grünen trinken, da nur dann alle Nährstoffe zu 100 Prozent von den Zellen aufgenommen werden können. Ich weiß, dass das nicht leicht ist, da man mit der Zeit immer gesättigter ist und gerne mehr essen würde, es aber meist nicht schafft.

Achten Sie auch darauf, nicht zu viel, wenn auch gutes Fett aufzunehmen. Also halten Sie sich mit Nüssen, Avocados, Ölen usw. etwas zurück. Dies könnte Ihre Abnahme ausbremsen. Verzichten Sie aber auch nicht ganz drauf. Nur übertreiben Sie es bitte nicht. Lassen Sie sich von Ihrem Gefühl leiten.

Dies können Sie so lange fortsetzen, bis Sie Ihr Wunschgewicht erreicht haben.

Der sofortige Einstieg in die Diätphase

Wenn Sie eher der harte Typ sind und keine Bedenken haben, was etwaige Entgiftungsreaktionen angeht, oder einfach schnell beginnen wollen, dann lassen Sie die Eingewöhnung weg und starten gleich mit drei Grüne-Smoothie-Hauptmahlzeiten. Am ersten Tag beginnen Sie, wie oben beschrieben, mit der zweimaligen Einnahme der Tropfen unter der Zunge.

Versuchen Sie, immer ein bisschen hungrig zu werden, bevor Sie die nächste Mahlzeit einnehmen. So können die gesamten Nährstoffe von den Zellen perfekt aufgenommen werden. Unkontrolliertes Überessen wird nicht mehr auftreten – oder Ihnen Bauschmerzen und ein unangenehmes Völlegefühl bereiten.

Natürlich können Sie auch beim sofortigen Einstieg zwischendurch so viel Gemüse roh verzehren, wie Sie wollen.

Sie werden bemerken, dass Sie durch die grünen Smoothies wunderbar gesättigt und zufrieden sein werden und nach einer Weile gar kein Verlangen mehr nach gekochter Kost auftritt. Es wird Ihnen einfach nur noch unnatürlich vorkommen.

Gelegentlich dürfen Sie sogar, sobald Sie eine Weile in der Diätphase sind, ein oder zwei Gläser trockenen Weißwein oder besser Weißweinschorle am Tag trinken. Die Betonung liegt auf »gelegentlich«. Machen Sie bitte keine Gewohnheit daraus!

Sie haben Ihr Wunschgewicht erreicht. Glückwunsch! Wie geht es jetzt weiter? Nun, das entscheiden Sie. Es gibt zwei Möglichkeiten. Entweder Sie bleiben bei der Kost mit grünen Smoothies und rohen pflanzlichen Mahlzeiten (es gibt sehr viele wohlschmeckende Rohkostgerichte, siehe weiter hinten) oder Sie wollen wieder zur Kochkost zurückkehren.

Wenn es auf Sie zutrifft, dass Sie wieder kochen wollen, kommt jetzt die Stabilisierungsphase, in der Sie kein hhCG mehr einnehmen und sich retrograd von den grünen Smoothies und der Rohkost zur Kochkost vorarbeiten. Also ersetzen Sie eine Smoothie-Mahlzeit mit üblicher Nahrung für drei Tage. Dann nach drei Tagen wieder eine Mahlzeit und nach drei weiteren Tagen auch noch die letzte. Einen sofortigen Wechsel würde ich nicht empfehlen, da Sie ansonsten mit schwereren Verdauungs- und Wiedervergiftungsbeschwerden zu kämpfen haben werden, die jedoch wieder vorbeigehen. Ihr Körper hat sich nämlich in der Diätphase an die Rohkost gewöhnt und seine Toleranz für Kochkost weitgehend verloren, je länger die Diätphase gedauert hat. Also gewöhnen Sie ihn langsam wieder daran – sofern Sie für sich diese Entscheidung getroffen haben.

Bleiben Sie in der Stabilisierung, die für Sie genau so lange dauert, wie die Diät gedauert hat, in einer Range von einem Kilo nach oben und unten ausgehend von Ihrem Gewicht am Ende der Diätphase. Sollten Ihr Gewicht darüber hinaus steigen, legen Sie einen Grünen-Smoothie-Tag ein. Machen Sie dies wirklich und sofort, wenn Sie über Ihr gesetztes Endgewicht kommen.

In der Stabilisierungsphase lassen Sie Stärke und Zucker sowie die sie enthaltenen Produkte wie Kuchen, Brot, Reis, Nudeln, Kartoffeln etc. weg.

Wollen Sie aber zukünftig vorhaben, keine Kochkost mehr zu sich zu nehmen, lassen Sie ebenfalls das hhCG weg. Sie bleiben einfach bei den zwei bis drei Smoothie-Mahlzeiten, erhöhen die Menge oder verringern sie, und trinken Sie wann und so viel Sie wollen. Das bleibt Ihnen überlassen. Essen Sie zwischendurch ähnliche rohe Gemüsesorten und jetzt auch Obst, wie in der Diätphase. Idealerweise haben Sie sich schon mit rohköstlichen Rezepten auseinandergesetzt und können sich damit verwöhnen.

Versuchen Sie auch, Ihr Gewicht zu stabilisieren und in einer Range von einem Kilo nach unten und oben zu halten. Sie könnten an Gewicht zulegen, wenn Sie in die Ernährung zu viele Fette wie Kokosmilch, Avocados, Nüsse, Öle usw. mit einbauen. In geringen Mengen macht dies sicher nichts aus. Hören Sie auf Ihren Körper und achten Sie auf die Waage, beobachten Sie sich und steuern gegebenenfalls gegen.

hCG-Globuli und Tropfen – richtige und falsche

Wir haben seit Kurzem das Problem, klassisch hergestellte homöopathische Tropfen und Globuli, die auf Basis echten hCGs potenziert (verschüttelt und verdünnt) wurden von unechten Tropfen und Globuli zu unterscheiden.

Unechte Tropfen und Globuli sind diejenigen, die nicht klassisch potenziert wurden, also nie hCG »zu Gesicht« bekommen haben oder gar kein hCG enthalten, sondern lediglich das schon im Körper befindliche hCG aktivieren sollen.

Leider darf ich an dieser Stelle den Namen der bioenergetisch informierten Tropfen nicht (mehr) nennen, die in einem anderen hCG-Diätbuch propagiert werden. Die Tropfen, die das hCG im Körper aktivieren sollen, kann man über eine bekannte Internetseite beziehen. Es kommt zwar hin und wieder zu anekdotischen Berichten, dass diese beiden Arten auch helfen sollen, Gewicht zu verlieren. Aber häufig wird berichtet, dass noch Hunger und allgemeine Schlappheit auftreten.

Daher empfehle ich nur die hCG-Tropfen und -Globuli, die aus echtem hCG potenziert wurden.

In den älteren Fassungen meines Buches *Die Adipositas-Kur* hatte ich immer das Problem, dass die Informationen der Versandhändler und die Verfügbarkeit der Tropfen und Globuli starken Veränderungen unterworfen waren. Das heißt, manch eine Seite ist aus dem Internet verschwunden, die Produktpalette hat sich geändert oder Produkte wurden aus dem Sortiment entfernt. Daher habe ich mich entschlossen, immer aktuell auf einer Unterseite meiner Internetpräsenz die aktuellsten Informationen bereitzuhalten. Diese können Sie hier abrufen:

http://www.Die-Gruene-Adipositas-Kur.de/aktuell

http://goo.gl/espK0g

Die Adipositas-Kur – Die grüne Adipositas-Kur: Gemeinsamkeiten und Unterschiede

Hier auf einen Blick und tabellarisch aufgeführt die Prinzipien beider Varianten.

	DAK	DGAK
Ladetage	ja, zwei	nein
Eiweiß	aus tierischer Quelle	aus Blattgrün im Smoothie
Kalorische Begrenzung	ja, maximal 700 kcal	nein
Kochkost	ja, Fleisch und Gemüse, Frucht roh	nein, alles wird roh verspeist
Phasen	Ladetage, Diätphase, Stabilisierung, Austestung	Diätphase, Stabilisierung, gegebenenfalls Austestung
Stabilisierung	unter bestimmten Bedingungen	bei Beibehaltung der Rohkost relativ sicher
Homöopathisches hCG	ja	
Verabreichung	Globuli und Tropfen	
Dosis	2 x 3 Globuli	
Dauer	mindestens 23 Tage	
Länge	unbegrenzt, bis zum Wunschgewicht	
Immunität	nein, tritt nicht auf	

Teil II

Victoria Boutenko und die Entdeckung der grünen Smoothies

Victoria ist eine Russin, die Anfang der 1990er-Jahre mit ihrer Familie in die USA auswanderte. Sie, ihr Mann und ihre beiden Kinder erfreuten sich der neugewonnenen Genüsse der freien Marktwirtschaft. Weniger erfreut waren sie aber über ihren damaligen Gesundheitszustand. Victoria war stark übergewichtig, hatte Herzrhythmusstörungen und Ödeme an den Beinen. Ihr Mann Igor litt unter chronischer rheumatoider Arthritis und Schilddrüsenüberfunktion. Tochter Valya hatte Asthma sowie Allergien. Ihr Sohn Sergej hatte die »unheilbare Form« von juvenilem Diabetes.

Besonders die »nicht heilbare« Form des Diabetes von Sergej machte ihr zu schaffen. Sie wollte auf keinen Fall, dass er sein Leben lang Insulin spritzen musste. So machte sie sich auf die Suche nach alternativen Heilmethoden und dadurch Gott und die Welt verrückt. Bis sie schließlich auf eine Veganerin stieß, die sich selber durch die Umstellung ihrer Ernährung vor 20 Jahren von Krebs geheilt hatte. Victoria fand diesen Ansatz ausgesprochen interessant, und sie beschloss, ihn auch bei sich und ihrer Familie auszuprobieren. Sie warf alle konventionellen Nahrungsmittel weg, entsorgte die Kochutensilien und zerstörte die Glastür der Mikrowelle mit einem Hammer.

Dann ging sie einkaufen und besorgte Früchte und Gemüse.

Die Familienmitglieder waren natürlich erst einmal gar nicht davon begeistert. Sie vermissten ihre lieb gewonnenen Speisen, der Magen knurrte und sie murrten. Nach einer Weile bemerkten sie allerdings erstaunliche Veränderungen:

Victorias Herz funktionierte plötzlich wieder, sie verlor viel Gewicht und bei ihrem Mann, der vor Schmerzen nicht mehr selber seine Schnürsenkel hatte binden können, verschwanden die Symptome und die Schilddrüsenüberfunktion. Der Diabetes von Sohn Sergej kurierte sich aus und musste nicht mit Insulin behandelt werden. Tochter Valya bekam seitdem keinen nächtlichen Husten und keine Asthmaanfälle mehr. Nach dreieinhalb Monaten Rohkost nahm die ganze Familie an einem 10-Kilometer-Lauf teil.

Doch irgendwas war noch nicht optimal.

Nach einigen Jahren rohköstlicher Ernährung hatten die Boutenkos das Gefühl, irgendetwas fehle noch. Victoria erkannte, dass sie zwar viel Obst zu sich nahmen, viel stärkehaltiges Wurzelgemüse und viele Nüsse und Samen, doch fast gar kein grünes Blattgemüse. Sie mochten es einfach nicht. Grüne Salate gingen nur runter mit einer großen Menge Dressing. Diese lagen ihnen aber schwer im Magen, sodass sie immer weniger davon aßen. Der Gesundheitszustand der Familie befand sich wieder auf dem absteigenden Ast. Victoria nahm zu, hatte eine Warze an der Hand, ihrem Mann wuchsen graue Haare, die Kinder klagten über empfindlich werdende Zähne usw.

Grüne Blattgemüse

Bei der Beobachtung von Schimpansen, die mit den Menschen eine 99,4-prozentige genetische Übereinstimmung aufweisen, stellte sie fest, dass sie sehr große Mengen Blätter und Wildpflanzen in großer Vielfalt fraßen, und das gemeinsam mit Früchten.

Schimpansen kauen ihre Nahrung sehr gründlich und schlingen sie nicht herunter. Anders als wir Menschen, die oft gerade einmal eine Handvoll verschiedener grüner Blattgemüse essen, ernähren sich Schimpansen von weit über hundert unterschiedlichen grünen Pflanzen. Wir verspeisen meist vitalstoffarme Kultursalate, wohingegen Schimpansen Wildpflanzen bevorzugen, die zu den reichhaltigsten Mikronährstoffquellen unseres Planeten gehören.

Victoria zog für sich und ihre Familie folgenden Schluss: Es wird mehr grünes Blattgemüse gegessen, ebenso Kräuter und Wildpflanzen, die sehr gut gekaut werden müssen.

Der grüne Smoothie

Doch sie alle mochten nach wie vor keine grünen Blattgemüse und diese so viel wie nötig zu kauen, bereitete ihnen keine Freude. Genau bei diesem Problem kam die Beobachtung, die sie bei den Schimpansen gemacht hatte, ins Spiel und ihre früheren Erfahrungen mit Ann Wigmore's »Energiesuppe«. Diese Suppe bestand aus gemischten Sprossen, Avocados und Äpfeln.

Zuerst mixte Victoria das Blattgemüse, roch daran, kostete es und fand es ungenießbar. Dann gab sie Grünzeug, Früchte und etwas Wasser in den Mixer. Als Ergebnis bekam sie ein grünes Getränk, das sehr angenehm schmeckte und es ihr daher erlaubte, größere Mengen Blattgrün, das fein zerkleinert und somit optimal »vorverdaut« war, mit Genuss zu verspeisen.

Das Ergebnis für das Wohlbefinden der Familie Boutenko war so fantastisch, dass Victoria inzwischen mehrere Bücher über grüne Smoothies geschrieben hat und durch die Welt reist, um Vorträge über grüne Smoothies zu halten, damit möglichst viele Menschen von dieser einfachen und gleichzeitig göttlichen Speise profitieren können.

Warum grüne Blattgemüse?

Grüne Blattgemüse besitzen einen sehr hohen Mikronährstoffgehalt, sekundäre Pflanzenstoffe, viele Ballaststoffe, sind voller Chlorophyll und machen den Körper basisch.

Der Gehalt an Mikronährstoffen in grünen Blättern übertrifft bei Weitem denjenigen unserer üblichen Grundnahrungsmittel wie Getreide, Kartoffeln, Milch oder Fleisch. Es geht weniger um Kopfsalat oder auch Eisbergsalat, die wenig Nährstoffe und Vitamine besitzen und somit auch nicht in den grünen Smoothie kommen, sondern um Wildgemüse, Kräuter, Sprossen und grüne Kulturgemüse. Außerdem gehören Blätter von Karotten, Radieschen, Kohlrabi und Rote Bete dazu. Diese sind sehr viel eiweiß-, mineralstoff-, und vitaminreicher als ihre Knollen. Blätter von Rote Bete enthalten achtmal so viel Kalzium, dreimal so viel Eisen und Magnesium, sechsmal so viel Vitamin C, annähernd 200-mal so viel Vitamin A und 2000-mal so viel Vitamin K als die Knolle.

Tipp: Fragen Sie doch mal in Ihrem Supermarkt oder Discounter nach, ob man Ihnen erlaubt, das Grünzeug mitzunehmen, das dort meist weggeschmissen wird. Ich habe das gemacht und bekomme es kostenlos mit nach Hause (bei Penny und Kaufland, Edeka in meiner Region hatte etwas dagegen). Und es hat auch noch niemand gefragt, ob ich es für meine Hasen oder Karnickel benötige ;-).

Sekundäre Pflanzenstoffe helfen unter anderem gegen Bakterien und Viren, Krebs und Arthritis, stärken Darm, Leber und Immunsystem und wirken der Arthritis entgegen. Weiterhin gelten sie als Antioxidantien und sind damit hochkarätige Freie-Radikale-Fänger, die dabei helfen, Krankheiten zu verhindern und dem Altern entgegenzuwirken.

Die Ballaststoffe in grünen Smoothies werden nicht verdaut, sondern verlassen den Körper, wie sie reingekommen sind. Unlösliche Ballaststoffe sehen unter dem Mikroskop aus wie kleine Schwämmchen und diese Schwämmchen »putzen« die Giftstoffe und Ablagerungen aus dem Darm und befördern sie so aus dem Körper. Sie begünstigen damit eine gründliche Darmentleerung. Sie stabilisieren den Blutzuckerspiegel und senken das Diabetesrisiko, stärken das Immunsystem, beugen Gallensteinen und diversen Krebsarten vor und verringern das ungesunde Cholesterin.

Rohes grünes Blattgemüse hat wie kein anderes Lebensmittel auf den Körper einen guten basischen Einfluss. Neutral wirken im besten Fall Getreide- und Milchprodukte. Während Fleisch, Wurst, Fisch, Nüsse (außer Mandeln) mehr oder weniger sauer verstoffwechselt werden und sogar manche stärker zuckerhaltigen Früchte sauer wirken, liefert grünes Blattgemüse sehr große Mengen basischer Mineralien.

»Chlorophyll ist so wichtig wie das Sonnenlicht. Ohne Sonnenlicht gäbe es kein Leben und ohne Chlorophyll gäbe es ebenfalls kein Leben! Wenn wir so viel Chlorophyll wie möglich zu uns nehmen, ist das, als badeten wir unsere inneren Organe in Sonnenschein. Chlorophyll versorgt unseren Körper wie eine liebevolle, fürsorgliche Mutter. Es heilt und reinigt all unsere Organe und vernichtet viele unserer inneren Feinde wie etwa krankheitserregende Bakterien, Pilze oder Krebszellen.«

Quelle: Victoria Boutenko: *Green for Life*

Chlorophyll ist fast identisch mit dem roten Blutfarbstoff und sorgt daher für reines und gesundes Blut. Je gesünder unser Blut aber ist, umso gesünder sind all unsere Organe, Drüsen, Blutgefäße und jede einzelne unserer Zellen. Auch für eine gesunde Darmflora ist Chlorophyll unverzichtbar. Jedem sollte inzwischen klar sein, wie wichtig eine gesunde Darmflora für unser Wohlbefinden ist.

Schädliche Einflüsse von außen wie Alkohol, Koffein, Antibiotika, schlechte Ernährung oder Stress können diese fragile Balance sehr schnell zerstören. Je mehr Chlorophyll wir aber zu uns nehmen, umso schneller regeneriert sich unsere Darmflora und damit automatisch unser Gesamtzustand.

Chlorophyll verbessert also das Blutbild, beugt Krebs vor (und bekämpft ihn), versorgt den Körper mit leicht resorbierbarem Eisen, verhindert so Anämien, schafft ein basisches Milieu, entgiftet, reinigt die Leber und beseitigt unangenehmen Körper- und Mundgeruch. Es lindert Zahnfleischprobleme und säubert die Zähne, verbessert das Sehvermögen, fördert die Wundheilung, wirkt gegen Entzündungen und beschenkt unseren Körper mit zahllosen weiteren Wohltaten.

Der Eiweißgehalt von grünem Blattgemüse

Im Gegensatz zur normalen Adipositas-Kur essen wir bei der grünen Adipositas-Kur keine gekochten Nahrungsmittel. Alles wird roh verspeist. Warum das so sein soll, erkläre ich Ihnen später. Bleibt noch die am häufigsten gestellte Frage zu klären, woher wir unser Eiweiß bekommen. Eiweiß ist meines Erachtens der wichtigste Part in der Ernährung während der Diätphase, weil er uns vor Muskelabbau schützt.

Auf diesem Gebiet gibt es eine sehr wichtige Erkenntnis. Blattgrün ist ein wahres Bollwerk an Eiweißen, Mineralien, Spurenelementen und Vitaminen. Mit Blattgrün sind die oberirdisch wachsenden grünen Bestandteile von Nutzpflanzen oder Wildkräutern gemeint. Also alles, was sich um den Finger wickeln lässt. Dazu gehören zum Beispiel Spinat, Grünkohl,

Selleriegrün, Lauch, Löwenzahn, die grünen Blätter von Kohlrabi, Radieschen oder Karotten, Petersilie, Schnittlauch, Minze, Zitronenmelisse, alle möglichen Salatsorten usw., um nur einige zu nennen.

Sie sind der Meinung, dass sich das alles nicht wirklich lecker anhört? Mir wäre es normalerweise auch nie in den Sinn gekommen, so ein Grünzeug roh zu essen. So geht es den meisten Menschen. Viele mögen einfach kein Blattgrün – und wenn, dann ganz bestimmt nicht roh, sondern höchstens prima gewürzt. Und Grünkohl und Spinat müssten auf jeden Fall gekocht mit Würstchen, Spiegelei oder Bauchfleisch serviert werden, gelle?!

Eiweiß ist lebensnotwendig. Aminosäuren sind die Grundbausteine. Der Körper kann die meisten davon selbst herstellen. Es verbleiben aber acht Aminosäuren, die der Körper nicht selbst produzieren kann. Diese nennt man essenzielle Aminosäuren. Wir müssen sie über Nahrungseiweiß aufnehmen. Eine lange Zeit dachte man, dass der Mensch Fleisch, Eier und Milchprodukte benötigt, um keine Muskelmasse abzubauen und gesund zu bleiben.

Jedoch wurde und wird immer deutlicher, dass der hohe Anteil – oder überhaupt jeglicher Anteil – an tierischem Eiweiß in unserem Essen gesundheitsschädlich ist. Das liegt daran, dass wir erstens von Natur aus keine Fleischfresser sind und zweitens Fleisch und Milchprodukte hochkomplexe Proteine in konzentrierter Form enthalten, die vom Verdauungssystem oft nicht vollständig abgebaut werden können. Denn unser Verdauungssystem ist nicht auf die Verarbeitung dieser ausgelegt und so übersäuern sie den Körper massiv: Fleisch enthält viele Purine, die zu Harnsäure abgebaut werden. Mit 100 g Fleisch bekommen wir schon das tägliche Maximum von 300 mg, das nicht überschritten werden sollte. Bei Innereien ist die Grenze schon nach 30 g erreicht.

Da wir gewöhnlich mehr als 100 g Muskelfleisch essen, führt dies über die Jahre zu einer Übersäuerung, und diese ist mit verantwortlich für die meisten Erkrankungen wie Übergewicht, Arteriosklerose, Osteoporose, Rheumatismus, Herzinfarkt, Krebs und Alzheimer.

Grünes Blattgemüse lässt wenig Harnsäure entstehen: Durchschnittlich werden aus 100 g grünen Blättern etwa 5 bis 15 mg Harnsäure gebildet. Spinat hält mit rund 30 mg die Poleposition. Allergien und Folgeerkrankungen wie Entzündungen des Magen-Darm-Traktes, Neurodermitis, Atemwegserkrankungen etc. lassen sich bei Kindern auf den Verzehr von Milch und Milchprodukten zurückführen.

Grüne Smoothies bilden eine hervorragende Eiweißquelle! Fleisch enthält, wie schon beschrieben, komplexe Proteine. Grüne Blätter hingegen transportieren viele einzelne Aminosäuren, aus denen der Körper seine eigenen Proteine herstellen kann. Rohes Blattgemüse besteht zu einem hohen Prozentsatz aus Aminosäuren, wie zum Beispiel der Spinat mit

50 Prozent. Der Anteil an essenziellen Aminosäuren ist in verschiedenen Pflanzen unterschiedlich.

Grüne Blätter enthalten alle essenziellen Aminosäuren, wie die Tabelle unten zeigt, und brauchen auch den Vergleich mit Fleisch nicht scheuen.

Aminosäure	Rindermuskel	Blattgemüse
Lysin	7,05 %	4,96 %
Tryptophan	1,13 %	1,65 %
Phenylalanin	4,26 %	3,91 %
Methionin	2,87 %	2,00 %
Threonin	4,00 %	3,57 %
Leucin	6,70 %	9,58 %
Isoleucin	5,48 %	4,69 %
Valin	5,04 %	5,21 %
Gesamt:	36,53 %	35,57 %

Einer der wichtigsten Vorteile von Eiweiß aus grünem Blattgemüse gegenüber tierischem Eiweiß besteht in der Alkalisierung (basisch machen) des Stoffwechsels. Durch Übersäuerung hervorgerufenen Krankheiten wie beispielsweise Gallensteine, Osteoporose, Übergewicht, Allergien, Arteriosklerose, Magen-Darm-Geschwüre sowie Rheuma kann mit dem grünen Smoothie und rohköstlicher Ernährung wirksam vorgebeugt werden. Diese Prozesse können sogar, da man ja nicht von Heilung sprechen darf, wieder umgekehrt werden.

Welche grünen Blattgemüse können verwendet werden?

Wildgemüse
Z. B. Löwenzahn, Giersch, Sauerampfer, Vogelmiere, Melde, Weißer Gänsefuß, Wegerich, Portulak etc.

Kräuter
Z. B. Petersilie, Minze, Dill, Basilikum, Oregano, Schnittlauch, Zitronen-Melisse etc.

Grüne Kulturgemüse
Z. B. Spinat, Staudenselleriebätter, Mangold, Grünkohlblätter, Rucola (in kleinen Mengen) sowie Freilandsalate und Blätter von z. B. Karotten, Radieschen, Kohlrabi, Rote Bete, Blumenkohl etc.

Als nicht unbedingt schmackhaft in grünen Smoothies haben sich Rucola (zu intensiv, wenn es als Hauptgrün genommen wird), Wirsingkohl (naja) und Rosenkohl (fast noch akzeptabel) erwiesen.

Eine Excelliste mit einer ausreichend großen Anzahl an Blattgemüsen und Früchten finden Sie hier:

http://goo.gl/WsNcZF

Meine ersten Erfahrungen mit grünen Smoothies

Nachdem ich für mich persönlich herausgefunden hatte, dass eine rohe und pflanzenbasierte Kost die ursprüngliche Ernährung des Menschen darstellt und ich womöglich aufgrund der Kochkost nicht abgenommen, sondern wieder zugenommen habe, lag es auf der Hand, dass ich auf jeden Fall die rohköstliche Ernährung mit grünen Smoothies probieren musste.

Am Beginn der 2000er-Jahre hatte ich mich schon einmal circa einen Monat von roher Kost ernährt. Ich hatte damals das Buch *Die Rohkost-Therapie* von Guy Claude Burger gelesen und wollte es ausprobieren. Irgendwann musste ich jedoch feststellen, dass meine Sucht nach Brot und Brötchen größer war. Ich habe mir dann ein paar leckere Brötchen an der Tanke geholt und diese genüsslich verspeist. Mit Butter und Schinken. Irgendwie hat mich damals die Rohkost überhaupt nicht befriedigt.

Nach dem Konzept von Claude Burger durfte man zwar auch Fleisch und Fisch essen, aber alles eben roh. Wahrscheinlich habe ich damals auch zu wenig gegessen und einige Regeln, wie das instinktgeleitete Aussuchen der Speisen, nicht beachtet. Abgenommen habe ich nach diesem System auch nicht viel.

So war das erste Experiment gescheitert.

Ganz anders läuft es mit den grünen Smoothies, die einen hervorragenden Einstieg in die rohköstliche Ernährung darstellen.

Die Mixerfrage

Als Erstes brauchte ich einen Mixer. Wie schon geschrieben, sollte es ein schneller Mixer sein, aber die kosten ein Heidengeld. Also habe ich mir bei Amazon einen alternativen Mixer besorgt, der allerdings nur 21 000 Umdrehungen pro Minute »macht«. Ich habe mich auf die Rezensionen verlassen. Dieser Mixer war recht gut und hat das Blattgrün und das Obst ordentlich zerkleinert. So dachte ich jedenfalls. Es war auch halbwegs trinkbar, doch im Vergleich mit den Videos bei YouTube noch recht »bröckelig«. Also habe ich mich wieder schlaugemacht und einen **Omniblend V** mit 38 000 Umdrehungen gekauft. Den anderen habe ich an Amazon zurückgeschickt. Gut, dass das geht.

Mit diesem Mixer war ich dann schon zufriedener. Er hat alles fast zufriedenstellend zerkleinert, aber es hat noch der letzte »Tick« an Feinheit gefehlt. Im Internet kann man lesen, dass letztendlich jeder beim **Vitamix** landet. Dieser soll der Porsche Cayenne unter den Mixern sein. Aber 600 bis 700 Euro wollte ich dafür nun wirklich nicht ausgeben.

Es gibt aber die Möglichkeit, einen Vitamix-Behälter einzeln zu bestellen. Dieser kostet zwar auch nicht wenig, soll aber ein noch feineres Ergebnis bringen als der Omniblend-Behälter. Wichtig war mir auch, dass er frei von Bisphenol-A (BPA) ist. Das waren sowohl der Omniblend- als auch der Vitamix-Behälter. Den Omniblend-Behälter habe ich nach Erhalt des Vitamix-Behälters bei eBay verkauft, wo sich auch rasch ein Käufer gefunden hat.

Insgesamt habe ich so etwa 300 Euro für einen fast echten Vitamix bezahlt. Der Vitamix-Behälter passt perfekt auf den Omniblend. Schauen Sie mal bei eBay nach. Dort gibt es den Omniblend V für knapp über 200 Euro. Möglicherweise wird er Ihnen auch reichen.

Genügend Umdrehungen für ein gutes Ergebnis hat er auf jeden Fall. Wenn Sie das Nonplusultra wollen, kaufen Sie sich zusätzlich den Vitamix-Behälter. Der Omniblend-Behälter eignet sich auch prima zum Mixen von trockenen Nüssen etc.

Jetzt bin ich jedenfalls restlos begeistert und zufrieden. Die Smoothies werden einfach herrlich. Wer sich allerdings nicht selbst einen Mixer zusammenstellen möchte, kann auch mal hier vorbeischauen: http://www.mixer4life.de.

Ich musste aber auch erst einiges lernen, um perfekte Smoothies zu kreieren. Zum Beispiel soll man nicht zu wenig Wasser nehmen. Nimmt man zu wenig, dann kann der Smoothie auch mit dem besten Mixer bröckelig werden. Ich nehme zum Beispiel für meine Standardmischung von 1,5 Liter Smoothie 600 bis 700 ml Wasser.

Mit Spinat und Grünkohl bekomme ich die seidigsten Smoothies. Dazu nehme ich manchmal tiefgefrorene Produkte, die ich natürlich vorher auftaue. Aber frische Angebote sollten doch Priorität haben.

Einschub: Ich habe gerade während des Schreibens (am 14. Oktober 2013) die Information erhalten, dass tiefgefrorene Speisen nur noch sehr geringe bis keine Biophotonenaktivität (Sie erinnern sich?) aufweisen. Außerdem sollen diese vor dem Einfrieren blanchiert worden sein.

Häufig habe ich die Möglichkeit in einem Supermarkt das Blattgrün von zum Beispiel Kohlrabi kostenlos mitzunehmen. Wenn ich im Nürnberger Stadtpark bin, suche ich mir außerdem ein- bis zweimal in der Woche frische Wildkräuter. Besonders der Löwenzahn hat es mir angetan. Im Winter wird es da natürlich etwas schwieriger.

Zuerst gebe ich das Wasser in den Smoothie. So kann ich recht genau die Menge bestimmen. Danach schneide ich drei bis vier Ostsorten hinein. Ich nehme meist ein bis zwei Bananen, manchmal auch nur eine und dann jedoch noch eine halbe Avocado. Diese beiden garantieren einen sehr geschmeidigen Smoothie.

Gerne nehme ich zusätzlich Erdbeeren, an denen das Grüne des Fruchtansatzes noch belassen wurde. Abwaschen ist aber bei allen Früchten Pflicht! Dann kommen noch Äpfel, Birnen, Nektarinen, Pfirsiche, Melonenstücke (nicht nur Wassermelone, sondern auch deren kleinere Brüder und Schwestern wie Honigmelone oder Galiamelone), Ananas, Mango, rote oder weiße Weintrauben, Papaya, Sharonfrucht (Kaki) usw. hinein.

Der Vielfalt sind hier fast keine Grenzen gesetzt. Nur das saisonale Angebot des Supermarktes oder des Gartens beschränkt es. Ich wähle aber nur drei bis vier Obstsorten aus, die ich kombiniere. So kreiere ich jedes Mal einen anderen Geschmack. Beliebt sind auch gefrorene Beerenmischungen, die man vorher auftauen lässt. Davon gebe ich manchmal ungefähr eine halbe Tasse hinzu.

Wenn die Früchte im Mixbehälter sind, gebe ich »Geschmacksrichtungs-Kräuter« hinzu. Damit meine ich eine kleine Handvoll Petersilie, Minze, Zitronenmelisse oder Basilikum. Auch ein Stängel Sellerie schafft es manchmal, allerdings dominiert dann der herbere Geschmack im Smoothie.

Jetzt kommt die Hauptzutat: das grüne Blattgemüse. Hier nehme ich wie gesagt gerne Grünkohl und Spinat, die großen grünen Blätter des Kohlrabigemüses, das Blattgrün von Radieschen, Löwenzahn, Giersch, Sauerampfer, Feldsalat, Salatherzen, Mangold und was sonst noch im saisonalen Angebot ist. Hiervon nehme ich je nach Volumen etwa 200, 300 bis maximal 350 g. Verwende ich mehr, wird der Smoothie nicht ganz so seidig.

Als nicht geeignet hat sich Brokkoli herausgestellt sowie alle stärkehaltigen Wurzelgemüse. Diese gehören definitiv nicht in einen Smoothie! Denken Sie daran: nur das, was man um den Finger wickeln kann!

Es hat sich herauskristallisiert, dass 90 bis 120 Sekunden im Highspeed-Modus mit 38 000 Umdrehungen das beste Ergebnis bringen.

Jetzt genieße ich ein bis zwei Halblitergläser sofort. Wenn der Smoothie vom Mixprozess noch etwas warm ist, geht er runter wie Öl. Den restlichen halben Liter fülle ich in ein leeres Gurkenglas mit Schraubverschluss und stelle ihn für später in den Kühlschrank. Ein bis zwei Stunden vor dem Verzehr hole ich ihn jedoch wieder heraus. So ganz kalt mag ich ihn nicht. An heißen Tagen ist das jedoch nicht schlecht.

Das Ganze mache ich zwei Mal am Tag und erhalte so 3 Liter grünen Smoothie.

Ich möchte meine Nachbarn nicht verärgern, da das Mixen mit einem Hochgeschwindigkeitsmixer doch recht laut ist. Daher mixe ich vormittags und am frühen Abend, wenn keiner mehr oder noch nicht wieder schläft. Nachfragen haben aber ergeben, dass das Geräusch des Mixers durch die Wände abgemildert als gar nicht so laut empfunden wird. Nur ein Brummen ist zu vernehmen. Ich in meiner Küche verstehe jedenfalls mein eigenes Wort kaum und habe auch schon Anrufer verpasst, die genau in den 90 Sekunden angeklingelt haben.

In den Morgenstunden trinke ich als Erstes meinen über die Nacht gekühlten Smoothie, den ich einige Zeit vorher aus dem Kühlschrank genommen habe. Das macht mich satt und reicht bis zur nächsten frischen Mixtur zum Mittag.

Im Prinzip ist es egal, wie Sie Ihren Smoothie »schichten«. Ob Sie erst das Blattgrün oder erst die Früchte hineingeben. Experimentieren Sie ein wenig, dann bekommen Sie heraus, wie es für Sie am besten ist.

Entgiftungserscheinungen

Ich muss sagen, dass ich keine gravierenden Symptome einer Entgiftung hatte. Das mag daran liegen, dass ich vor meiner jetzigen Kur, bei der ich nur etwa 20 Kilo abnehmen wollte, schon relativ gut entgiftet war. Trotzdem habe ich ein paar Dinge erlebt, die ich im Folgenden kurz anschneide. Meine Zunge war fast permanent belegt mit einem gelblichen Belag. Dagegen hilft ein Zungenschaber, den ich günstig im Kaufland bekommen habe. Auch im Internet gibt es einige Angebote. An ein oder zwei Tagen hatte ich Kopfschmerzen, die aber nicht schlimm waren. Häufiger bemerkte ich nach schnellem Aufstehen ein Duseligkeitsgefühl, was auf absackendes Blut aus der Kopfregion hindeutet.

Das war es auch schon. Ich weiß aber, dass viele besonders übergewichtige Personen große Angst vor Entgiftungsreaktionen haben. Daher beschreibe ich hier die gängigen:

- sehr starke Gewichtsabnahme (okay, das wollen wir ja auch ;-))
- vermehrter Stuhlgang, häufiges Wasserlassen (immer raus damit!)
- Kopfschmerzen
- Gereiztheit
- geringe geistige und körperliche Leistungsfähigkeit und Ausdauer
- verminderte Konzentrationsfähigkeit
- niedriger Blutdruck
- Müdigkeit, Abgeschlagenheit, Schwäche
- unsaubere Haut
- Allergiesymptome auf der Haut
- Jucken der Haut
- gelbliche Haut und/oder gelbe Augen
- kalte Hände und/oder Füße, Frösteln (das geht vorbei)
- schlechter Körpergeruch (die Haut ist das größte Entgiftungsorgan)
- laufende Nase, Schleimabsonderungen
- belegte Zunge
- Haarausfall
- Ausbleiben der Menstruation
- verstärkte Menstruation

- Anfälligkeit für Infektionen
- erhöhter Schlafbedarf

Alte, vielleicht längst vergessene Krankheitsherde können kurzzeitig wieder aufflammen und verabschieden sich anschließend jedoch wieder auf hoffentlich Nimmerwiedersehen.

Dies muss aber nicht bei jedem geschehen, und auch nicht alle oben aufgeführten Entgiftungsreaktionen werden zwangsläufig auftreten. Viele Menschen haben gar keine Entgiftungserscheinungen. Das hängt unter anderem vom Alter, vom Grad der Fettleibigkeit und vom Vergiftungsgrad über die Jahre ab. Grundsätzlich kann aber jeder in jedem Alter mit dem Verzehr von Rohkost und insbesondere mit den grünen Smoothies beginnen.

Wenn Sie auf Nummer sicher gehen wollen, dann legen Sie vor der grünen Adipositas-Kur doch einmal eine Testphase ein und erhöhen graduell den Verzehr der grünen Smoothies, parallel zu Ihrer jetzigen Ernährung. Dabei können Sie mit einem oder zwei Gläsern (ca. ½ bis 1 Liter) eine ganze Mahlzeit ersetzen. Trinken Sie diese also nicht zusätzlich zu einer Mahlzeit, sondern stattdessen. Vielleicht können Sie zum Beispiel das Frühstück durch einen Smoothie ersetzen. Auf nüchternen Magen getrunken, bekommen Sie so gleich einen frischen Start in den Tag. Nach einigen Wochen hat sich auch Ihre Magensäure wieder normalisiert. In dieser Testphase werden Sie höchstwahrscheinlich bereits abnehmen.

Ersetzen Sie dann, wenn es Ihnen bekommt, noch eine Mahlzeit und möglicherweise noch eine weitere mit grünen Smoothies.

Wenn Sie so weit sind, ist Ihr Körper schon leicht entgiftet und Sie überfallen ihn nicht mit einer sofortigen Änderung Ihrer Ernährungsgewohnheiten.

Jetzt wären Sie also bereit, in die entscheidende Phase der grünen Adipositas-Kur einzutreten. Sie brauchen, anders als bei der »normalen« Adipositas-Kur, keine zwei Ladetage einzuhalten. Beginnen Sie einfach mit der Einnahme von 2-mal 3 Globuli homöopathischen hCGs C30 oder zwei Sprühstößen geeigneter Tropfen 2-mal pro Tag und fahren Sie mit dem Genuss der grünen Smoothies fort. Sie brauchen keine Kalorien zu zählen. Achten Sie nur darauf, dass Sie ca. 40 bis 50 Prozent grünes Blattgemüse, genügend Wasser und drei bis vier Sorten Obst in den Mixer geben.

Einschub: Bei einem grüne Smoothies Workshop in Nürnberg habe ich den Referenten gefragt, wie es sich mit der Mengenverteilung von Blattgrün und Obst verhalte. Ob es 50 Prozent gewogen oder vom Volumen her sein solle. Er sagte, dass das Volumen richtig sei.

Dem halte ich aber entgegen, dass es einen Unterschied macht, ob ich zum Beispiel Spinat frisch oder tiefgekühlt nehme. Frischer Spinat hat ein großes Volumen und wiegt daher nicht viel, wenn der halbe Behälter gefüllt ist. Nehme ich aufgetauten Tiefkühlspinat, hat er jedoch bei wenig Volumen ein relativ hohes Gewicht. (Okay, er enthält auch mehr Wasser). Ich tendiere also dazu, eher nach Gewicht oder besser noch nach Gefühl zu gehen.

Nach einer Weile haben Sie den Kniff raus, wie Ihnen hervorragende Smoothies gelingen. Ich nehme zum Beispiel beim Tiefkühlspinat 1/3 bis 1/2 aus einer 1 kg-Packung für anderthalb bis zwei Liter grünen Smoothie. Genauso beim Grünkohl.

Wenn Sie zwischendurch Hunger bekommen, dann essen Sie, was Sie möchten, aber alles roh: Tomaten, Gurken, saure Gurken, Champignons oder andere Pilzsorten, Kohlrabi, Radieschen, Rettich und Co. Die gute Nachricht: Sie können davon so viel verzehren, bis Sie gut gesättigt sind. Und ich verrate Ihnen noch etwas: Sie wollen mit der Zeit gar nicht mehr so viel essen, weil Sie sich prima gesättigt fühlen werden. Ihre Zellen sind mit Nährstoffen, Mineralien und Vitaminen sehr gut versorgt und melden das Ihrem Gehirn. Verzichten Sie aber auf Obst in seiner reinen Form, jedenfalls während der Diätphase!

Versuchen Sie sich trotz alledem immer etwas hungrig zu halten, bevor Sie entweder einen weiteren Smoothie trinken oder etwas anderes Rohes essen. Denn nur so werden die Zellen zu 100 Prozent aufnehmen können, was ankommt. Ohne Hunger sind es nur 15 Prozent.

Idealtypisch wäre eine 100-prozentige Umstellung auf Rohkost während der Diätphase. Sie müssen aber nicht alles, was Sie essen, roh essen, wenn Sie das nicht wollen. Wenn Sie nicht anders können oder wollen, kochen Sie sich etwas oder essen ein Stück Brot mit Belag. Versuchen Sie aber bei mindestens 80–90 Prozent roher Nahrung zu bleiben.

Bedenken Sie jedoch, dass Sie immer, wenn Sie keine rohe Kost verzehren, Ihrem Körper wieder Gifte zufügen, mit denen er umgehen muss. Wahrscheinlich bekommen Sie neue Ver- und Entgiftungsreaktionen.

Je länger Sie roh essen, desto geringer wird die Immuntoleranz gegenüber denaturierter Nahrung. Das heißt, dass Ihr Körper in den langen Jahren des Genusses von Kochkost, von Fleisch und Milchprodukten, von Stärke und raffiniertem Zucker, von Weizenprodukten usw. eine gewisse Großzügigkeit diesen gegenüber aufgebaut hat. Er kann damit umgehen, was ihm aber immer schlechter gelingt, wenn Sie ihn genügend vergiftet haben. Dann stellen sich die üblichen Zipperlein ein.

Wenn wir den Körper aber frei machen von diesen Giften, und das tun wir mit der Rohkost und im Speziellen mit den grünen Smoothies, dann hat er Gelegenheit, diese auszuscheiden. Die Entgiftungssymptome sind also auch ein Zeichen, dass wir reiner werden, und sollten, wenn sie im Rahmen bleiben, begrüßt werden. Sie halten meist nicht lange an.

Sind wir erst einmal innerlich gereinigt und entgiftet, toleriert er zunehmend keine der oben genannten Giftquellen mehr. Würden Sie jetzt zu einer ungesunden Kost zurückkehren, überreagiert er sozusagen und will diese Gifte schnell wieder loswerden. Das kann mit heftigen Symptomen einhergehen.

Ich denke aber, dass Sie bei der Stange bleiben werden, wenn Sie einmal die Vorteile der Rohkost kennengelernt haben. Besonders, wenn Sie solche heftigen Reaktionen miterlebt haben.

Hier sind die **zu erwartenden Vorteile**, die Sie nach der Entgiftung erfahren können:

Sie gewinnen eine ausgeglichene heitere Ruhe und Gelassenheit, befinden sich in fast permanenter Hochstimmung, körperlich und geistig geht es Ihnen bestens. Sie sind befreit von Ängsten und machen sich nicht mehr so viele Sorgen, weil Sie die Dinge besser einschätzen können.

Ihre Verdauung befindet sich in Bestzustand, was sich in fehlendem Gestank, in gesunder Farbe und Konsistenz Ihrer Ausscheidungen bemerkbar macht. Der Körper dünstet keine Giftstoffe mehr aus und riecht nicht mehr unangenehm.

Einschub: Machen Sie sich keine Sorgen, wenn es während der Umstellungsphase und auch noch eine Weile danach nicht zu regelmäßigem Stuhlgang kommt.

Das heißt, an manchen Tagen können Sie fünf bis sechs Mal auf die Toilette und haben jedes Mal voluminöse Stuhlgänge, sodass Sie sich fragen, wo das denn alles herkommt. An anderen Tagen können Sie nur einmal aufs »Stille Örtchen« und das Ergebnis ist eher kläglich.

Dies wird immer mal wieder wechseln, bis Sie nach ein paar Monaten wieder so regeneriert sind, dass die voluminösen Stuhlgänge, die nicht mehr in der Schüssel schmieren und für die Sie nur noch ganz wenig Papier benötigen, dauerhaft vorkommen.

Genauso ist es mit dem Wasserlassen. Es kann vorkommen, dass Sie ständig müssen und auch nachts öfter aufstehen. Das ist die sogenannte »Pinkelphase«. Das im Körper gespeicherte Wasser, das er brauchte, um die Fettzellen zu entleeren, wird nun vorübergehend nicht mehr gebraucht und massiv herausgelassen. In den Phasen, in denen Sie nur selten aufs Klo müssen, speichert er dagegen Wasser. Das könnten auch die Phasen sein, in denen Sie recht wenig Gewicht verlieren. Aber das ist alles vollkommen normal bei DAK und DGAK.

Sie sind in sehr guter körperlicher und geistiger Verfassung, was sich in Ausdauer und Leistungsfähigkeit bemerkbar macht. Ihr Schlaf verbessert sich und Sie benötigen weniger, fühlen sich morgens frisch und munter anstatt müde, träge und abgeschlagen.

Wahrscheinlich werden Sie bemerken, dass Sie weniger nervös sind, Ihre Schüchternheit verlieren, Lampenfieber und Schwindel wegfallen. Sie sind einfach selbstsicherer und selbstbewusster.

Mögliche Verletzungen heilen schneller, weil sich Ihr Körper ganz darauf konzentrieren kann, anstatt sich mit der Verarbeitung, Speicherung und/oder Ausscheidung von Giftstoffen befassen zu müssen. Sie verlieren die Neigung zu innerlichen und äußerlichen Entzündungen, die sowieso nur eine Reaktion des Körpers auf Giftstoffe waren. Infektionskrankheiten können Ihnen nichts mehr anhaben. Muskelkater und Wundschmerz gehören der Vergangenheit an. Sie entwickeln keine Allergien mehr.

Sie bekommen feste und glatte Finger- und Fußnägel, etwaige Altersflecken verschwinden.

Ihre Haut erscheint sauber und glatt, die Kopfhaut ist nicht mehr fettig. Das Haar wächst wieder, graues Haar bekommt seine ursprüngliche Farbe zurück. Der Alterungsprozess wird aufgehalten.

Ihre Sinneswahrnehmungen werden intensiver, was sich nicht zuletzt auch in einer Verbesserung des Sehens bemerkbar macht. Vielleicht brauchen Sie in der Zukunft keine Brille mehr. Sie bekommen eine hohe geistige Klarheit, Ihr Gedächtnis lässt Sie nicht mehr im Stich, Ihre Intuition verbessert sich.

Parasiten können Ihnen nichts mehr anhaben. Unnatürliches Frieren bei Kälte oder übermäßiges Schwitzen bei höheren Temperaturen gehört der Vergangenheit an. Sonnenstrahlen können Ihnen nicht mehr viel anhaben. Ihr Körper toleriert diese dann wieder. Kalte Hände und Füße, die auf eine Durchblutungsstörung hinweisen, sind passé.

Und nicht zuletzt gewinnen Sie eine gesunde und schlanke Körperform!

Ich frage Sie ernsthaft: Welche Beweise soll es denn nun noch geben, dass rohe Pflanzenkost unsere natürliche Nahrung ist, wenn es nicht diese sind? Unser Körper ist nicht dafür gemacht, unausweichlich krank zu sein oder zu werden. Wir sind für ein langes und glückliches Leben geschaffen und nicht für Siechtum und frühes Ableben.

Vorzüge von grünen Smoothies

Grüne Smoothies ...

- sind oberlecker!
- sind gesund, da sie Chlorophyll aus Blattgrün enthalten!
- enthalten viele Früchte, die den Geschmack des Blattgrüns überdecken!
- machen prima satt!
- sind leicht zu verdauen, da schon durch den Mixer vorverdaut!
- nähren unsere Zellen innerhalb von 20 Minuten!
- sind ein toller Einstieg in eine roh-vegane Ernährung!
- sind als Hauptmahlzeit zu verstehen, anders als Säfte!
- machen »süchtig«!
- sind der beste Ersatz zu gekochten Speisen!
- enthalten alles, was unser Körper braucht und je brauchen wird!
- sind schnell und energiesparend zuzubereiten!
- helfen, die Magensäure zu regenerieren, was sonst nur schwer zu erreichen ist!
- schmecken auch Kindern!
- machen schlank!
- und sicher einiges mehr ...

Rezepte für grüne Smoothies

Grundsätzlich können Sie sich vollkommen frei fühlen, wenn Sie sich grüne Smoothies zubereiten wollen. Es gibt nur drei Zutaten, die enthalten sein müssen: 40–50 Prozent Blattgrün, 50 bis 60 Prozent Obst und Wasser. Für einen grünen Smoothie von 1,5 Litern im 2-Liter-Vitamixbehälter benötigen Sie, wenn wir mal von einem Verteilungsverhältnis von 50:50 Obst und Blattgrün ausgehen, 600 ml Wasser, ca. 350 g Blattgrün und 350 g vier verschiedene Obstsorten. Seien Sie aber nicht zu streng mit sich.

Als Erstes füllen Sie das Wasser ein. Danach die Früchte und zuletzt das Blattgrün und die Geschmackskräuter. Sie werden sehen, dass es jeder eigentlich anders macht. Probieren Sie für sich aus, wie es für Sie am besten passt.

Hier ein paar Links zu Videorezepten für grüne Smoothies

Wildkräuter-Smoothie von Marcus Rothkranz http://goo.gl/vTGwc3

Mango-Minze-Smoothie
http://goo.gl/tgDxDN

Grüner Smoothie von Nadine Hagen
http://goo.gl/FRnQ4j

Grüne Smoothies von grüne Smoothies
http://goo.gl/UuAYiJ
http://goo.gl/BZPWly
http://goo.gl/ni84ui

15 grüne Smoothies in 3 Minuten mit Sergej Boutenko http://goo.gl/EqXxFB

10 Goldene Regeln für grüne Smoothies
http://goo.gl/3q53qs

Eines meiner Lieblingsrezepte:

350 g Spinat (ich hole den gefrorenen und lasse ihn auftauen), dann noch etwas Petersilie, ein paar Minzeblätter, dazu weiße Trauben, 2 Pfirsiche, 2 Bananen, ein Apfel, Wasser. Lecker!

Eigenkreationen eines Tages:

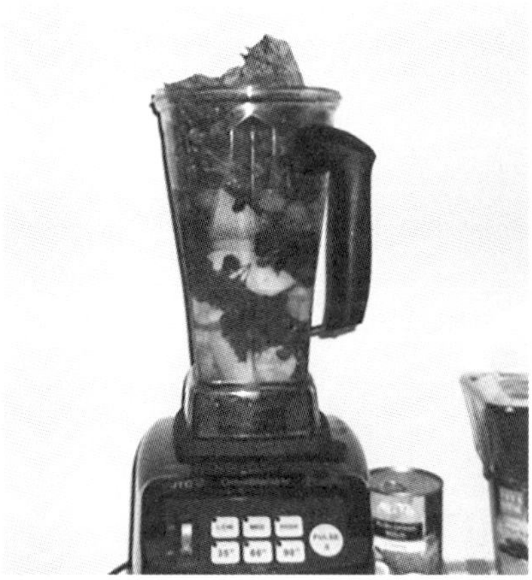

Vorher

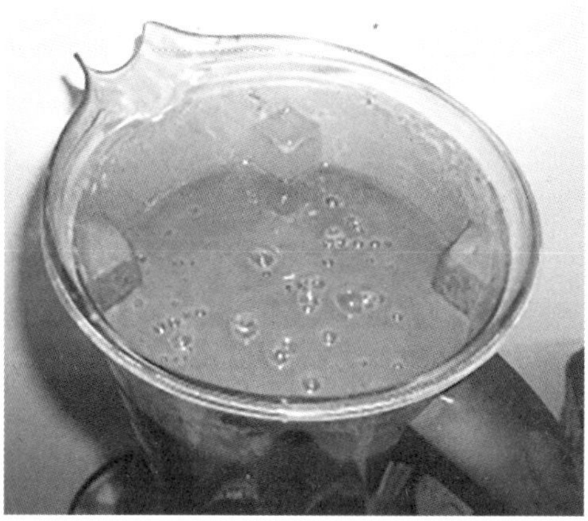

Nachher

Smoothie 1:

- 700 ml Wasser
- Kohlrabiblätter obenauf (können aber auch unten oder in der Mitte platziert werden)
- 1 1/2 Bananen
- 1/2 Bund Petersilie
- 1/2 Mango
- 1/4 Galia-Melone
- 1 Birne
- ein paar Weintrauben
- ein paar Rosinen

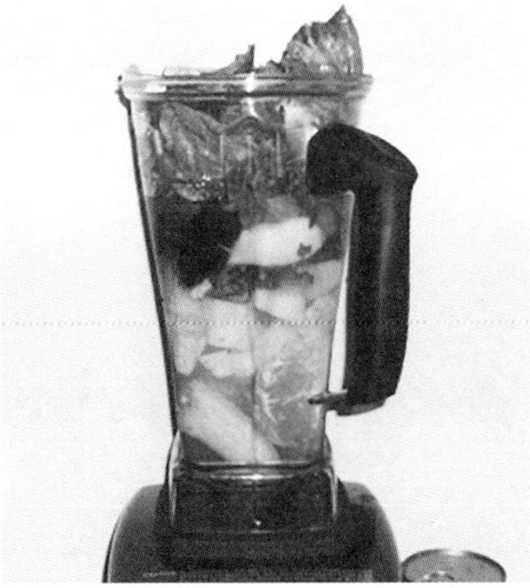

Vorher

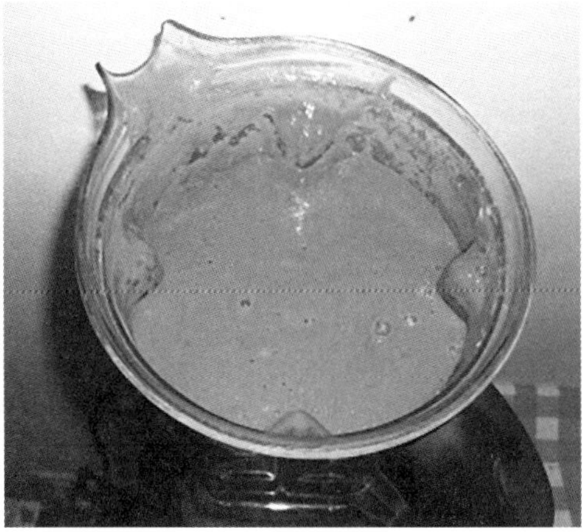

Nachher

Smoothie 2:

- 700 ml Wasser
- Kohlrabiblätter
- 1 Banane
- 1/2 Bund Petersilie
- 1/2 Avocado
- 1/4 Galia-Melone
- 1 Orange
- ein paar Weintrauben
- ein paar getrocknete Pflaumen

Die grüne Smoothie - Kalorienfrage

Für viele ist die Frage wichtig, wie viele Kalorien denn ein Smoothie hat. Bis heute hatte ich mich damit im Grunde noch gar nicht beschäftigt. Aber um es auch einmal für mich selber klarzustellen, schreibe ich Ihnen die Kalorienangaben für ein paar Beispiel-Smoothies auf. Meine These: So viele haben sie nicht! Aber sehen Sie selbst:

Ich übernehme hier alle Angaben von fddb.info

Smoothie 3:

350 g Spinat, tiefgefroren: (100 g haben 17 kcal) = ca. 60 kcal
2 Bananen a 100 g: (100 g = 90 kcal) = 180 kcal
100 g Erdbeeren: 32 kcal
1 Nektarine mittelgroß: 125 g = 70 kcal
100 g weiße Weintrauben: 68 kcal
600 ml Wasser: 0 kcal

Ergebnis: 410 kcal für anderthalb Liter Smoothie (halbe Tagesration)

Smoothie 4:

350 g Grünkohl: (100 g haben 35 kcal) = ca. 123 kcal
30 g Minze: (100 g haben 44 kcal) = 13,2 kcal
1 Banane a 100 g: 90 kcal
150 Birne (100 g haben 56 kcal): = 84 kcal
50 g Heidelbeeren (100 g haben 38 kcal) = 19 kcal
50 g Sultaninen (100 g haben 287 kcal) = 143,5 kcal
600 ml Wasser: 0 kcal

Ergebnis: 382 kcal für anderthalb Liter Smoothie

Smoothie 5:
200 g Löwenzahn: (100 g haben 54 kcal) = ca. 108 kcal
1 Banane a 100 g: 90 kcal
100 g Stachelbeeren: 44 kcal
75 g Petersilie (100 g haben 37 kcal): 27,75 kcal
200 g Erdbeeren (100 g haben 32 kcal): 64 kcal
50 g Datteln (100 g haben 289 kcal): 144,5 kcal
600 ml Wasser: 0 kcal

Ergebnis: 388,25 kcal für anderthalb Liter Smoothie

Ich habe Ihnen eine Exceldatei für die Berechnung der Kalorienmenge der grünen Smoothies sowie zur Erfassung des Gewichtsverlustes während der grünen Adipositas-Kur zusammengebastelt. Sie kann hier heruntergeladen werden:

http://goo.gl/WsNcZF

Zwölf Punkte, was bei der Zubereitung und dem Verzehr zu beachten ist

1. Zu Beginn mit 60 Prozent Frucht und 40 Prozent Blattgemüse starten. Das Verhältnis kann so bleiben oder auf 50 bis 60 Prozent Blattgemüse erhöht werden.
2. Immer genügend sauberes stilles Wasser oder Osmosewasser verwenden. Leitungswasser eher nicht verwenden.
3. Fügen Sie den grünen Smoothies nichts weiter bei als:
   - Wasser
   - Blattgrün und Geschmackskräuter
   - Früchte
   - Vielleicht noch ein paar Rosinen und Datteln für die Süße
4. Fügen Sie keine Öle, keine Nüsse oder Samen, keine stärkehaltigen Knollengemüse, kein Leitungswasser, kein Kochsalz und keine Nahrungsergänzungsmittel hinzu.
5. Nehmen Sie öfter einmal anderes Blattgrün, wechseln Sie. Jedes Blattgrün hat winzige Mengen spezifischer Alkaloide. Würden Sie immer nur das gleiche Grün nehmen, könnte sich eine höhere Menge desselben Alkaloids im Körper sammeln, was

zu Vergiftungserscheinungen führen könnte. Bei einem regelmäßigen Wechsel des Blattgrüns kommt das nicht vor. Bei Früchten brauchen Sie nicht zu wechseln.

6. Verwenden Sie einen starken Mixer mit 950 Watt oder mehr und mindestens 28 000 Umdrehungen pro Minute. Nur so können das vollständige Aufbrechen der Zellwände und somit das Herauslösen der ganzen Nährstoffe garantiert werden. Auch schwächere Mixer eignen sich für Einsteiger. Aber wenn Sie einmal auf die Vorzüge »richtiger« Smoothies gekommen sind, werden Sie nichts anderes mehr wollen.
7. Sie sparen eine Menge Energie im Haushalt, wenn Sie nur noch den Mixer für 90 Sekunden anschalten. Und das ist bei den momentanen Strompreisen nicht zu verachten. Allein Herde und Herdplatten verbrauchen viel Energie.
8. Grüne Smoothies sind als vollwertige Mahlzeit zu betrachten. Sie sollten nichts darüber dazu essen. Nur vorher und danach in Abständen von ca. 20 Minuten.
9. Die erste Mahlzeit des Tages sollte ein grüner Smoothie sein, damit sich die Magensäure optimal neu bilden kann.
10. Obwohl grüne Smoothies flüssig bis dickflüssig sind, sollten sie doch nicht zügig runtergekippt werden. Behalten Sie die Schlucke einfach für einen Moment im Mund und speicheln sie ein. Das gibt dem Gehirn ein Signal, dass jetzt Nahrung kommt und dass Magensäure produziert werden soll. Ehrlich gesagt, mache ich das auch nicht immer, weil die Smoothies so verdammt lecker sind. ;-) Durch das Zerkleinern im Mixer entsteht eine feine Konsistenz, da die Zellwände des Chlorophylls effektiv aufgebrochen werden. Es wird quasi in einer Weise vorverdaut, wie es unsere Zähne gar nicht mehr schaffen könnten. Die weitere Verdauung beginnt somit quasi schon im Mund.
11. Sie können grüne Smoothies frisch zubereiten und trinken oder sich ein oder zwei Portionen davon für später aufheben. Gießen Sie dazu die Smoothies in ein oder zwei Gurkengläser mit Schraubverschluss und stellen diese für maximal zwei Tage in den Kühlschrank. Wenn sie kühl, dunkel und verschlossen gelagert werden, können sie nicht stark oxidieren. Vielleicht wollen Sie sie vor dem Verzehr wieder etwas auf Zimmertemperatur erwärmen. Holen Sie sie einfach vorher wieder raus. Es wurde festgestellt, dass Säfte schneller oxidieren als Smoothies.
12. Wenn Sie beispielsweise 3 Liter Wasser am Tag trinken, können Sie die Trinkmenge auf 1,5 bis 2 Liter reduzieren. Mit den grünen Smoothies nehmen Sie schon viel Flüssigkeit zusätzlich auf.

Ein paar Tipps zu grünen Smoothies: http://goo.gl/C7Xq9J

Gesundheitliche Erfahrungsberichte zu grünen Smoothies

Hier nun ein paar interessante Geschichten von Leuten, die mit grünen Smoothies ihre Erkrankungen losgeworden sind oder eine Linderung ihrer Beschwerden erwirkten.

http://goo.gl/5n6NF1

Beispielhaft zwei Berichte über Gewichtsabnahmen von der genannten Website:

»Ich hatte mich zu hundert Prozent von Rohkost ernährt und dabei über hundert Pfund (ca. 45 Kilo) abgenommen, war aber dann zur amerikanischen Standardernährung zurückgekehrt.

Jetzt fange ich wieder mit hundert Prozent Rohkost an und muss nun 80 Pfund (ca. 36 Kilo) (wieder) abspecken. Damals aß ich nur und machte Sport, diesmal trinke ich auch grüne Smoothies.

Für meine Smoothies nehme ich gewöhnlich 4 Tassen Romana-Salat, 1 oder 2 Tassen Petersilie, Grünkohl oder Mangold und 4 Tassen Spinat. Seit ich Smoothies trinke, habe ich ein paar interessante Beobachtungen gemacht, die ich gerne mit Ihnen teilen möchte.

Mein Kalorienbedarf ist gesunken und meinem Körper bekommt mit dem Mixer püriertes Grün deutlich besser!

Ich habe diesmal sehr viel schneller – 20 Pfund (ca. 9 Kilo) in zweieinhalb Wochen – abgenommen und hatte dabei nicht dauernd das Gefühl, verhungern zu müssen.«

»Diesen Februar war es ein Jahr, dass ich meine **Rohkost-Reise** *begonnen habe. Eines der ersten Bücher, die ich las, war Green for Life.*

Seitdem ich das Buch gelesen und angefangen habe, grüne Smoothies zu trinken, habe ich über 20 Kilos abgenommen! ***Außerdem schlafe ich jetzt ohne Beatmungsgerät.***

Der entscheidende Punkt war, Milchprodukte aus meiner Ernährung zu streichen. Ich lebe zwar schon seit 20 Jahren vegetarisch, doch so gesund wie jetzt war ich trotzdem nie. Ich aß Milchprodukte, Fleischersatz und verschiedene andere industriell bearbeitete vegetarische Lebensmittel. Heute ernähre ich mich zu 70 Prozent von Rohkost!

Ich trinke täglich einen ganzen Liter grüner Smoothies. **Ich sehe jünger aus, fühle mich gesünder und schlafe prächtig.** *Ich bin überzeugt, dass grüne Smoothies die Lösung für viele der Gesundheitsprobleme sind, mit denen sich die Leute herumschlagen. Ich wünschte mir, jeder würde Smoothies trinken.*

Mein Mann und ich haben am Living Light Culinary Arts Institute in Fort Bragg Kurse bei Rick und Karen Dina besucht und unser Diplom als Rohkost-Ernährungsberater gemacht, weil wir unseren Teil dazu beitragen möchten, dass Rohkost und grüne Smoothies bekannter werden. Es ist unser Traum, dass jeder Mensch lebendige Nahrung (und speziell grüne Smoothies!) ausprobieren kann und auch ausprobieren wird, um deren wunderbare Wirkung zu erfahren.«

Bio oder nicht Bio oder beides?

Eine wichtige Frage bleibt noch: Sollten wir uns vorwiegend von Biogemüse und Biofrüchten ernähren? Oder geht auch eine Mischung aus biologisch angebauter und konventioneller Vitalkost?

Ich würde beide Fragen mit Ja beantworten. Doch man muss heutzutage auch unterscheiden zwischen Bio aus dem Supermarkt und Discountern und regional angebauten und betreuten Biopflanzen. Auf der einen Seite schmecken Bioprodukte einfach besser und haben eine günstigere Umweltbilanz, wenn man regional angebaute Produkte bevorzugt. Andererseits sind sie häufig auch recht teuer und nicht jeder kann und will sich das leisten.

Vom Nährstoff-, Mineral- und Vitamingehalt sind regionales Obst und Gemüse, wenn nicht auf ausgelaugten Böden herangewachsen, auf jeden Fall die richtige Wahl.

Aber oft kommen auch exotische Bio-Sorten in die Märkte, die einen langen Weg hinter sich haben und dafür auch haltbar gemacht werden mussten.

Der Unterschied zwischen *bio* und *konventionell* ist in der Pestizidbelastung zu suchen, mit deren Hilfe massenhaft Obst und Gemüse produziert werden soll, ohne all zu viel »Ausschuss« zu liefern. Mit Pestiziden sollen Schädlinge abgehalten und »Unkräuter« vernichtet werden, um die Pflanzen vor Befall und Krankheiten zu schützen. Das Dumme dabei ist aber, dass diese Mittel noch in den Pflanzenschalen enthalten sind. Wir nehmen sie durch den Genuss in unseren Körper und unsere Zellen auf.

Studien haben festgestellt, dass der Nährstoffgehalt in Bio- sowie in konventioneller Ware der gleiche ist. Ausgenommen sind natürlich die Super-Bio-Produkte vom regionalen Biobauern, die einen wesentlich höheren Nährstoffgehalt aufweisen.

Wenn wir aber in den Supermarkt gehen, haben wir in etwa gleiche Nährstoffgehalte bei Bio- und Nichtbiogemüse und -Obst. Bei konventionellen Produkten ist »nur« die Pestizidbehandlung sowie die Belastung mit synthetischen Düngemitteln zu beachten.

Wir können aber aufgrund des Preises und der größeren Auswahl auf normales Obst und Gemüse zurückgreifen – bis auf ein paar Ausnahmen, die gleich erläutert werden. Diese Sorten sollten aber sehr gut von den Rückständen befreit werden. Das geht auf mehreren Wegen.

Ich habe mich dazu entschieden, selbst einen Obst- und Gemüsereiniger kostengünstig herzustellen:

1 Esslöffel Zitronensaft

1 Esslöffel weißer Essig

1 Tasse Wasser

1 neue Sprühflasche

Vermischen Sie die Zutaten gründlich und füllen Sie sie in die Sprühflasche. Besprühen Sie die zu reinigenden Früchte und Gemüse mit dem Reiniger, warten Sie fünf bis zehn Minuten lang und spülen Sie die Lebensmittel anschließend ausgiebig mit Wasser ab.

Quelle: http://goo.gl/nZlWU7

Da sich bei mir die Sprühflasche nach ein paar Anwendungen nicht mehr benutzen ließ, benutze ich mittlerweile eine mittlere, dicht verschließbare »Lock & Lock«-Dose (leider Plastik), fülle die Zutaten dort ein und bade nun mein Gemüse vor dem Verzehr darin. Anschließend spüle ich es ab und schneide es in den Salat. Dieses »Bad« benutze ich einige Zeit, bis zu wenig in der Dose ist, und fülle es dann wieder auf.

Folgende Produkte jedoch sollten Sie aufgrund der Schadstoffbelastung unbedingt in Bioqualität kaufen:

Äpfel, Erdbeeren, Pfirsiche und Nektarinen, Blaubeeren, Trauben, Salatgurken, Paprika, Spinat und Grünkohl, Kartoffeln, Kürbisse und grüne Bohnen absorbieren erhebliche Pestizidmengen. Zum Beispiel konnten in Äpfeln ca. 36 verschiedene Chemikalien gefunden werden und in einem einzigen Apfel wurden bereits gleichzeitig sieben verschiedene Chemikalien entdeckt.

Quelle: http://goo.gl/d09UyN

Teil III

Die Bedeutung der ENZYME für Ihre Gesundheit

Über Enzyme wurden sehr viele wissenschaftliche und medizinische Studien durchgeführt.

Enzyme sind der Schlüssel zu Gesundheit und Leben!

Es ist eigentlich eine Binsenweisheit:

Ungekochte, nicht erhitzte Erbsen und Bohnen keimen und wachsen, wenn wir sie in den Boden tun. Gekochte, erhitzte werden nur noch verrotten. Sie sind tot.

Es ist ein Phänomen, dass der Nährstoffgehalt von Samen bei der Sprossenzucht durch die einfache Zugabe von etwas Wasser, Luft und Sonnenschein zwischen 300 und 800 Prozent ansteigt.

Der Otto-Normalverbraucher, der eine sogenannte ausgewogene Nahrung zu sich nimmt, erleidet früher oder später ernste Gesundheitsprobleme. Fast ausnahmslos. Die wenigsten Menschen werden heute gesund und munter alt, und die sogenannten »Zivilisationskrankheiten« nehmen mehr und mehr zu.

Wir sind von den schlimmsten degenerativen und meist chronisch verlaufenden Krankheiten, welche die Menschheit je gekannt hat, befallen: Krebs, Herz-Kreislauf-Erkrankungen, Diabetes, Arthritis usw. Und das trotz der gewaltigen Fortschritte der Gesundheitswissenschaften und der Empfehlung der WHO, sich um eine ausgewogene Ernährung zu kümmern.

Schauen wir auf die Menschen ärmerer Regionen, die keine gut ausgewogene Ernährung haben: Trotzdem ist ihr Gesundheitszustand oft viel besser als unserer, obwohl sie Schwierigkeiten haben, überhaupt Nahrung zu bekommen.

Im Himalaja gibt es eine Gruppe von Menschen, die Hunzas, deren Gesundheitszustand außergewöhnlich gut ist. Sie werden oft 100–120 Jahre alt und Krankheiten sind bei ihnen praktisch unbekannt. Sie verfügen über kein großes Gesundheitssystem mit all den Ärzten und Krankenhäusern, und ihnen »fehlen« auch die ausgewogenen Mahlzeiten der westlichen Welt. Sie essen **rohe Nahrung**.

Der Unterschied zu unserer Ernährungsweise ist das Vorhandensein von aktiven Nahrungsenzymen – sie essen also nichts Inaktives!

Enzyme bestehen aus Proteinstrukturen. Laut Definition sind Enzyme Katalysatoren, also Dinge, ohne die etwas nicht funktioniert. Das können Sie sich vorstellen wie das Öl in Verbrennungsmotoren. Es dient nicht dem Antrieb des Motors, sondern sorgt für die Gewährleistung der Kolbenbewegungen.

Enzyme helfen dabei, dass die unterschiedlichsten metabolischen Funktionen im Körper ablaufen können. Alles im Körper, was uns am Leben erhält, wird bewegt, kontrolliert und unterstützt durch ein spezifisches Enzym.

Wir brauchen lebendige Enzyme, da unser Körper jeden Tag seine eigenen Enzyme verbraucht, um unser Leben zu erhalten und nicht nur um die Nahrung zu verdauen. Diese Enzyme müssen ersetzt werden.

Aus totgekochter Nahrung kann er das aber nicht bewerkstelligen. Hier werden ihm eher noch mehr seiner eigenen Enzyme geraubt, die er wiederum für die Umwandlung der »Fremdkörper«, die wir ihm zuführen, verbraucht.

Er **muss**, um das zu kompensieren, eine äußere Quelle heranziehen. Lebendige Nahrung! Diese kann der Körper wieder in seine eigenen Enzyme umwandeln, zum Beispiel für das Funktionieren von Herz, Nieren, Lunge, Gehirn, die Verdauung usw.

Jede Nahrung, die roh ist, hat lebende Enzyme in sich.

Wir benötigen also eine lebendige Zufuhr zum Körper, der die enthaltenen lebenden Enzyme in solche Enzyme umwandelt, die unser Körper verwerten kann. Totes oder Gekochtes kann er nicht verwerten. Er muss dafür seine eigenen Enzyme opfern. Irgendwann ist der Speicher leer – und wir werden krank und fett, wie es bei vielen von uns der Fall ist.

Es gibt somit zwei Gruppen von Enzymen. Die Körperenzyme und die Nahrungsenzyme.

Körperenzyme stellt der Körper selber her, benötigt dafür aber eine lebendige Quelle, die wir Nahrungsenzyme oder auch Pflanzenenzyme (PhytoZyme) nennen. Jeden Tag aufs Neue.

Wenn wir uns keine lebendige Nahrung und dadurch Nahrungsenzyme zuführen, wäre eine durch Enzymmangel reduzierte Funktion im Organismus mit unguten Gefühlen oder sogar Krankheit(en) die wahrscheinliche Konsequenz.

Jedes Neugeborene hat noch fast vollständig gefüllte Enzymreserven zur Verfügung. Bekommt es unorganisches totes Essen, hat es durch diese Reserven die Fähigkeit, die denaturierte Nahrung ohne aktive Enzyme zu verarbeiten, weil es Enzyme aus seinem eigenen System dazu nutzen kann. Eine Menge dieser Enzyme werden dadurch verbraucht.

Kommen nicht täglich genügend lebende Enzyme in unseren Körper, beginnt er verschiedene Stoffwechselfunktionen zu reduzieren; er wird sie langsamer ausführen, die Wirksamkeit erheblich verringern. Nur bei lebendiger Nahrung, die die Enzyme zur Verdauung mitliefert, bleibt das Enzym-Konto unberührt.

Wenn wir jedoch immerzu Nahrung zu uns nehmen, bei deren Verstoffwechselung wir die körpereigenen Enzyme verbrauchen, wird der Körper nach und nach langsamer. Es entsteht ein Energiedefizit. Zum Beispiel werden die Gelenke steifer, und es kommen immer mehr Zipperlein hinzu, die wie Alterung interpretiert werden können. Das stimmt aber so nicht.

In wissenschaftlichen Versuchen wurde klar belegt, dass im Labor Zellen, die abfallstofflose Nährstoffe erhielten, unendlich am Leben erhalten werden konnten, ohne jegliches Anzeichen von Alterung oder Krankheit. Offensichtlich bekamen diese im Labor die richtige Nahrung, lebendige Nahrung.

Ebensolche Ergebnisse brachten Beobachtungen bei den Hunzas, die rohe Nahrung mit Enzymen essen. Krankheiten kommen dort nicht vor, wie schon oben erwähnt.

Bei jeglicher Krankheit wird man mit Sicherheit einen Mangel an Enzymen entdecken! Ebenso einen Vitamin-, Mineralien- und Spurenelemente-Mangel.

Wenn wir dem Körper Nahrung zuführen, die keine lebendigen Enzyme mitliefert und der Körper in keinem guten Allgemeinzustand ist, also nicht mehr genügend Enzyme vorhanden sind – wird diese Nahrung nicht mehr vollständig verdaut. Sie wird in Moleküle aufgespalten, die genügend winzig sind, dass sie in den Blutkreislauf gelangen können, aber nicht klein genug, um verwertbar zu sein. Dazu wäre eine weitergehende Verdauung nötig.

Der Raub der Körperenzyme ...

... erfolgt durch gekochtes, gebratenes oder gedünstetes Essen, das mindestens über 42 Grad Celsius erhitzt wurde. Das ist Nahrung, die keine lebendigen Enzyme mehr enthält und unseren Körper zwingt, seine eigenen Enzyme zur Verdauung zu nutzen, sofern er noch welche besitzt.

Möglicherweise enthält erhitzte Nahrung noch Enzyme, nur sind sie durch Erhitzung inaktiv geworden.

Ein Kalb, das ausschließlich mit der **erhitzten** Milch seiner Mutter gefüttert wird, stirbt innerhalb weniger Tage. Es hat nicht mehr genügend Enzym-Reserven, um diese »tote« Milch in lebendige zu verwandeln.

Es gibt viele Arten, Nahrung zu behandeln und sie dadurch seiner Enzyme zu berauben:

Wenn **Hitze über 42 Grad Celsius** angewendet wird, werden die meisten Enzyme inaktiv, sie werden denaturiert – abgetötet.

Chemikalien, die der Nahrung zugesetzt werden, können ebenso Enzyme deaktivieren.

Bestrahlung ist eine weitere Methode, die sehr häufig verbreitet ist.

Immer wenn **Fette oder Öle** erhitzt werden, gehen deren Enzyme verloren, mit den gleichen negativen Konsequenzen wie oben beschrieben. Das gilt auch schon für die Herstellung der Öle. Nehmen Sie daher nur kalt gepresstes Öl.

Kochen: Verlust zwischen 40 und 100 Prozent. Wenn Sie Nahrung kochen und Sie den Dampf aufsteigen sehen, dann sehen Sie, wie Leben regelrecht »verdampft«.

Mikrowelle: Die Mikrowelle kocht nicht mit Hitze, sie kocht auf mechanische Weise. Die Mikrowellen bombardieren die Moleküle in der Nahrung und diese beginnen zu vibrieren, wenn sie aneinanderstoßen. Sie verursachen Reibung und damit Hitze, und die Nahrung kocht auf diese Weise. Unglücklicherweise verursacht diese Vibration, dass die Enzyme sich von den Molekülen trennen, an die sie gebunden waren.

Dämpfen und Dünsten: Verlust zwischen 15 und 60 Prozent. Gedämpft bedeutet, dass die grünen Bohnen noch ein wenig knackig sind. Sind sie bereits weich, so wurden sie gekocht. Sie müssen gedämpft, das heißt, noch ein wenig fest sein.

Trocknen oder dehydrieren: Wir verlieren 2–5 Prozent der Enzyme, wenn wir Nahrung oder Saft trocknen oder dehydrieren. Dabei gehen wir davon aus, dass wir keine Chemikalien angewendet haben und die Temperatur für die Trocknung nicht über 42 Grad Celsius gestiegen ist. Es bleibt also enzymatisch sehr aktiv.

Einfrieren: Wir frieren etwas Rohes ein und verlieren je nach Nahrungsmittel zwischen 5 und 30 Prozent.

Spezifische Auswirkungen durch das »Abtöten« der Nahrung

In dem Maße, wie wir unser Enzym-Konto entleeren, fängt der Körper an, erschöpft zu sein, er beginnt »langsamer« zu werden.

Die meisten Menschen haben Verdauungsprobleme. Frauen zum Beispiel verdauen nur etwa 70 Prozent, manche nur 30 Prozent, sind chronisch verstopft oder leiden unter Durchfall. Das ist ihnen aber meist gar nicht bewusst, denn dies war ja schon immer so und sie denken, es sei normal.

Wie die Verdauung eigentlich funktionieren sollte

Wenn Sie unverarbeitete rohe Nahrung zu sich nehmen, sendet der Magen einige seiner Enzyme aus, die die Pflanzenenzyme in der Rohkost aktivieren. Diese Enzyme verdauen praktisch die rohe Nahrung selber.

Es werden nicht alle Enzyme der Pflanze für die Verdauung benötigt und können so vom Körper aufgenommen und von ihm in körpereigene Enzyme umgewandelt werden, die die Bilanz an körpereigenen Enzymen wieder ausgleichen.

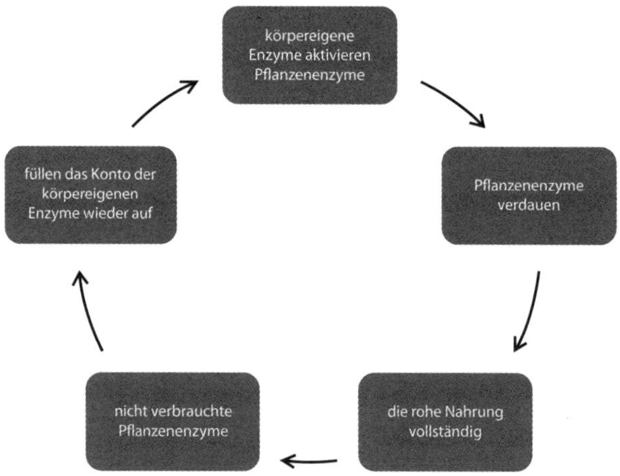

Ist die Pflanze aber getötet (gekocht) worden, ist unser Körper gezwungen, den vollständigen Verdauungsvorgang allein durchzuführen. Er muss sehr viel mehr von seinen Körperenzymen herausgeben, und es erfolgt auch kein Bilanzausgleich des Enzymkontos des Körpers.

Wenn das ständig erfolgt, sind am Ende nicht mehr ausreichend Enzyme vorhanden, um die Nahrung vollständig zu verdauen.

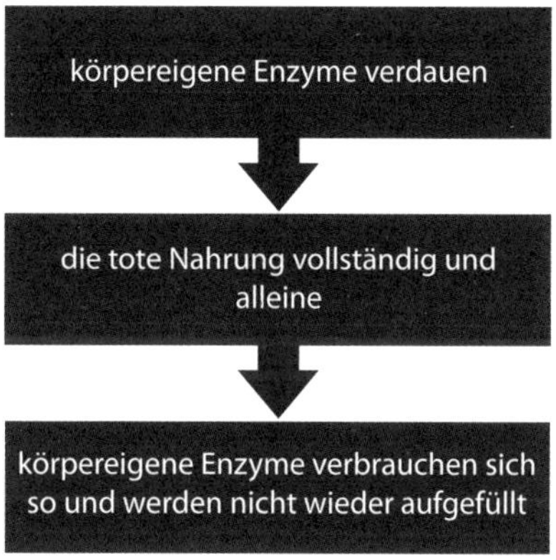

Durch eine Mischkost aus gekochtem Essen und Rohkost können Sie die schädigenden Substanzen im Optimalfall neutralisieren: Gift und Gegengift quasi, um es einmal dramatisch auszudrücken. Sie können damit vielleicht den Status quo beibehalten, normal altern und einige Krankheiten eine Zeit lang aufhalten und idealerweise verhindern. Gesunden und sich von degenerativen Krankheiten befreien, abnehmen und das Gewicht ohne Anstrengung halten, können Sie am besten mit fast ausschließlicher oder besser 100 Prozent pflanzlicher Rohkost.

Raffinierter Zucker und der Zucker in Früchten und Gemüse

Zucker in Früchten und in Gemüse kommt zusammen mit Enzymen, Vitaminen, Mineralien und sekundären Pflanzenstoffen, die an ihn gebunden sind. Diese helfen ihm, die Glukose in Energie umzuwandeln.

Wenn wir Industriezucker essen, ist das reiner Zucker, der keine Enzyme, keine Vitamine und sekundären Pflanzenstoffe mehr enthält. Wenn dieser reine Zucker in die Zelle kommt, (ver)braucht die Zelle Enzyme, um ihn in Energie umzuwandeln, und bekommt nichts dafür zurück.

Diese Enzyme borgt er sich von anderen Körperteilen, zum Beispiel von den Knochen, die ein großes Reservoir an Enzymen bereitstellen. Die Knochen geben aber nicht so viele ab, um sich nicht ganz zu verausgaben. Das ist auf der anderen Seite wieder »suboptimal« für die ausleihenden Körperteile – und über die Zeit erschöpfen sich auch die Vorräte der Knochen. Das führt meist unweigerlich zu Osteoporose im Alter.

Wenn wir raffinierten Zucker, Produkte aus weißem Mehl, Nahrung ohne Enzyme, Vitamine und sekundäre Pflanzenstoffe essen, zwingen wir unseren Körper, von sich selbst Enzyme zu borgen, um uns am Leben zu erhalten. Dadurch bedingen sich aber schlussendlich Krankheiten.

Unsere Verdauung

Ein wichtiger Effekt der grünen Smoothies ist eine ausgesprochen positive Wirkung auf die Verdauung. Victoria Boutenko hat diese eingehend erforscht, da es bei langjährigen Rohköstlern und auch bei ihr selber immer wieder zu kleineren Verdauungsbeschwerden kam.

Eine Gruppe von Probanden trank täglich einen Liter grüne Smoothies auf nüchternen Magen. Ansonsten beließen sie alles in ihrem Leben so, wie es war. Um durchschnittlich 60 Prozent war die Produktion an Magensäure bei diesen Probanden innerhalb von zwei Monaten angestiegen. Da es in der Naturheilkunde sehr aufwendig und häufig erfolglos ist, die Produktion an Magensäure zu steigern, war diese Entdeckung bemerkenswert. Ist eine Erhöhung der Magensäureproduktion wirklich so wichtig? Ja, das ist es!

Magensäure

Wir haben im Allgemeinen zu wenig Magensäure. Deshalb können wir die Nahrung gar nicht gänzlich verdauen. Fleisch zum Beispiel verrottet nur noch im Darm. Daher haben wir auch diese stinkenden Exkremente.

Wenn man auf nüchternen Magen einen grünen Smoothie trinkt, regeneriert sich die Magensäure innerhalb von vier bis sechs Wochen wieder. Manchmal dauert es aber auch bis zu drei Monaten. So war es bei mir.

Wir merken, dass wir zu wenig Magensäure haben zum Beispiel daran, dass unser Stuhl sich grün oder rot verfärbt, wenn wir Spinat oder rote Bohnen essen. Hat sich die Magensäure einmal regeneriert (wie bei einem 20-Jährigen), ist der Stuhl auch wieder normal braun, hat eine lockere Konsistenz und lässt sich rückstandsfrei in der Kloschüssel wegspülen. Außerdem sparen wir eine Menge Toilettenpapier.

Wir brauchen durch die Aufspaltung der Pflanzenfasern im grünen Smoothie fast keine enzymatische Verdauung mehr. Das ist der Grund, warum sich wieder vermehrt Magensäure bildet. Das Enzym, das für die Aufspaltung verantwortlich wäre, besitzen wir zudem gar nicht mehr, wie oben geschrieben. Die Menschen haben es sich durch ihre nicht naturgemäße Nahrung sozusagen »abtrainiert«.

Sodbrennen wird durch Säuremangel verursacht

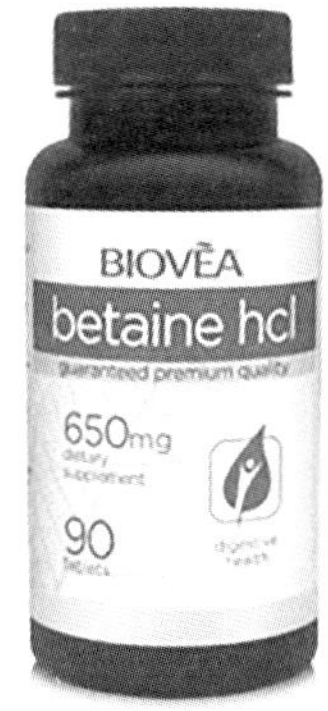

Durch den Mangel an Magen-Salzsäure entstehen vermehrt sekundäre Säuren wie Milchsäure, Essigsäure usw., die im Magen eigentlich nichts zu suchen haben und die deshalb durch die Speiseröhre abgestoßen werden – und Sodbrennen verursachen. Die Wiederherstellung einer gesunden Magensäureproduktion ist sehr effektiv, um Sodbrennen an der Wurzel zu eliminieren. Grüne Smoothies sind dabei wirksamer als die üblichen naturheilkundlichen Anwendungen mit Bitterstoffen.

Da bei mir nach sechs Wochen der Stuhl immer noch grün war, habe ich mich entschlossen, dem Magen und der Säure einen kleinen Schubs zu geben, und habe mir HCL-Tabletten bestellt. Das empfiehlt auch Victoria Boutenko in ihrem Buch *Green for Life*. Ich habe mir die in der Abbildung dargestellten bestellt und zu jeder Mahlzeit je nach Größe der Mahlzeit zwei bis vier davon genommen.

Hier der Link zu Amazon:

http://goo.gl/b7KySp

Das waren also acht bis sechzehn Stück am Tag. Meine Ausscheidungen wurden etwa 13 Wochen nach Beginn meiner DGAK normalfarbig. Auch nach dem Absetzen des Mittels, nachdem die drei bestellten Dosen leer waren, ist die normale braune Farbe geblieben und hat nicht mehr zu Grün gewechselt. Das zeigt mir an, dass ich jetzt genügend Magensäure habe. Wird nicht genügend Magensäure produziert, kann die Nahrung an entsprechender Stelle nicht genügend verdaut werden und geht so raus, wie sie reingekommen ist. Jedenfalls, was die Farbe betrifft.

Gastbeitrag 1 vom Point4Life-Team:

»Laut Ayurveda ist ein gesundes Verdauungsfeuer mindestens genauso wichtig wie eine gesunde Ernährungsweise

In der Ayurveda, der ältesten Naturheilkunde der Welt, hat das Verdauungsfeuer einen sehr hohen Stellenwert. Unsere Ernährung ist zwar von essenzieller Bedeutung, jedoch bringt uns auch das beste, gut ausgewählte Bio-Essen nur wenige Vorteile, wenn ein schwaches Verdauungsfeuer die Assimilation von Nährstoffen nicht gewährleisten kann.

Unsere Nahrung ist nur so gut wie die Verbrennung und Assimilation

Ayurveda lehrt uns, dass wir beim Verdauungsfeuer ansetzen müssen. Wir sollten deshalb alles tun, um es täglich zu stärken. Ein starkes Verdauungsfeuer kann sich nur entfalten, wenn genügend Enzyme und Magensäure produziert werden. Die Produktion von Magensäure ist von größter Bedeutung; ohne Säurebildung kann der gesamte Stoffwechselbereich zum Erliegen kommen. Fakt ist: Auch zu wenig Magensäure kann krank machen und Säurebildung im Magen hat nichts mit einer Übersäuerung zu tun! Um speziell eiweißhaltige Nahrung – egal, ob tierischer oder pflanzlicher Herkunft – verdauen zu können, benötigen wir ausreichend Magensäure, genügend Enzyme und Vitamin B 12, um z. B. das Steak verstoffwechseln zu können.

Tierisches Eiweiß, um das es in diesem Fall geht, braucht große Mengen an Magensäure, damit es in einzelne Aminosäuren zerlegt werden kann. Ist zu wenig Magensäure vorhanden, wird der Magen aktiv, beginnt wild zu arbeiten, um möglichst viel Nahrung mit der oft in unzureichenden Mengen vorhandenen Magensäure in Kontakt zu bringen.

Diese Magenbewegungen sind dann so heftig, dass Magensäure in die Speiseröhre gedrückt wird und Sodbrennen entsteht.

Sehr viele Menschen, vor allem im Alter über 50, produzieren zu wenig oder gar keine Magensäure.

Es stellt sich die Frage, an welcher Stelle man bei der Behandlung derartiger Probleme ansetzen soll. Ayurveda gibt uns eine Antwort aus einem über 4000 Jahre alten Erfahrungsschatz: Stärken Sie das Verdauungsfeuer! Lassen Sie keine Schlacken oder Toxine durch eine mangelhafte Verbrennung der Nahrung zu! Nur ein starkes Verdauungsfeuer kann die Mengen an Nahrung verstoffwechseln, die der Mensch täglich durchschnittlich zu sich nimmt.

Dr. Mielke – ein deutscher Ernährungswissenschaftler – stellte fest, dass viele Menschen bis zu 3 kg unverdautes Eiweiß im Gewebe gespeichert haben. Ein Teil dieses überflüssigen Eiweißes könnte davon stammen, dass zu wenig Magensäure produziert wurde.

Ein Mangel an Magensäure führt auch direkt zu einem Vitamin-B-12-Mangel. Obwohl eine normale Menge Vitamin B 12 im Körper ist, kommt dieses wichtige Coenzym nicht bis in die Körperzellen, da Vitamin B 12 ohne genügend Magensäure nicht assimiliert werden kann.

Eine ausreichende Produktion von Magensäure ist auch sehr wesentlich dafür, dass wichtige Nährstoffe aufgenommen werden können; diese fehlen ansonsten für den Aufbau von Zellen und die Funktion von Stoffwechsel und Immunsystem.

Sodbrennen – oft auch ein Zeichen für einen Mangel an Magensäure

Sodbrennen – ein heutzutage alltägliches Problem – lässt uns oft (zu schnell) zu Säureblockern greifen. Fast immer wird geschlussfolgert, dass Sodbrennen ein Zeichen von zu viel Magensäure sei. Das muss aber nicht sein! Die Symptome bei einem Zuviel und bei zu wenig Magensäure ähneln sich sehr. Ein Test beim Arzt oder Heilpraktiker kann hier schnell Abhilfe schaffen und Missverständnisse ausschließen helfen. So geht man sicher, dass Säureblocker nur dann verordnet werden, wenn es wirklich angebracht ist. Säureblocker und allzu lange angewendete Basenmittel können bei jeder Gabe auch einen Teil der wertvollen Magensäure neutralisieren. Man sollte auch mit solchen Mitteln vorsichtig umgehen.

Die Erfahrung von vielen naturheilkundlich arbeitenden Ärzten und Therapeuten hat gezeigt, dass das Problem zu geringer Magensäure, besteht es denn wirklich, auf sehr einfache Weise behoben werden kann.

Auch wenn wir noch so viel Eiweiß essen, aber die Magensäure fehlt, kann unser Körper trotzdem an Eiweißmangel leiden. Es sind dann hauptsächlich Parasiten im Darm, die das unverdaute Eiweiß in gigantische Blähungen verwandeln.

Viele Menschen klagen heutzutage über Blähungen, Verstopfung, Völlegefühl, Aufstoßen, über Druck im Oberbauch sowie geblähten Bauch nach dem Essen. Hier ist ein Selbstversuch möglich, den Sie u. a. jederzeit bei uns erfragen können. Wir verfügen über entsprechende Erfahrungen und können Ihnen vielfältige Möglichkeiten aufzeigen, wenn Sie sich bei einem oder mehreren der erwähnten Probleme angesprochen fühlen. Ebenfalls kooperieren wir mit erfahrenen naturheilkundlich tätigen Therapeuten und verfügen über einen beachtlichen Erfahrungsschatz, u. a. das Thema Magensäure betreffend.

Wenden Sie sich gern jederzeit an uns, wir freuen uns auf Sie!«

Die Firma Point4Life hat auch Magensäurekapseln in ihrem Sortiment. Zu erfragen unter info@point4life.de oder unter Tel: 0351/30920240.

Bitte fragen Sie aber vorher immer Ihren Arzt, ob das für Sie nicht eventuell gefährlich sein könnte. Das gilt insbesondere für Menschen, die Kortikosteroide gegen entzündliche Erkrankungen, Aspirin, Indocin, Ibuprofen oder Ähnliches einnehmen!

Zu wenig Magensäure hat im Allgemeinen folgende Auswirkungen auf den Körper:

- Bakterienwachstum im Darmbereich, da diese nicht durch die Säure neutralisiert werden.
- Candidapilz- und Parasitenbefall, primäre Nebennierenrinden-Insuffizienz (Addison), Multiple Sklerose, Arthritis (Gelenkentzündungen), Asthma, Autoimmunkrankheiten, Magenkarzinome, Depressionen, Dermatitis, Diabetes, Ekzeme, Flatulenz, Gallenblasenprobleme, Magenpolypen, Gastritis, Hepatitis, Schilddrüsenüberfunktion, Osteoporose, Psoriasis, eitrige Dickdarmentzündung und die Weißfleckenkrankheit

Niemand kann wirklich gesund werden, wenn ihm nicht bewusst ist, dass zu wenig Magensäure vorhanden ist und etwas dagegen getan wird! Magensäure ist die einzige Säure, die vom Körper selber hergestellt wird. Alle anderen Säuren sind ernährungsbedingt und werden, so es der Körper kann, ausgeschieden.

Und hier noch ein sehr interessantes Video vom Alpenparlament dazu:

http://goo.gl/jxAsNl

Das Säure- und Basengleichgewicht

Es geht dabei um das Mineraliengleichgewicht im Körper. Im Erdreich befinden sich anorganische Mineralien. Diese werden von den Pflanzen verstoffwechselt, an Enzyme gebunden und somit zu organischen Mineralien, die auch wir benötigen, zum Beispiel für den Körperaufbau, die Zellerneuerung, aber auch für verschiedene Stoffwechselfunktionen.

Besteht unsere Nahrung aus anorganischen, enzymatisch inaktiven Mineralien, borgen wir sie wieder von uns selbst. Das heißt unsere Körperzellen verbrauchen ihre organischen Mineralien und im Endeffekt wird unser Körper durch das Fehlen dieser Mineralien saurer. Sinkt der pH-Wert des Blutes jetzt unter 7,4 oder sogar 7,2, so verklumpen die Blutkörperchen, sind nicht mehr in der Lage, Sauerstoff zu transportieren – und wir sterben an Übersäuerung.

Eine Leserin der Online-Version dieses Buches hat aber noch eine weitere Erklärung parat:

»Es sieht aber so aus – und macht in meinen Augen auch mehr Sinn –, dass die Übersäuerung ja in den Lymphen und in den Zellen stattfindet, also im Gewebe. **Das Blut ist immer der Kompensierungsmechanismus**, *welcher jetzt verstärkt Basen (z. B. aus Knochen, Haaren usw.) ranschaffen muss – was dazu führt, dass das Blut in eine Alkalose, also ein Zuviel an Base geht. Im Endeffekt ist das genauso schlimm wie zu viel Säure. Die roten Blutkörperchen versteifen, Kapillare und verengte Arterien verstopfen, akuter Sauerstoffmangel.*

Das ist aber die absolute Spitze des Eisbergs. Wenn sich der pH-Wert des Blutes tatsächlich signifikant ändert, ist die Katastrophe bereits da. Jahrelang allerdings übersäuert das Gewebe, und das Blut kann immer wieder kompensieren, sodass sich im Blut kaum Änderungen finden. Was dazu führt, dass laut Blutwert eine Übersäuerung gar nicht existiert …«

Deshalb müssen wir uns täglich organischen Mineralien – sie sind von Natur aus alkalisch – zuführen, um unser Gewebe und letztendlich das Blut leicht basisch zu halten. Wir müssen die Mineralien ersetzen, die wir täglich verbrauchen, um am Leben zu bleiben. Wir müssen das System wieder auffüllen.

In der Nahrung, die verarbeitet ist, die enzymatisch tot ist, sind die Mineralien sauer.

Wenn unser Körper im leicht basischen Bereich ist, sind wir gesund. Nehmen wir totgekochte oder nicht körperkompatible Nahrung zu uns, die dem Körper keine organischen Mineralien zuführen, muss er diese Mineralien aus seinen eigenen Reserven bereitstellen, die dann an anderer Stelle fehlen.

Das muss über kurz oder lang zu Defiziten und Krankheiten führen, wie Spannungsverlust der Haut (Falten), Muskelschwund, Gelenksteifigkeit, Gelenkschmerzen, Osteoporose, Arthritis usw.

Warum haben wir Gewichtsprobleme?

Wir müssen lernen, tote Nahrung von lebender Nahrung zu unterscheiden.

Wenn dem Körper Kalorien zugeführt werden, muss der Körper diese in Energie umwandeln. Sind die Kalorien aber nicht an Enzyme gebunden, muss der Körper sie aus seinem eigenen Gewebe bereitstellen. Er leiht sich gerade genug, um einen Teil der Kalorien in Energie umzuwandeln, damit er den Tag überlebt. Die restliche Nahrung wird in Fett umgewandelt und so gespeichert.

Zur Fettverbrennung braucht er Enzyme. Kommen jetzt weniger Kalorien von der toten Nahrung, wie bei kalorienreduzierten Diäten häufig üblich, werden aber keine Enzyme bereitgestellt. Die Folge: dieselbe Nahrung – weniger Kalorien – Fettzellen bleiben erhalten.

Darum funktionieren auch Diäten, die rein auf rohes Obst und rohes Gemüse setzen, im Normalfall gut. Allerdings – und da sind wir bei der Besonderheit dieses Buches – nicht bei allen. Kehrt man nämlich anschließend zur »Normalkost« zurück, wird auch wieder das Gewicht steigen. Bei besonders übergewichtigen Personen hat sich der Setpoint auf einem sehr hohen Niveau festgesetzt und die Reise führt immer wieder dorthin.

Einzig mit der Gabe von echtem oder homöopathischen hCG kann dieser Teufelskreis durchbrochen werden, das richtige Fett wird abgebaut, der Setpoint gesenkt. Es ist quasi ein Katalysator, der uns hilft, auch mit gekochter Nahrung (bei Dr. Simeons und der normalen Adipositas-Kur wird die fleischliche Eiweißquelle gebraten und das Gemüse gekocht oder gedünstet) effektiv abzunehmen.

Bausteine aus einer Nährstoffgruppe wie Kohlenhydrate, Fette oder Proteine sind nicht an sich als schlecht einzustufen oder deren kalorischer Gehalt zu verteufeln. Vielmehr ist der Grad der Säure, den sie mitbringen, oder deren Erzeugungsfähigkeit im Körper zu beachten.

Wirken die Nahrungsmittel sauer, muss der Körper diese Säuren und häufig auch die damit verbundenen Giftstoffe in unseren Fettzellen zwischenlagern, unter Umständen sogar neue Fettzellen anlegen. So ist zu erklären, warum wir dicker werden, obwohl wir uns vermeintlich gesund ernähren.

Dieser Entwicklung können wir nur entgegenwirken, wenn wir viele alkalisch, also basisch wirkende Nahrungsmittel zu uns nehmen. Der grüne Smoothie und alles Blattgemüse wirkt sehr basisch und hilft uns, die schon im Körper befindlichen Säuren und Gifte schnell aus den Zellen auszuscheiden. Dies war wahrscheinlich der fehlende Baustein in der normalen Adipositas-Kur.

Ich habe feststellen müssen, dass mein Gewicht wieder anstieg, nachdem ich meine verlängerte Stabilisierung beendet hatte, in der ich mir tägliche Gaben homöopathischen hCGs »verordnet« hatte, und es nun nicht mehr nahm. Das geschah ziemlich genau auf einen Setpoint, der zwar viel tiefer lag als mein Spitzengewicht, aber für mich trotzdem unbefriedigend hoch. Ich habe das auf die noch vorhandenen Fettzellen geschoben und diverse Nahrungsmittelunverträglichkeiten als Ursache gesehen, wie zum Beispiel Milch- und Weizenprodukte. Sicherlich lagen dort auch Gründe.

Der Witz war aber, dass ich Milch- und Weizenprodukte gar nicht mehr konsumiert hatte. Also habe ich es darauf geschoben, dass ich zu viel des Guten gemacht hatte, also dass ich mehr aufnahm, als ich verbrauchte. Das konnte aber eigentlich auch nicht sein, da ich mich täglich im Fitnessstudio schindete, viel Muskelmasse aufgebaut hatte und auch sonst nicht untätig war. Ich gehe zum Beispiel zwei bis drei Mal in der Woche zum Badminton und wenn man weiß, wie anstrengend das sein kann, und wie viel Kalorien man dabei verbraucht, wundert man sich nur noch über steigendes Gewicht.

Ernährt habe ich mich nach der im Buch *Die Adipositas-Kur* beschriebenen EGO-Ernährung. Dreißig bis 40 Prozent gekochtes oder gebratenes Eiweiß, 50 bis 60 Prozent gekochtes oder gedünstetes Gemüse und (nur) zehn Prozent frisches Obst. Natürlich habe ich etwas mehr gegessen als in der Diätphase der Adipositas-Kur, aber nicht zu viel.

Ich konnte also mein Gewicht mit viel Training, hCG und für meine Begriffe richtiger Nahrung gut im Zaum halten. Ließ ich das hCG weg, trainierte weiter hart, ernährte mich EGO, nahm ich zu. Wenn ich meinen Kalorienverbrauch durch Kardiotraining erhöhte, ging das Gewicht wieder runter. Mit anderen Worten, es war ein ständiger Kampf – und es musste eine andere Lösung her.

Nicht, dass wir uns falsch verstehen.

> Ich stehe weiterhin hinter der normalen Adipositas-Kur!

Man nimmt ohne weiteres schnellstens das richtige (nämlich das krankhafte) Fett ab, senkt seinen Setpoint und kann diesen unter bestimmten Umständen auch stabilisieren.

Diese günstigen Umstände sind: Man hatte vorher noch nicht allzu viel Raubbau an Enzymen, Vitaminen und Mineralien betrieben, war also noch bei guter Gesundheit, war oder ist noch nicht älteren Semesters und hatte noch nicht allzu viele Fettzellen im Laufe des bisherigen Lebens aufgebaut.

Wenn der Hypothalamus nur mäßig vorgeschädigt war, kann man wahrscheinlich auch mit einer gewöhnlichen Normalkost sein Gewicht halten.

Das heißt aber nicht, dass die sogenannte Normalkost nicht auch in Zukunft zu Defiziten, Krankheiten und Übergewicht führen kann und der Setpoint langsam wieder höhere Ziele anstrebt. Sind aber diese günstigen Umstände nicht vorhanden, wäre es mehr als eine Überlegung wert, seine Ernährung von toter Kost auf Vitalnahrung umzustellen und optimalerweise sogar mit dieser Kost und der Gabe von hCG die Adipositas-Kur durchzuführen. Diesen neuen Weg nenne ich »Die grüne Adipositas-Kur mit hCG«.

Die frühkindliche Prägung und die Sucht nach Gekochtem

Unser Geschmackssinn wurde durch unsere frühkindliche, elterliche Prägung und die langjährige falsche Ernährung (zu süß, zu salzig, zu aromatisiert), sicherlich unwillentlich, so verdorben, dass er das, was natürlicherweise unsere Hauptspeise sein sollte, gar nicht mehr mögen wird. Wir müssen uns und ihm Zeit geben, die Erinnerung an seine Wurzeln wiederzuerlangen, und schon bald kann man von den grünen Pflanzen gar nicht mehr genug bekommen.

Hier folgt ein Auszug aus dem frei im Internet herunterladbaren PDF von Arshavir Ter Hovannessian (Aterhov).

> »Die Sucht nach Kochkost ist die gefährlichste aller Gewohnheiten ...«

... Es mag den Leser sicherlich wundern, warum keiner der zahlreichen Wissenschaftler und Professoren diese einfachen Wahrheiten erkennt bzw. warum sie uns nicht sagen, dass der Verzehr von Kochkost unnatürlich und gefährlich ist.

Der Grund ist ganz einfach der, dass fast die gesamte Menschheit esssüchtig ist und Esssucht sie blind macht. Niemand ist sich im Klaren, dass Kochkost ein gefährliches Laster ist. Es ist nicht ein heftiges Verlangen nach irgendeiner Substanz, sondern die Summe eines starken Verlangens nach

Tausenden von Substanzen (und was für ›wunderbare‹, ›angenehme‹, ›wünschenswerte‹ Substanzen). Zudem fühlen sich die kurzsichtigen Kochköstler umso besser, umso mehr ihre Nahrung veredelt bzw. verarbeitet und damit völlig devitalisiert worden ist. Diese vielen Wertminderungen sind verantwortlich für die körperlichen und seelischen Schäden, die sich in der großen Zahl von Krankheiten zeigen, welche die Menschheit heute plagen.

Der Mensch wird süchtig nach giftigen Substanzen wie Tee, Kaffee, Kakao, Tabak, Alkohol, Nikotin, Opium, Kokain, Morphium usw. Das starke Verlangen nach diesen Stoffen wird angeregt durch Gifte, die sich im menschlichen Körper angesammelt haben.

Kochkost erzeugt eine Vielzahl von Giften, und im Laufe der Zeit lagern sich diese in verschiedenen Teilen des Organismus ab, so z. B. an den Wänden der Venen und Kapillaren, zwischen den Gelenken, in den Fettzellen und an vielen weiteren Stellen unseres Körpers. Gerade wie das heftige Verlangen eines Drogensüchtigen nach Heroin nicht von den normalen physiologischen Bedürfnissen seines Körpers herrührt, so ist auch das Verlangen des Kochköstlers nach gekochtem Essen, das ›Hungergefühl‹, kein normales Verlangen des Organismus; es ist vielmehr das Verlangen eines süchtigen Körpers.

Es wird von Impulsen ausgelöst, die von den abgelagerten Giften abgegeben werden, es ist das Verlangen der Krankheiten, die sich im menschlichen Körper eingenistet haben – der Ruf der ärgsten Feinde des Menschen.

Dieses Laster wird jedem menschlichen Wesen von seinen eigenen Eltern bereits in die Wiege gelegt. Dies ist der Grund, warum ein Kleinkind von dem Moment an, wo es sich seiner Umwelt bewusst wird und zu sprechen beginnt, bereits der Sucht nach Gekochtem verfallen ist. Und von nun an bis zum Ende seines Lebens betrachtet es gekochte Nahrung als normal und sein Verlangen danach als physiologisches Bedürfnis. Dieses Verlangen hält das Kind irrtümlich für Hunger.«

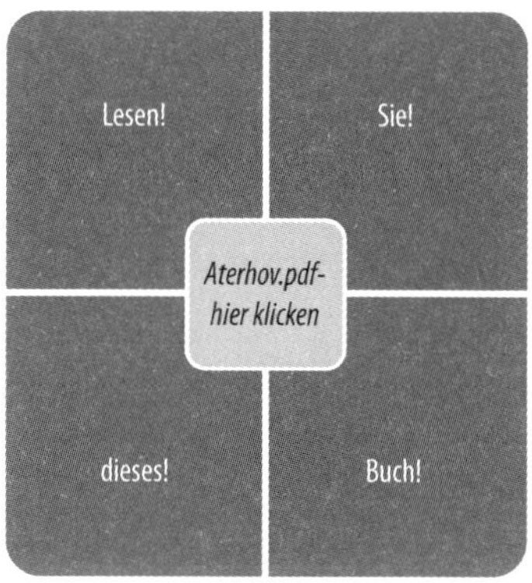

http://goo.gl/fkf6ZE

Teil IV

Die China-Studie

Die 1983 begonnene Studie gilt als eine der größten jemals durchgeführten epidemiologischen Untersuchungen. 8000 Chinesen machten exakte Angaben über ihre Ernährungsgewohnheiten und Krankheitsgeschichten. Colin Campbell, Biochemiker an der amerikanischen Cornell-Universität und seine britischen und chinesischen Kollegen nahmen im Rahmen der Studie 150 Krankheiten unter die Lupe und untersuchten, wie diese mit der jeweiligen Ernährung der Probanden zusammenhingen. Die Forscher stellten als Ergebnis fest, dass unsere Ernährung uns krank macht, kränker, als bisher vermutet wurde.

Nicht nur Herz-Kreislauf-Probleme, sondern auch viele Krebsarten, Diabetes, Osteoporose und die meisten Stoffwechselkrankheiten sowie Übergewicht sollen ernährungsbedingt sein. Übergewicht, so die Studie, hat weniger mit der Menge, sondern mehr mit der Qualität der Nahrungsmittel zu tun. Chinesen verzehren 20 Prozent mehr Kalorien, wiegen aber 25 Prozent weniger als Amerikaner. Sie verspeisen auch nur ein Drittel so viel Fett, aber doppelt so viel Stärke wie westliche Ottonormalverbraucher.

Ernährungsforscher sind sich einig: Fett wird leichter gespeichert, während die Kalorien aus Kohlenhydraten – Stärke und Zucker – in Form von Wärme abgegeben werden. Tierisches Eiweiß belastet Nieren, Leber, Herz und den Verdauungstrakt. Chinesen essen ein Drittel weniger Eiweiß als Amerikaner, die 70 Prozent tierisches Eiweiß verputzen. Wohingegen nur sieben Prozent des von Chinesen verzehrten Eiweißes tierischer Herkunft ist. 93 Prozent nehmen sie somit aus pflanzlichen Quellen zu sich. Das beantwortet zum Teil die Frage, woher Veganer und Vegetarier ihr Eiweiß herbekommen. Je höher der Anteil an tierischem Eiweiß ist, so die Studie, desto häufiger treten Krankheiten in den Bereichen Herz- und Kreislauf, Krebs und Diabetes auf.

Die reichhaltige fett- und eiweißhaltige Ernährung scheint besonders Frauen zu gefährden. Mädchen erreichen die Pubertät drei bis sechs Jahre früher als Chinesinnen. Die dadurch verfrühte Menstruation ist ein Risikofaktor bei Brustkrebs und verschiedenen Formen von Unterleibskrebs, die bei chinesischen Frauen kaum auftreten.

Ein weiteres Beispiel: Osteoporose hat nach der Studie nichts mit Kalziummangel zu tun. Die Chinesen nehmen nur halb so viel Kalzium wie die Amerikaner zu sich, und trotzdem ist Osteoporose in China fast unbekannt. Allerdings sind bei Chinesen Pflanzen und nicht wie im Westen Milchprodukte der Kalziumlieferant.

Dr. Campbell kommt zu dem Schluss:

»Im Grunde sind wir eine vegetarische Art!«

Untermauern kann er sein Bekenntnis zum menschlichen Vegetariertum mit einem 920 Seiten starken Band, der nichts als Zahlen enthält: die *China Studie*.

> Ganz aktuell: Christoph Maria Herbst liest die **China Study** und gibt zum Besten:
>
> **»Nachdem ich das Buch gelesen habe, habe ich meine Ernährung komplett umgestellt. Ich vermisse nichts und es geht mir Bombe.«**
>
> Hier der Link zu Audible: http://goo.gl/XKdEq7

Sind wir Menschen eigentlich Allesfresser?

Ja und nein. Wir können zwar alles essen, trotzdem muss die Frage erlaubt sein, ob wir auch alles vertragen und unserer Gesundheit gut tut und ob Allesfressen überhaupt unsere natürliche Ernährungsweise ist.

Die Überreste der ersten Menschen (Australopithecus) wurden in Ostafrika gefunden, wo zu dieser Zeit noch tropischer Regenwald vorherrschte. Diese Hominiden lebten auf Bäumen und ernährten sich von der reichhaltigen Flora und Fauna. Dies beweisen die gekrümmten langen Fingerknochen und die Beschaffenheit ihrer Zähne, die eher den Pflanzenfressern von heute ähnlich sind: dicker Zahnschmelz und große quadratische Backenzähne, um die Grünkost zermalmen zu können.

Ihre vorwiegende Speise waren Früchte, grüne Blätter, Blüten von Obstbäumen, Samen und Nüsse, Insekten (meist mit den Früchten) sowie essbare Rinde.

Wie ist es nun dazu gekommen, dass unsere Vorfahren auch andere Speisen als die pflanzlichen zu sich genommen haben? Nun, sie waren dazu gezwungen, als sie sich aufgrund der optimalen Lebensumstände sehr vermehrten und die Konkurrenz um Nahrung und Raum größer wurde.

Sie sind dann »ausgewandert« in weniger fruchtbare Gebiete wie Südafrika, Europa, den vorderen Orient oder Mittelasien. Um in raueren klimatischen Bedingungen und jetzt auch mit verschiedenen jahreszeitlichen Durststrecken zu überleben, sammelten sie Früchte, Knollen und grünes Gemüse und mussten aber auch kleinere und größere Tiere jagen. Die Jäger und Sammler traten auf den Plan.

Instinktiv kehrten sie aber immer wieder zu ihrer natürlichen Nahrung zurück, wenn sie darauf Zugriff hatten. Es war also quasi **eine Überlebensstrategie**, tierische Nahrung zu verwenden.

Mit der Zeit kamen sie darauf, auch die Samen der Gräser zu kosten und diese mit zwei Steinen zu zermahlen. Wenn es regnete, wurde das Gemahlene feucht und ließ sich leichter essen. Schien auf diesen Brei anschließend auch noch die Sonne, hatten sie die erste Urform von Brot. Aus diesen Erfahrungen und der beginnenden Sesshaftigkeit entwickelte sich der Ackerbau. Die Domestizierung von Tieren kam erst später hinzu, obwohl es einfacher gewesen wäre.

Unter optimalen Bedingungen lebten unsere Vorfahren also fast rein von roher grüner Nahrung, wenn man mal von den Insekten absieht, die sie mit verspeisten.

Diesen Schluss lässt auch die Überprüfung unseres Körperbaus, unseres Verdauungstrakts und unseres Gebisses zu.

Video (leider auf englisch): http://goo.gl/wQVnCx

Ich fasse im Folgenden die wirklich brillanten Informationen des Videos zusammen:

Karnivore sind Fleischfresser und Herbivore Pflanzenfresser.

Die häufigsten Todesursachen in den USA sind: Herzkreislaufkrankheiten, Krebs, Schlaganfall, Autounfälle, Diabetes und Fettleibigkeit. Achtzig Prozent dieser Krankheiten und verfrühten Todesursachen könnten verhindert werden mit einer Veränderung der Ernährung und des Lebensstils.

Was sollten wir denn nun essen? Eine pflanzenbasierte Nahrung!

Fleischfresser sind vom Körperbau her dazu geschaffen, schnell zu jagen und andere Tiere zu fressen. Pflanzenfresser sind dazu prädestiniert, weite Distanzen zurückzulegen, da essbare Pflanzen weit verstreut wachsen können. Diese laufen zwar nicht weg, aber man muss sie erreichen. Daher sind Pflanzenfresser eher langsam, können aber weit und ausdauernd laufen oder gehen.

Fleischfresser (z. B. Wölfe und alle katzenartigen Raubtiere):

Sie besitzen eine Torpedoform, sind für Schnelligkeit geschaffen, haben »Waffen« (Raubtiergebiss und Klauen), die sich an ihrer Vorderseite befinden, laufen ständig auf den Zehenspitzen, die immer angespannt sind. Man nennt sie daher auch Zehengänger. Deshalb schlafen Katzen auch so gerne, da das Stehen ihnen sehr viel Energie abverlangt. Die verletzbaren Körperteile (Bauch und Geschlechtsteile) befinden sich eher unten, hinten und in der Mitte. Die Gliedmaßen der Pfoten sind relativ kurz. Das macht sie unverletzlicher beim schnellen Laufen.

»Verletzbare« Pflanzenfresser (z. B. Antilopen, Rotwild):

Sie sind körperlich für die Nahrungssuche geschaffen. Sie verfügen über Schnelligkeit, aber auch Ausdauer, um vor Raubtieren flüchten zu können. Die Gliedmaßen sind sehr leicht und gerade und dazu gedacht, das Körpergewicht beim Laufen optimal zu tragen. Es sind meist Huftiere. Es kostet sie wenig Energie, aufrecht zu stehen. Daher schlafen viele auch im Stehen.

»Nichtverletzbare« Pflanzenfresser (wie z. B. Elefanten, Nashörner, Giraffen, Kühe etc.):

Sie sind ebenfalls körperlich für die Nahrungssuche optimiert. Sie haben schwere und gerade Gliedmaßen, was es ihnen schwermacht, sich schnell zu bewegen. Ihre Füße und Fußgliedmaßen tragen das gesamte Körpergewicht. Sie gehen auf dem ganzen Fuß.

Menschen sind definitiv Flachfüßer und unsere Fersen befinden sich auf dem Boden. Daher sind wir wie geschaffen zum relativ langsamen Laufen und um auf Nahrungssuche zu gehen. Wir besitzen eine ungeschützte Anatomie. Das heißt, wir tragen den verletzbaren Teil, den Bauch und die Geschlechtsorgane vor uns her. Frauen in der Schwangerschaft können offensichtlich nicht jagen gehen.

Die Periode der Schwangerschaft bei Fleischfressern dauert verhältnismäßig kurz an mit größeren und häufigeren Würfen, wobei sie bei Pflanzenfressern relativ lang und seltener ist und mit weniger Nachwuchs daherkommt.

In diesem Punkt sind Menschen den Pflanzenfressern ähnlich. Die Nachkommen der Fleischfresser sind prozentual zum Körpergewicht der Mutter leichter als die der Pflanzenfresser, bedingt durch die kurze Tragezeit des Muttertiers.

Die Kopf- und Nackenanatomie bei Fleischfressern ist gekennzeichnet durch wenig Gesichtsmuskulatur und die Fähigkeit, das Maul weit aufreißen zu können. Der Schläfenmuskel ist massiv und stellt den Hauptmuskel für die Kieferbewegungen dar. Der Kiefer beginnt an derselben Stelle wie die Backenzähne, und diese können so die Funktion von Scheren übernehmen. Die Zähne sind zum Aufreißen, Zerreißen und Zerschneiden da.

Pflanzenfresser haben sehr gut ausgebildete Gesichtsmuskeln und eine recht kleine, von Zähnen umschlossene Mundöffnung. Der Kiefer beginnt über den Backenzähnen und kann wie ein Nussknacker funktionieren. Die Zähne sind so geschaffen, dass sie schleifend kauen und zermalmen können. Der Bewegungsradius des Unterkiefers ist größer und die Schläfenmuskulatur klein. Die Kaumuskeln und die äußeren und inneren Flügelmuskeln sind die Hauptmuskeln des Kiefers.

Die Kiefer bei Karnivoren bewegen sich hauptsächlich von oben nach unten, also vertikal und bei Herbivoren horizontal.

Die Form der Backenzähne bei Fleischfressern ist scharf und spitz, um das Fleisch zu zerreißen. Anders sieht es bei Pflanzenfressern aus. Die Backenzähne sind hier flach, um die Speise zermalmen zu können.

Die Speiseröhre bei Karnivoren ist weit und dehnbar. Das erlaubt ihnen, große Stücke auf einmal zu schlucken, ohne zu kauen. Bei Herbivoren ist die Speiseröhre eng und muskulös und erlaubt es, nur kleinere gekaute Stücke zu schlucken. Genauso ist es beim Menschen. Mehr als 90 Prozent aller Todesfälle durch Verschlucken werden durch das Schlucken von Fleischstücken hervorgerufen.

Der Unterschied im Verdauungstrakt liegt in der Länge oder Kürze und der Ausmaße der Mägen. Fleischfresser haben einen sehr kurzen und einfach gestrickten Darm und sehr große und mit sehr saurer Magensäure versehene Mägen (70–80 Prozent Anteil am gesamten Verdauungssystem), die ihnen erlauben, sehr große Mengen an Fleisch mit einem Mal zu verputzen (ca. 30 bis 40 Prozent ihres eigenen Körpergewichts!) und dann tagelang nichts weiter zu fressen.

Pflanzenfresser haben einen kleinen Magen (weniger als 30 Prozent des gesamten Verdauungssystems), mit schwächerer Magensäure (PH 4 bis 5), aber sehr lange Gedärme, die es notwendig machen, mehrmals am Tag kleinere Mahlzeiten zu sich zu nehmen. Der lange und diversifizierte Verdauungstrakt spaltet die pflanzliche Nahrung in ihre Bestandteile auf und macht sie so dem Körper verfügbar. Fleisch würde dort nur verrotten (durch Bakterien), da die Magensäure nicht ausreicht, um es vollständig zu verdauen.

Bei Fleischfressern misst der gesamte Darm lediglich drei- bis sechsmal ihrer Körperlänge und enthält hauptsächlich Enzyme, die Eiweiß und Fett verdauen können. Dahingegen können sie nur schlecht Kohlenhydrate verarbeiten.

Pflanzen besitzen viele unverdauliche Ballaststoffe. Dafür ist ein viel längerer und komplizierterer Verdauungsvorgang notwendig. Sie bestehen ebenso aus Protein, Fett und Kohlenhydraten. Der Verdauungsprozess beginnt im Mund beim Kauen. Hier wird die Nahrung idealtypisch zu Nahrungsbrei zermahlen und mit Verdauungsenzymen angereichert.

Der Dünndarm von Pflanzenfressern ist extrem lang. Ca. 10- bis 12-mal so lang wie der Körper. In ihm befindet sich ein Mix aus kohlenhydrat-, fett- und eiweißverdauenden Enzymen. Der Dünndarm hat eine unbegrenzte Kapazität, Kohlenhydrate zu verdauen und zu absorbieren. Fleischfresser haben einen kurzen, geraden Dickdarm, dessen einzige Funktion der Weitertransport der Losung zum Ausgang ist.

Der Dickdarm bei Pflanzenfressern ist lang und strukturiert. Seine Funktionen sind die Absorption von Wasser und die Vitaminproduktion durch Bakterien sowie die zusätzliche Fermentation von Ballaststoffen.

Über Fett und Cholesterin brauchen sich Fleischfresser keine Gedanken zu machen. Sie bekommen keine Arterienverstopfung oder Gallensteine. Ihre Gallenflüssigkeit ist speziell auf den Fleisch- und Fettverzehr ausgerichtet.

Die menschliche Gallenflüssigkeit ist viel schwächer als die von Fleischfressern.

Nur Pflanzenfresser haben kohlenhydratverdauende Enzyme in ihrem Speichel und einen Blinddarm, der Teil des Immunsystems ist. Anders als bei Karnivoren können die Körper der Herbivore kein Vitamin A entgiften. Sie können aber Vitamin A aus Betakarotin gewinnen. Vitamin A ist Bestandteil einer Ernährung, die viel gesättigtes Fett und Cholesterin enthält. Dadurch können sie leicht Herzkrankheiten entwickeln.

Ernährungsweisen, die wenig Ballaststoffe enthalten, wie es bei hohem Fleischverzehr der Fall ist, führen häufig zu Krankheiten wie entzündlichen Ausstülpungen des Dickdarms (Divertikulitis), Hämorrhoiden und Entzündungen des Blinddarms.

Tierisches Fett und Protein kann zu diversen Krankheiten führen wie Herzkrankheiten, Fettsucht, Krebs (der Brust, der Prostata, des Dickdarms, der Lungen und der Bauchspeicheldrüse), Diabetes Typ 1 und 2, Gallensteinen, Nierensteinen, Osteoporose, Alzheimer, Eisenmangel bei Kindern (Anämie), Grauem Star, Durchfall durch Salmonellen, E.coli-Bakterien, Campylobacter und Clostridia.

Vegetarische Ernährung bedeutet für den Menschen: weniger Herzkrankheiten, mehr als 50 Prozent Reduzierung der Sterblichkeitsrate bei allen Krebserkrankungen, niedrigerer Blutdruck, weniger Osteoporose, geringeres Schlaganfallrisiko, weniger Fettleibigkeit, weniger Diabetes, höhere Lebenserwartung, höherer Energielevel, ein hoher Level an natürlichen Antioxidantien, ein besseres Lebensgefühl, weniger Schädlichkeit für den Planeten.

Hier noch mal die Unterscheidungsmerkmale und Gemeinsamkeiten in tabellarischer Form:

Merkmal	Fleischfresser	Pflanzenfresser	Mensch
Gesichts-muskeln	Wenige, an der Schläfe befindlich, um das Maul aufreißen zu können	Gut ausgebildet	Gut ausgebildet
Körperbau	Torpedoförmig zum schnellen Jagen, lebenswichtige Teile geschützt	Zur Nahrungssuche optimiert, teilweise schnell und ausdauernd, teilweise lebenswichtige Körperteile geschützt	Zur Nahrungssuche optimiert, ausdauernd, lebenswichtige Körperteile ungeschützt vorn
Gebiss	Fangzähne, scharfe spitze Backenzähne zum Zerreißen der Beute	Keine Fangzähne, abgeflachte Backenzähne zum Zermalmen der Nahrung	Keine Fangzähne, abgeflachte Backenzähne zum Zermalmen der Nahrung
Kiefer-bewegungen	Vertikal, wie Scheren	Nach vorn und horizontal, seitlich	Nach vorn und horizontal, seitlich
Mundöffnung	Groß, kann Wasser nicht saugen, muss es mit der Zunge schlecken (Katze, Löwe)	Klein, mit der Möglichkeit, Wasser zu saugen, durch Zähne geschlossen	Klein, mit der Möglichkeit, Wasser zu saugen, durch Zähne geschlossen
Kauen	Nein, schluckt Beute in großen Stücken	Ja, Nahrung wird im Mundraum zerkleinert und dann geschluckt	Ja, Nahrung wird im Mundraum zerkleinert und dann geschluckt
Speichel	Ohne Verdauungsenzyme	Mit Enzymen	Mit Enzymen
Magen	Sehr groß, Magensäure sehr sauer	Klein, teilweise mehrere Mägen, Magensäure weniger sauer	Klein, Magensäure weniger sauer

Dünndarm-länge	3- bis 6-Fache der Körperlänge	10 bis 12-Fache der Körperlänge	10 bis 12-Fache der Körperlänge
Dickdarm	Einfach, kurz, gerade	Lang, komplex, unterteilt in sackähnliche Abschnitte	Lang, unterteilt in sackähnliche Abschnitte
Leber	Kann toxisches Vitamin A von Fleisch entgiften	Kann toxisches Vitamin A von Fleisch nicht entgiften	Kann toxisches Vitamin A von Fleisch nicht entgiften
Nieren	Extrem konzentrierter Urin	Moderat konzentrierter Urin	Moderat konzentrierter Urin
Nägel	Scharfe Klauen	Abgeflachte Nägel oder Hufe	Abgeflachte Nägel

Vielleicht ist jetzt klarer geworden, dass wir eher Pflanzenfresser sind und dass unsere Anatomie es nicht hergibt, zu jagen und zu töten. Außerdem sind wir von den inneren Organen her nicht fähig, mit tierischer Nahrung adäquat umgehen zu können. Das muss unseren Körper mittel- und langfristig krank machen.

Wir könnten Fleisch gut verdauen, wenn wir **genügend saure Magensäure** hätten und wenn wir Vitamin A entgiften könnten.

Bei der konventionellen Art uns zu ernähren, findet ein unbemerkter Vergiftungsprozess statt, mit all seinen negativen Konsequenzen.

Hier ein Video dazu: http://goo.gl/5j6REA

Diese Broschüre von ProVegan, hilft bei der Beantwortung der Frage, warum Vegan die gesündeste Ernährungsform ist:

http://goo.gl/GsFavY

Warum essen wir dann aber Fleisch?

»Schatz, der Braten hat aber heute vorzüglich geschmeckt. Was hatten wir denn?«
»Och, das war die süße Katze, die uns vor ein paar Tagen zugelaufen war.«
»Urghhh«

Was sich so lustig liest, hat einen ernsten Hintergrund. Warum essen wir lebende und fühlende Wesen, würden aber unter keinen Umständen andere lebende und fühlende Wesen essen? Also Schwein und Kuh ja, aber niemals Hund oder Katze?

Nun, das hat mit unserem Denken oder Nicht(nach-)denken oder auch Verdrängen zu tun.

Eigentlich war der Braten köstlich, aber wenn wir wissen, was es ist und wie dieses Tier unter Umständen sein Leben verloren hat, ist die Wahrnehmung auf einmal eine ganz andere.

Für dieses eigenartige Haltung, auf der einen Seite Fleisch zu essen und auf der anderen Seite »Nicht Fleisch essen können« gibt es eine Bezeichnung. Die Autorin Melanie Joy nennt es: **Karnismus**.

Unsere Wahrnehmung ist größtenteils von unserer Kultur geprägt. Bei den allermeisten uns bekannten Tieren käme uns nicht im Traum der Gedanke, dass wir diese essen könnten. Nur bei einer kleinen Anzahl sind wir der Ansicht, dass sie genießbar sind.

Wir können, wenn wir Fleisch essen, keine Verbindung herstellen zwischen der Portion auf dem Teller und dem lebenden Wesen und wie es sterben musste. Wir wissen natürlich, dass das Tier sterben musste, aber wir blenden diese Tatsache aus. Es schmeckt doch so gut! Diese fehlende Verbindung blockiert unsere Gefühle und Gedanken gegenüber dem Tier und verfälscht unsere Wahrnehmung der Realität.

Es handelt sich bei Karnismus um ein unsichtbares System aus Überzeugungen, das uns seit jeher dazu befähigt, Tiere essen zu können. Es ist eine vorherrschende, gewalttätige und verdrängende Ideologie, die tief in uns verwurzelt ist und die gesellschaftlichen Normen formt: Denn Fleisch kann noch nicht, ohne zu töten, hergestellt werden.

Wir haben uns Verteidigungsmechanismen geschaffen, die uns ermöglichen, inhumane Taten nicht vollständig zu realisieren. Unser Mitgefühl wird auf diese Weise ausgeschaltet.

Verteidigungsmechanismen sind die Verborgenheit, der Aufbau von falschen Vorstellungen und die Wahrnehmungsverzerrung.

Verborgenheit sieht so aus:

Es gibt keinen Namen für das Tier, so brauchte man nicht darüber nachzudenken. Aber auch mit Namen kann man es ignorieren. Die getöteten Tiere und die Tötungsmaschinerie sieht man nicht oder blendet sie aus.

Die Wortwahl hat sich der Wahrnehmung angepasst. Man spricht von »Tierhaltung« und »Fleischproduktion«. Die Anzahl der getöteten Tiere ist uns nicht bekannt. Wussten Sie, dass es in Deutschland doppelt so viele Nutztiere wie Menschen gibt? Warum sehen wir diese Tiere nicht? Wollen wir sie überhaupt sehen?

Aufbau von falschen Vorstellungen

Hilft das Verbergen nichts mehr, helfen Mythen wie

Fleischessen ist normal

Als normal werden Überzeugungen und Verhaltensweisen der Kultur einer Gesellschaft bezeichnet. So sieht es auch mit dem Fleischessen aus. Als Rohköstler ist man ein Außenseiter und muss feststellen, dass die meisten es als normal ansehen, Fleisch zu essen. Auch artgerechte Haltung und das »schonende« Töten, um an das begehrte Fleisch zu kommen, ist ein Widerspruch in sich, denn keiner hat das Tier gefragt, ob es sterben will.

Ein weiterer Mythos ist, dass diese Tiere nur deshalb existieren würden, weil wir sie essen wollen. Ohne diese Willenserklärung wären sie gar nicht auf der Welt. Nun ja, man stelle sich vor, der Mensch wäre in der gleichen Lage und hätte dieses Bewusstsein, am Ende eines kurzen Lebens »gefressen« zu werden.

Fleischessen ist natürlich

Unsere Vorfahren haben Fleisch gegessen, andere Tiere essen auch Fleisch und so weiter, lauten die Argumente.

Wie schon an anderer Stelle beschrieben, essen unsere nächsten Verwandten, die Schimpansen und Menschenaffen kein Fleisch. In der weiteren frühen Entwicklung der Menschheit war Fleischkonsum eher eine Überlebensstrategie in einer nicht mehr so obst- und gemüsehaltigen Vegetation. Jahrtausendelang wurde Fleisch auch nur roh gegessen. Guten Appetit.

Fleischessen ist notwendig

Warum? Wegen des Proteins lautet das Argument! Einige der stärksten Tierarten auf dem Planeten, Gorillas und Elefanten, sind jedoch Rohköstler. Auch einige bekannte Bodybuilder der Welt ernähren sich ausschließlich roh und vegan.

In Blattgrün ist das Eiweiß in leicht verdaulicher Form (Aminosäuren) enthalten, wogegen es im Fleisch in nicht leicht aufnehmbarer Form vorliegt. Und wer würde schon behaupten, dass das milliardenfache Töten empfindsamer Individuen (»Nutztiere«) wirklich notwendig wäre?

Wahrnehmungsverzerrung

Wenn wir Fleisch betrachten, so sehen wir nicht, dass es einmal ein lebendes und fühlendes Individuum war, mit eigenem Charakter und Vorlieben. Tiere werden für uns abstrakte, verborgene Objekte. Essen wir etwa jemanden oder essen wir etwas? Wir kategorisieren Tiere in »niedlich« und »zum Streicheln« und »nicht niedlich« und »zum Essen«.

Durch gesellschaftliche Normen und unsere unbewussten Denkmuster tun wir den Kreaturen unendliches Leid an und werden dafür mit einem recht kurzen, übergewichtigen und kranken Leben »belohnt«.

Hier hilft nur eine Bewusstwerdung. Den Kopf in den Sand zu stecken bringt nichts. Wollen Sie die rote oder die blaue Pille?

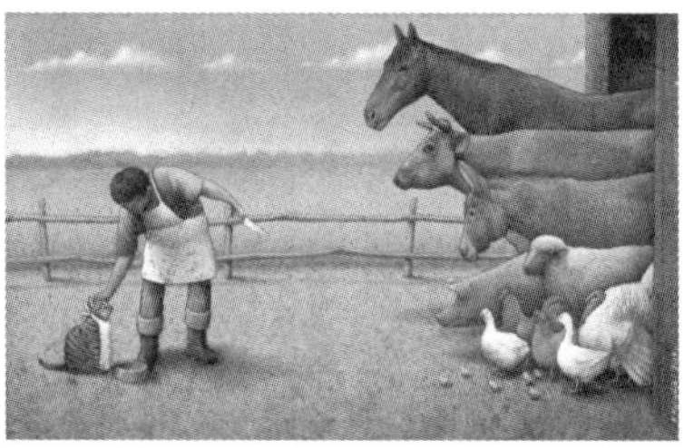

Quelle des Bildes: http://goo.gl/z1SYsP

Tierschutzgründe

Ich habe mit Smoothies und gleichzeitig einer roh-veganen Lebensweise begonnen, um meine letzten (erneut) zugelegten Pfunde abschmelzen zu lassen und den Athleten aus mir herauszuholen.

Beschäftigt man sich jedoch näher mit den Beweggründen, warum andere Menschen eine rein pflanzliche Kost bevorzugen, stößt man immer wieder auf ethische und ökologische Argumente.

Nicht, dass ich diese Argumente nicht schon vorher kannte, ich habe sie aber stets ausgeblendet, weil mir das Fleisch so gut geschmeckt hat. Jetzt kommen sie aber in mein Bewusstsein und ich muss mich damit beschäftigen. Ich möchte hier nicht die Moralkeule schwingen oder behaupten, dass Veganer oder Rohköstler die besseren Menschen seien. Dazu bin ich noch zu kurz dabei, um mir dies anmaßen zu dürfen.

Vielmehr möchte ich auf einen Film hinweisen, der Ihnen die Argumente gegen Massentierhaltung nahebringt. Ich denke, dass Bilder mehr sagen können als Worte.

http://goo.gl/PSGfhj

Der Kurzfilm von ProVegan: http://goo.gl/7A4wou

Das Hörbuch von ProVegan: http://goo.gl/hJUQf1

Was richtet der Konsum tierischer Produkte an

Die Informationen des folgenden Abschnitts fußen auf der Website von ProVegan.

Der Konsum von Fleisch, Milch, Käse und Eiern erzeugt diese Konsequenzen:

Leidende und kranke Menschen:

Krankheiten wie Krebs, Herzinfarkt, Bluthochdruck, Diabetes, Übergewicht, Alzheimer, Demenz, Schlaganfall usw.

Leidende und kranke Tiere:

Grauenhaft qualvolle Tierhaltung, unsinnige und nicht auf den Menschen übertragbare Tierversuche, industrielle Schlachtung, teilweise ohne und oft mit fehlerhafter Betäubung, Tötung von männlichen Küken und Kälbern, da diese nicht »verwertet« werden können.

An Hunger sterbende Kinder und Erwachsene:

50 Prozent der Weltgetreideernte und 90 Prozent der Weltsojaernte werden für die Tiermast missbraucht. Diese Nahrungsmittel fehlen den Menschen für die Ernährung. Eine

Milliarde Menschen hungern permanent. Jeden Tag sterben 6000 bis 43 000 Kinder an Hunger.

Klimakatastrophe, zerstörte Umwelt, Artensterben:

Die Nutztierhaltung ist mit mindestens 51 Prozent größter Verursacher klimaschädlicher Treibhausgase.

Zerstörung der Umwelt:

Die Produktion von einem Kilo Fleisch verbraucht ca. 17 Kilo Getreide und ca. 10 bis 20 Tonnen Wasser. Unmengen von Gülle überschwemmen das Erdreich und belasten das Trinkwasser.

Das Schaubild: http://goo.gl/BXJX2g

Die Lösung:

Wissenschaftler haben eine Möglichkeit gefunden, viele Krankheiten im Vorfeld auszuschließen.

Sie schlagen eine **vollwertige pflanzliche Ernährung** vor:

Es wurde festgestellt, dass bereits der **einmalige Verzehr von Fleisch** in der Woche das Risiko für Diabetes um 74 Prozent und der Verzehr von Fisch das Risiko um 38 Prozent erhöht im Vergleich zu Vegetariern.

Rotes Fleisch erhöht das Krebsrisiko um 20–60 Prozent (je nach Organ, Lungenkrebs 20 Prozent, Dick- und Mastdarmkrebs 24 Prozent, Leberkrebs 60 Prozent, Bauchspeicheldrüsenkrebs 43 Prozent).

Mehr als acht Portionen Fleisch pro Monat bedeutet, sich ein fast fünffach höheres Risiko für Herz-Kreislauf-Erkrankungen auszusetzen.

Verzehr von **Fleisch und Fisch** verdoppelt das Risiko, an Demenz zu erkranken. Fleisch- und Fetternährung erhöht das Risiko für Eierstockkrebs um den Faktor 2,5.

Milch von Kühen erhöht das Risiko für Typ II Diabetes und Multiple Sklerose beträchtlich. In der frühen Kindheit aufgenommen, erhöht es das Risiko für Typ I Diabetes um den Faktor 10,5.

Was uns verschwiegen oder worüber frech gelogen wird:

Die Kalziumbilanz der Milch ist n e g a t i v!

Es kommt zu Kalziumauslagerungen aus den Knochen, um die Übersäuerung durch die Milch- und Milchproduktezufuhr auszugleichen. Menschen, deren Verbrauch an Milchprodukten am höchsten war, hatten ein etwa doppelt so hohes Risiko, eine Hüftfraktur zu erleiden im Vergleich zu Personen mit dem niedrigsten Verbrauch. **Milch ist sozusagen ein Kalziumräuber** anstatt ein Kalziumspender. Sie lässt die Knochen porös werden, was wir dann landläufig als Osteoporose kennen.

PDF zur Milch: http://goo.gl/qxrxlh

Unter anderem* durch Fisch-, Fleisch- und Milchprodukte werden bedeutende Giftmengen aufgenommen. Fleisch und Milchkonsum erhöhen das Risiko für Dickdarmkrebs, Prostatakrebs, Gebärmutterkrebs, Brustkrebs und Adipositas.

Einschub: * Mit »unter anderem« ist gemeint, dass in den verarbeiteten Nahrungsmitteln, die uns in Hülle und Fülle in den Discountern und Supermärkten angeboten werden, auch noch zugesetzte toxische Stoffe enthalten sind. **Monosodiumglutamat (MSG)** als Geschmacksverstärker, getarnt als Hefeextrakt und unter anderen Bezeichnungen, **Maissirup** (High Fructose Corn Syrup) als Zuckerersatz, der noch viel schädlicher und dick machender wirkt als Zucker im Körper, oder **Aspartam** in **Lightprodukten** jeder Art.

Der Konsum von Eiern erhöht das Risiko für Schwangerschaftsdiabetes um 165 Prozent.

Bluthochdruck kann bei 85 Prozent der Betroffenen durch eine rein pflanzliche Ernährung in einem Jahr geheilt werden. Schlaganfälle treten nicht mehr auf.

> Wir wissen es doch alle: Unsere falsche, aber gemeinhin als »normal« und zum »Standard« erhobene Ernährung lässt uns krank werden!

Hier mal ein Auszug aus Victoria Boutenkos Buch »Green for Life«:

»Vor mehr als 75 Jahren wurde Otto Warburg der Nobelpreis verliehen für seine Erkenntnis, dass Krebs durch eine geschwächte Zellatmung ausgelöst wird, der ein Sauerstoffmangel auf der Zellebene zugrunde liegt. Warburg war der Ansicht, dass eine beeinträchtigte Zellatmung zu Gärung führe, was zu einem niedrigen pH-Wert (Übersäuerung auf der Zellebene) führt.

In der Studie, für die ihm der Nobelpreis verliehen wurde, veranschaulicht Dr. Warburg, was in der Umgebung einer Krebszelle vor sich geht: Eine normale gesunde Zelle erfährt eine ungünstige Veränderung, wenn sie nicht mehr ausreichend Sauerstoff aufnehmen kann, um Glukose abzubauen, wobei Energie freigesetzt wird.

Fehlt Sauerstoff, so greift die Zelle auf ein urzeitliches Ernährungsprogramm zurück – sie ernährt sich nun, indem sie Glukose im Wege der Gärung umwandelt. Die Milchsäure, die bei der Gärung entsteht, lässt den pH-Wert in der Zelle sinken (stört das Säure-Basen-Gleichgewicht) und zerstört so die Fähigkeit von DNS und RNS, die Zellteilung zu steuern. Nun können sich die Krebszellen ungehindert vermehren. Gleichzeitig verursacht die Milchsäure starke lokal begrenzte Schmerzen, weil sie die Enzyme der Zelle zerstört. Der Krebs zeigt sich als schnell wachsende äußere Hülle um einen Kern aus toten Zellen.

Dr. Otto Warburg beendete eine seiner berühmtesten Reden mit folgender Feststellung: …niemand kann heute behaupten, dass man nicht weiß, was Krebs ist und was seine Ursache ist. Im Gegenteil: Es gibt keine Krankheit, deren Ursache besser bekannt wäre, sodass also Unwissenheit nicht länger als Ausrede für eine mangelnde Prävention gelten kann.

Otto Warburg erhielt den Nobelpreis, weil er nachweisen konnte, dass Krebs in einer anaeroben (sauerstoffarmen) oder sauren Umgebung gut gedeiht. Mit anderen Worten: ***Die Hauptursache für Krebs ist die Übersäuerung des menschlichen Körpers.*** *Als ich seine geniale Rede las, war er bereits seit Langem tot. Und ich fragte mich: Wenn seine Entdeckung so wichtig ist, dass man ihm dafür den Nobelpreis verliehen hat, warum weiß dann nicht jeder, was ein pH-Wert ist?«*

Wir kommen zu dem Schluss, dass die überwiegende Mehrheit aller Krebserkrankungen, Herz-Kreislauf-Erkrankungen und anderer Formen von degenerativen Erkrankungen mit der Durchführung einer pflanzlichen Ernährung einfach verhindert werden kann.

Videovorträge von Professor Dr. Walter Veith

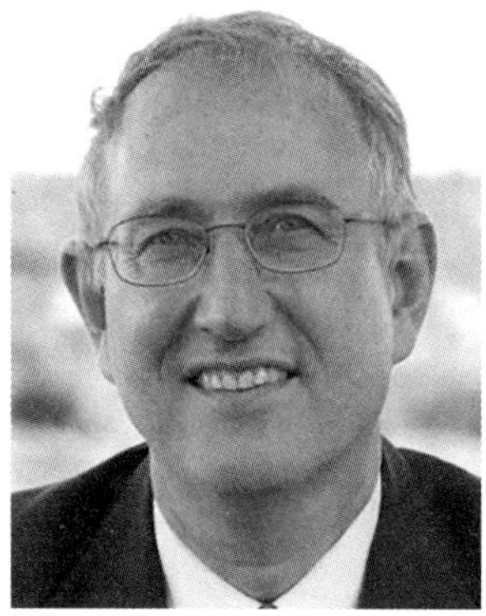

Hier finden Sie eine hochinteressante Vortragsreihe von Professor Dr. Walther Veith über unsere Ernährung, und hinzugefügte Stoffe, die noch zusätzliche Gesundheitsprobleme mit sich bringen. Die Vorträge sind sehr aufschlussreich und Sie sollten Sie am besten nacheinander ansehen!

Er hat noch kontroverser diskutierte Videos zu anderen Themen gemacht, die ich hier nicht aufführe. Bei YouTube werden Sie fündig.

Heilung durch Pflanzen (1): http://goo.gl/A9uvpc
Degenerative Krankheiten (2): http://goo.gl/PBy6F0
Alternativer Lebensstil (3): http://goo.gl/yh5OXw
Fleischprodukte auf dem Prüfstand (4): http://goo.gl/iQ78oc
Zusatzstoffe in Nahrungsmitteln (5): http://goo.gl/1WqpG7

Risikofaktor Milch (6): http://goo.gl/UO3DVc
Ernährung neu entdecken (7): http://goo.gl/0lf3ZD

All diese Dinge habe ich im Rahmen der grünen Adipositas-Kur aufgeführt, um klar darzulegen, warum wir tierische Produkte aus unserer Ernährung heraushalten sollten.

1. Sie vergiften **uns**, sie machen uns sauer, sie erzeugen Krankheiten, sie führen zu einem verfrühten Ableben – da wir rein körperlich keine Karni- und Omnivoren sind.
2. Tierische Kost ist immer verbunden mit dem Leid von Tieren, massenhaftem verborgenem Tiersterben und einem unmäßigen Verbrauch an natürlichen Ressourcen.

Kommen wir jetzt zu einigen Gruppen von Menschen, die das erkannt und ihre Ernährung aus verschiedenen Motiven verändert haben. Sie sind jedoch noch einem grundlegenden Irrtum verfallen:

Unterschiede zwischen Vegetariern, Veganern und Rohveganern

Vegetarier sind Menschen, die auf Fleisch verzichten. Dabei ist dieser Begriff eigentlich fehlbesetzt, denn der Wortstamm »veget-« geht auf die lateinischen Begriffe »wachsen, beleben«), vegetus (= lebendig) und »vegere« (= beleben, beseelen) zurück. Es sollte also so sein, dass Vegetarier nichts Totes, Unbeseeltes essen. Was essen Vegetarier denn in der Regel? Ich möchte hier einschieben, dass ich nichts bewerte oder schlecht machen will. Es hat alles seine Berechtigung.

Grundsätzlich unterscheidet man vier bis fünf Arten von Vegetariern:

Ovo-Lakto-Vegetarier: Verzichten auf Fleisch und Fisch, essen aber Eier und Milchprodukte und sind damit die größte Gruppe der Vegetarier.

Ovo-Vegetarier: Essen kein Fleisch und keinen Fisch, verzichten auf Milch- und Milchprodukte, meist aus gesundheitlichen Erwägungen, konsumieren dafür aber Eier.

Lakto-Vegetarier: Konsumieren ebenfalls kein Fleisch und keinen Fisch, verzichten aber auch auf Eier. Dafür kommen Joghurt, Sahne und andere Milchprodukte auf den Tisch.

Pesco-Vegetarier: kein Fleisch, aber Fisch kommt auf den Tisch. Ob sie Eier und Milchprodukte verzehren, weiß ich nicht.

Es geht also meistens um Verzicht auf tierische Produkte, wobei es einige Gruppen nicht so streng nehmen.

Und zuletzt gibt es noch die **Pudding-Vegetarier** (wobei es für diese Gruppe noch andere Bezeichnungen gibt), die zwar kein Fleisch essen, aber ansonsten auch nicht viel gesünderes Naschwerk wie Torten, Kuchen, Kekse, Schokolade, Gummibärchen (Gelatine!) und Ähnliches konsumieren. Diese Gruppe würde ich eigentlich nicht zu den Vegetariern zählen. Bei einer solchen Nahrungszusammenstellung kann man es auch gleich bleiben lassen. Der Gesundheit schadet es nicht unerheblich.

Kommen wir nun zu den Veganern:

Veganer: Da die Milch- und Eierproduktion untrennbar mit Massentierhaltung und deren ökologischen und tierrechtlichen Nachteilen verbunden ist, ist die konsequentere Weiterführung des Vegetarismus der Veganismus. Veganer verzichten nicht nur auf alle Lebensmittel vom Tier, zum Beispiel auch auf Honig, sie kaufen auch keine Lederprodukte oder Wollpullis. Diese essen aber vieles gekocht und auch industriell verarbeitete Lebensmittel, was der Gesundheit auch nicht immer zuträglich ist.

Außerdem gibt es da noch die Roh-Veganer

Unter **Rohköstlern** gibt es auch einige interessante Unterscheidungen. Dies hängt meist davon ab, welchen »Guru« sie zuerst gelesen oder wem zugehört haben.

Hier ein paar Beispiele aus deutschen Landen:

Helmut Wandmaker...

... hat die Rohkost in Deutschland durch sein Buch *Willst Du gesund sein, vergiss den Kochtopf* populär gemacht. Seine Ernährungsempfehlungen basieren auf einer reinen Obstkost, welche ideal für uns sein soll. Wildkräuter hält er für nicht genießbar und Obst- und Gemüsesäfte lehnt er ab.

Eine Kost nur mit Früchten ist in unseren Breiten wahrscheinlich eher nicht durchführbar. Dazu ist das Angebot zu begrenzt und wenn es wirklich organische Tropenfrüchte sein sollen, auch recht teuer. Außerdem fehlen wichtige Mineralien und Vitamine sowie Eiweiße, die man nur in Kräutern und Blattgrün findet. Das Optimale wäre eine Kost, die auf grünen Smoothies basiert, aber nicht ausschließlich daraus besteht.

Franz Konz…

… ist der Begründer der sogenannten URKOST.

Diese besteht hauptsächlich aus frischen Früchten, vor allem Tropenfrüchten. Hinzu kommen Wildkräuter, weil diese im Vergleich zu den gezüchteten Salaten oder Gemüsesorten einen viel größeren Anteil an Inhaltsstoffen besitzen. Ein kleiner Teil der Ernährung stellen bei Konz Nüsse, Samen und Wurzelgemüse dar. Ebenso wie die vegane Ernährung gehören für Konz ein ausgeglichenes Seelenleben und tägliche Bewegungsübungen zu seiner Urtherapie.

Wer genügend Wildkräuter isst, ist bestens versorgt und braucht sich über Eiweiß- oder Salzmangel keine Gedanken zu machen.

Guy Claude Burger…

… hat die »Instinkto«-Ernährung ins Leben gerufen. Man schaltet seinen Instinkt ein, um seine Nahrung auszuwählen. Dabei schließt man seine Augen, riecht an verschiedenen rohen Lebensmitteln und wählt sich so das für diesen Zeitpunkt am besten riechende aus, um dieses dann ausschließlich zu essen. Tiere machen es auch so. Burger sagt, dass auch rohe tierische Produkte wie Fleisch, Innereien, Knochenmark, Fisch, Meeresfrüchte infrage kommen.

Er lehnt frisch gepresste Säfte ab und ist auch keine Sportskanone.

Das war die Ernährung, die ich vor 13 Jahren einmal für einen Monat probiert hatte und die mich nicht befriedigte. Ich habe in der Zeit auch rohes Fleisch und Fisch gegessen. In einem solchen Fall muss man sehr auf die Qualität achten und die Nahrungsmittel möglichst frisch oder getrocknet verspeisen. Nun ja, heute würde ich das nicht mehr machen.

Hier ein Video zur roh-veganen Lebensweise: http://goo.gl/wzPAqm

und noch eins von Urs Hochstrasser: http://goo.gl/5nMa8m

Ich bin der festen Überzeugung, dass die für uns am besten passende Ernährung aus ungekochter pflanzlicher Kost besteht, die ein ausgewogenes Verhältnis von Früchten, Blattgrün und Nüssen und Fetten beinhaltet. Diese Kombination lässt uns die meisten, wenn nicht alle, sogenannten Wohlstandskrankheiten nicht mehr erleiden. Ja, diese Kost kann auch viele bereits bestehende Krankheiten wieder rückgängig machen.

Im Folgenden finden Sie eine Übersicht über die unterschiedlichen Kostformen und »meine« satirische Bewertung:

Kostform	Besteht aus...	Bewertung
Allesfresser	... allem, meist verarbeitete zerkochte Industriekost, Fleisch und andere tierische Produkte, teilweise und spärlich auch Gesundes aus dem Pflanzenreich, unterschiedlichste Formen	Viele Grüße an den Herrn Doktor!
Vegetarier	... keinem Fleisch, aber auch anderen tierischen Produkten, gern auch gekocht und industriell verarbeitet, ansonsten pflanzlich	Inkonsequent, ihr bleibt doch letztlich Allesfresser.
Veganer	... allem anderen als tierischen Produkten, die aber gerne gekocht werden; teilweise verarbeitete Produkte.	Ihr seid auf dem richtigen Weg. Und jetzt weiter nachdenken!
Rohköstler	... meist pflanzlicher roher Nahrung, die nicht höher als 42 Grad C erhitzt wurde und somit lebende Nahrung ist, die enzymatisch wertvoll ist und Vitamine, Mineralien und Spurenelemente enthält!	(leider) radikal, aber natürlich!

Teil V

Rohkostrezepte

Ich bin eigentlich ein fauler Hund, wenn es um die Ernährung geht, und habe keine große Lust, stundenlang in der Küche zu stehen und zu kochen oder um roh-vegane Gerichte zuzubereiten. Um aber etwas Abwechslung in die Speisenfolge zu bringen, werden viele auf gesunde Rezepte Wert legen. Diese könnte ich in diesem Buch veröffentlichen. Aber ich denke, dass sich andere schon mehr Gedanken drüber gemacht haben. Daher möchte ich auf ein paar Websites verweisen, die kostenlos ihre Rezeptideen zur Verfügung stellen. In den Literaturtipps habe ich außerdem ein paar Bücher zum Thema aufgenommen.

http://goo.gl/tu8E4b

Immer wieder lustig und erhellend sind die Rezepte-Videos von Markus Rothkranz:

Sind zwar auf Englisch, aber durch die lebendige Präsentation erübrigen sich die Worte.

Dicke-Bohnen-Rezept: http://goo.gl/mPFUXi
Durian Fruchtpudding: http://goo.gl/3fSA26
Mango Blaubeer Minze Knoblauch: http://goo.gl/df1TB9
Cracker und Käse: http://goo.gl/zqKGuR
Apfelmus und Babynahrung: http://goo.gl/xq4ruA
Kokosnuss-Joghurt: http://goo.gl/SqTXKn
Avocado Tropical Salsa: http://goo.gl/KXz1sv
Würziger Thai-Rotkohl: http://goo.gl/K7ZLXi
Apfel-Ravioli: http://goo.gl/5AwQsu

Es gibt noch eine Menge mehr im Internet zu finden. Wie zum Beispiel diese Seite: Sie bietet ein ganzes Sammelsurium von Rohkostrezepten:

http://goo.gl/Z2GfRK

Kreationen nach Internetrezepten

Mit den grünen Smoothies habe ich meine Rohkosterfahrungen begonnen. Zusätzlich habe ich zwischendurch Tomaten, saure Gurken, Pilze etc. »schnabuliert«. Irgendwann stand mir aber der Sinn nach etwas mehr Abwechslung. So habe ich mir diese wirklich leckeren Salate gemacht:

Blumenkohlsalat

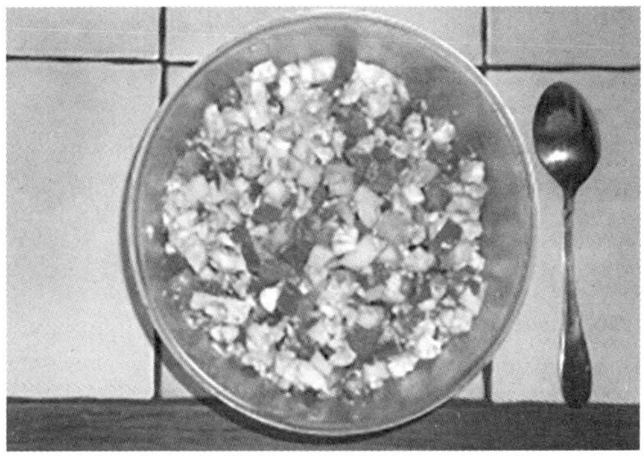

Für diesen Salat schnipseln wir uns Folgendes klein: 1/2 geputzter Blumenkohl, 1 rote Paprika, 2 Tomaten, 1 Zwiebel, 1/2 Avocado. Dazu geben wir etwas Olivenöl, Himalaja-Salz und Pfeffer und mischen alles gut durch.

Jetzt musste ich schnell ein Foto vom Salat machen, sonst wäre er weg gewesen ;-)

Lauch-Karotten-Apfelsalat

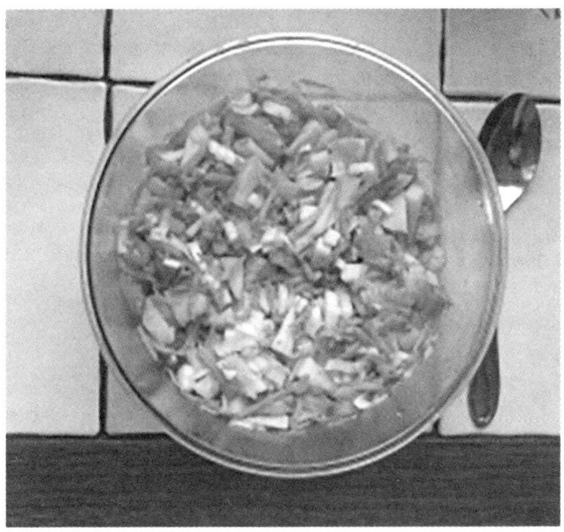

Den hellen Bestandteil von 1 großen, dicken Stange Lauch (Porree) oder 1 bis 3 kleinerer und dünnerer vierteln und kleinschneiden. 1 Apfel vierteln, das Kerngehäuse entfernen, in kleine Teile schneiden. 2 große Karotten kleinraspeln. Alles in die Salatschüssel geben, 1/2 Zitrone auspressen und zusammen mit etwas Olivenöl, Himalaja-Salz und schwarzem Pfeffer gut durchmischen und etwas ziehen lassen.

Aber auch die grünen Bestandteile sind einfach zu schade, um sie wegzuwerfen. Schließlich haben Sie diese beim Händler mitgewogen und bezahlt. Also habe ich einen Selbstversuch gestartet und die grünen »Blätter« gewaschen, kleingeschnetzelt, 1 Apfel kleingeschnitten, 1/2 Zitrone ausgepresst und etwas Olivenöl zugefügt sowie mit Himalaja-Salz, Pfeffer und Muskat abgeschmeckt. Ein paar gehackte Mandeln haben auch noch ihren Weg in den Mixer gefunden. Hier das Ergebnis, das wirklich klasse geschmeckt hat.

Stangen-Selleriesalat

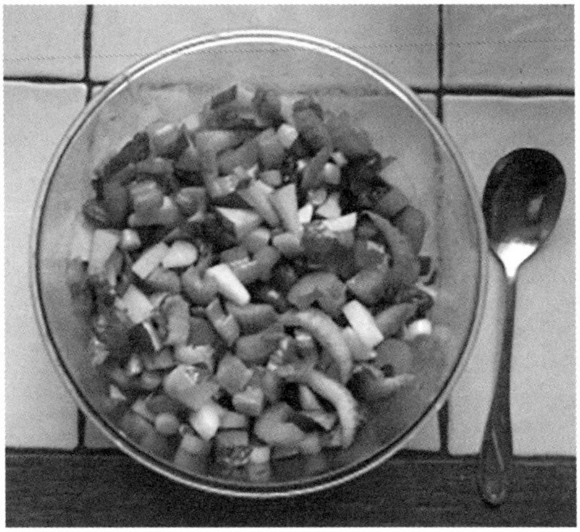

1 Bund Stangensellerie waschen und inklusive der grünen Blätter in kleine Teile schneiden. 1 Apfel und eine Zwiebel klein würfeln und mit zum Sellerie geben. Eingeweichte Rosinen (eine Handvoll) mit hinzugeben. Klein gehackte Nüsse können nach Belieben hinzugefügt werden. Eine Vinaigrette aus 2 Esslöffel Apfelessig, Balsamico oder einem Essig Ihrer Wahl mit gutem Öl (Walnussöl) mischen und mit Himalaja-Salz und Pfeffer würzen. Alles gut durchmischen und etwas durchziehen lassen.

Schmeckt sehr lecker!

Rotkrautsalat

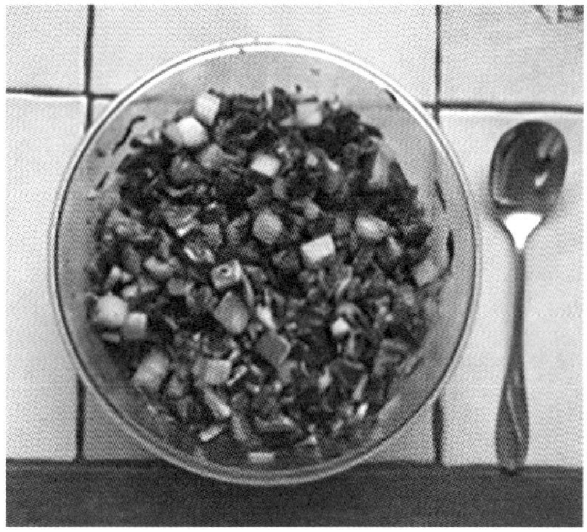

Einen kleinen, halben Rotkohlkopf kleinschneiden oder -raspeln und in eine Salatschüssel geben. 1 Handvoll Rosinen dazugeben. Ein paar gehackte Nüsse oder Mandeln in die Schüssel geben. 1 Apfel kleinschneiden und hinein damit! 1 Zwiebel ebenso klein würfeln und hinzugeben. Den Saft einer ganzen Zitrone drauftr äufeln. 2 EL Apfelessig und zwei Esslöffel gutes, kalt gepresstes Öl (vielleicht Olivenöl) mit Himalaja-Salz und frischem gemahlenem Pfeffer mischen und dazugeben oder alles extra hinzugeben und den Salat ordentlich durchmischen und durchziehen lassen.

Schmeckt herrlich süßsauer und macht lange satt. Ein Fest für die Geschmacksnerven!

Fruchtiger Kohlrabisalat

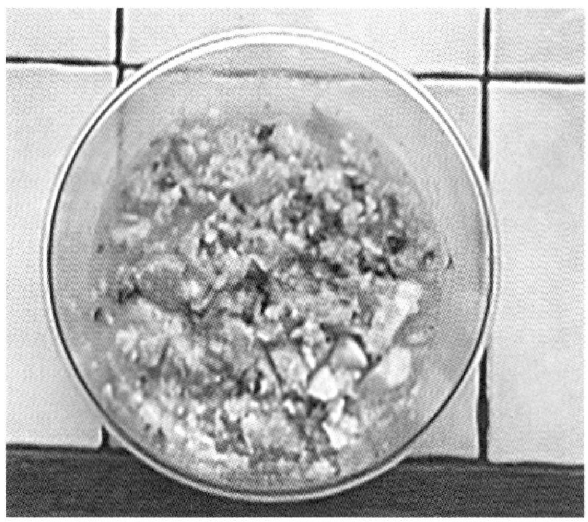

Man nehme 1 bis 2 Kohlrabi, schneide sie in kleine Stücke, alternativ können sie auch im Mixer kleingehäckselt oder in dünne Streifen oder Scheibchen geschnitten werden. 1 Orange dazugeben und noch 1/2 Zitrone auspressen, mit Himalaja-Salz und Currypulver abschmecken. 1 weitere Orange kleinschneiden und mit dem Kohlrabi mischen. Den Saft hinzufügen, gut durchmischen und für eine halbe Stunde durchziehen lassen

Schmeckt hervorragend frisch und fruchtig!

Zucchini-Tomatensalat mit Basilikum

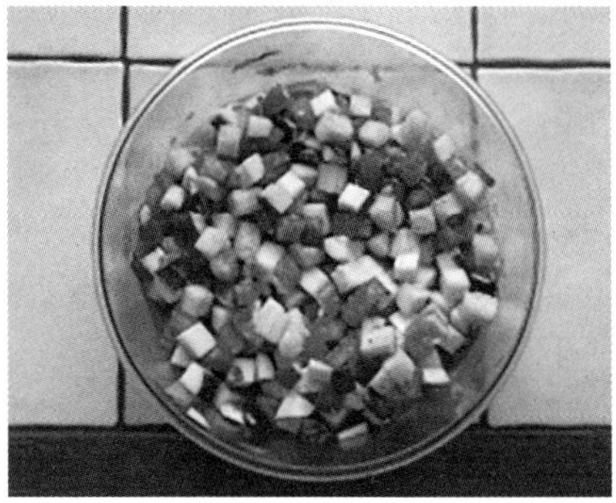

Nehmen Sie 2 große oder 4 kleine Zucchini und schneiden Sie sie in kleine Stücke inklusive der Schale. Vorher abwaschen und das Endstück entfernen. 3 bis 4 große Tomaten abwaschen, in Würfel schneiden und zu den Zucchini geben. Ein paar Blätter frischen Basilikum kleinschneiden und in den Salat mischen. 1 bis 2 EL Olivenöl, etwas Meersalz und Pfeffer hinzugeben.

Alles etwa eine Stunde ziehen lassen und sich schmecken lassen.

Weißkohl-Apfel-Salat

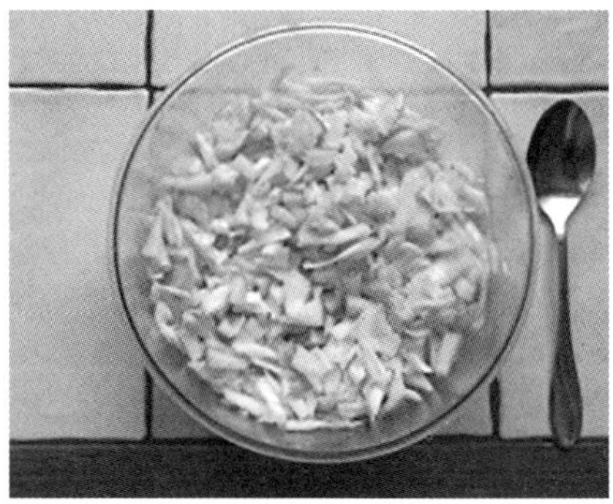

Man nehme 1/2 Weißkohlkopf (nicht zu groß), den Strunk herausschneiden und den Rest kleinschneiden und in eine Salatschüssel geben. Mit Himalaja-Salz bestreuen und durchkneten. Sie können auch bereits flüssige Salzsole nehmen. Alles durchkneten und eine viertel Stunde stehen lassen. Nun geben Sie Olivenöl und Pfeffer hinzu. 1 säuerlichen Apfel in kleine Streifen schneiden, 1/2 oder 1 Zitrone darüberträufeln.

Anschließend zum Weißkohl geben und alles gut durchmischen. Eine viertel Stunde ziehen lassen.

Brokkoli-Paprika-Salat

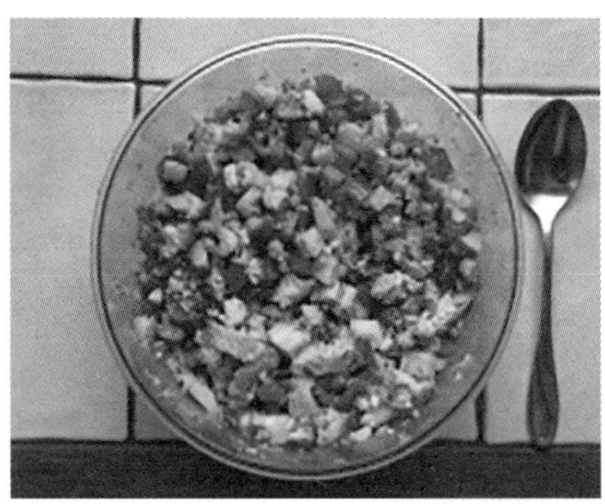

Hierfür brauchen wir: Brokkoliröschen von einer Pflanze ohne Stiel, zerkleinert, 1 rote Paprika, kleingeschnitten, 1 Apfel, auch kleingeschnitten, 3 TL Olivenöl, 1 EL Weinessig, Himalaja-Salz, Pfeffer, etwas roher Senf (Rezept dafür: http://goo.gl/HhGxr3). Alles gut durchmischen, etwas durchziehen lassen und genießen. Demnächst probiere ich ihn zusätzlich mit Zwiebeln und Tomaten.

Suppen (super einfach, roh, schnell zubereitet und schmackhaft)

Indische Bananen-Curry-Suppe

2 Bananen, 1/2 Apfel und 50 g Mandeln in einen Mixer geben und gut pürieren. 3 EL kalt gepresstes Öl, 300 ml warmes Wasser, Himalaja-Salz, Pfeffer, Currypulver je nach Geschmack ebenfalls in den Mixer geben. 2 weitere Bananen, die andere Hälfte des Apfels, ein Bund Schnittlauch kleinschneiden und in die pürierte Suppe geben

Guten Hunger!

Feurige Tomatensuppe

1 reife Avocado schälen und den Kern entnehmen. 5 große Tomaten in grobe Stücke schneiden und in den Mixer geben. 1 Chilischote und 150 ml warmes Wasser ebenso in den Mixer geben. Alles gründlich pürieren, bis eine gleichmäßige cremige Suppe entsteht. 1 kleine Zwiebel und ein paar Basilikumblätter oder Petersilie kleinschneiden und hacken und unterrühren. Hmmm …

Popeyes Lieblingssuppe (Spinat, wer hätte das gedacht? ;-))

3 große Tomaten vierteln und in den Mixer geben, ebenso eine Handvoll Spinat sowie eine geschälte Knoblauchzehe, ein Schuss Sojasoße und 100 ml warmes Wasser. Alles gründlich pürieren.

Eine weitere Handvoll Spinat in feine Streifen schneiden. 1 kleine Zwiebel fein hacken und unter die pürierte Masse heben.

»N Guten!« (wie man in Franken sagt).

Quelle für diese drei Suppenrezepte und viele weitere leckere Rohkostrezepte:

http://goo.gl/PP0S7K

Rohkost-Eintöpfe

Wenn Sie sich jetzt fragen, was der Unterschied zwischen Rohkost-Suppen und -Eintöpfen ist, so antworte ich vereinfacht, dass Eintöpfe eher vollständige ganze Mahlzeiten sind, die von der Konsistenz her dicker sind als Suppen. Aber in Wirklichkeit ist keine klare Grenze zu ziehen. Eigentlich bestehen beide aus einem im Mixer mit ca. 40 Grad Celsius warmem Wasser und zugegebenem Blattgrün sowie verschiedenen Gemüsen und Gewürzen zubereiteten mehr oder weniger dickflüssigen Brei, der zudem noch mit festen Bestandteilen der Gemüse nachträglich versetzt wird.

Was sich so emotionslos niederschreiben lässt, schmeckt in Wirklichkeit aber sehr lecker. Daher noch ein Rezept, das Sie ausgesprochen satt macht und extrem schmackhaft ist.

Italienischer Rohkosteintopf

In den Mixer geben wir:

- 2 große Tomaten (in Stücke geschnitten)
- 300 g Spinat
- 1 /2 große oder eine kleine Zucchini (vorher in Scheiben
- geschnitten)
- 1 rote Paprika (kleingeschnitten)
- 1 Frühlingszwiebel
- eine Handvoll frisches Basilikum
- Pfeffer, 2 Zehen Knoblauch, Himalaja-Salz, Cayennepfeffer
- nach Geschmack
- 100 ml Lemon Juice
- 300 ml Wasser (warm)

Alles gut durchmixen. Wenn Sie es wärmer mögen, lassen Sie den Mixer etwas länger auf hoher Stufe laufen.

Jetzt haben wir die Basis für unseren Eintopf. Geben Sie noch nach Gutdünken kleine Tomatenstücke, Zucchinistücke, Stücke von gelben und orangenen Paprikas sowie eine kleingeschnittene Frühlingszwiebel hinzu und genießen Sie.

Das Rezept stammt aus diesem Video (leider auf Englisch):

http://goo.gl/E194C1

Tipp: Machen Sie es doch einfach mal so: Bereiten Sie sich einen großen Salat zu, nehmen die Hälfte davon in den Mixer und pürieren Sie es zu einer sämigen warmen Masse und geben diese dann zu Ihrem restlichen Salat. So haben Sie einfach einen **leckeren Rohkosteintopf** gezaubert, der auch teilweise schon »vorverdaut« ist und so noch bekömmlicher verstoffwechselt wird. Es ist auch eine willkommene Abwechslung zu »immer nur Salat«. Würzen Sie ruhig noch nach und geben Sie zum Mixen mit dem Stößel unter Umständen etwas warmes Wasser hinzu.

Fruchtbrei mit Obststücken

Hier kommt etwas für die Leckermäulchen unter uns Rohkost-Fans. Nachmittags hat man manchmal keine Lust auf einen Smoothie oder einen Salat. Für diesen Fall habe ich eine schöne Alternative. Nehmen Sie einfach ein paar Früchte, mixen diese teilweise und platzieren Sie die anderen bissfesten auf einem Teller.

Dazu packe man **in den Mixer** …

… 2 Bananen, 2 Mandarinen, ein paar Weintrauben, 1/2 Apfel oder 1 Birne (Zusammenstellung kann beliebig variieren) und 1 TL Rohkostkakao.

Auf niedrigster Stufe mithilfe des Stößels kurz durchmixen, bis sich eine breiige Substanz erkennen lässt.

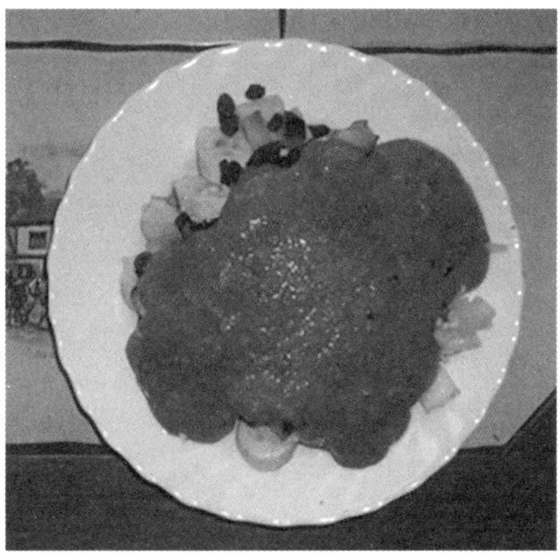

Auf dem Teller platziere ich eine Banane, einen halben Apfel oder eine halbe Birne, Weintrauben, Pflaumen, eine Mandarine (alles in Stücke und Scheibchen geschnitten, variiert natürlich auch von Mal zu Mal), darüber ein paar Rosinen und Mandel- oder Nusssplitter. Über alles gieße ich zuletzt den Fruchtbrei und würze noch etwas mit Zimt. Lecker!

Im Sommer friere ich die Bananen im Tiefkühler für drei Stunden ein und prepariere mir ein leckeres Eis im Mixer, indem ich noch ein paar Beeren oder anderes Obst mit den Bananen mitmixe.

Rohkost-Kuchen (Grundrezept)

Der Boden

2 Tassen nicht eingeweichte rohe Nüsse (Mandeln, Walnüsse, Macadamia, Pecanüsse etc.) in den Mixer geben und grob pürieren. 1 Tasse getrocknete Datteln hinzufügen und etwas Himalaja-Salz sowie Gewürze wie Zimt oder Muskat. Alles noch ein wenig pürieren, sodass eine gleitfähige Masse entsteht, die anschließend als Boden ausgestrichen werden kann. Ab damit in den Kühlschrank für eine halbe Stunde!

Die Füllung

- 6 Tassen frische Früchte
- 2 TL Zitronensaft
- 1 Tasse Datteln, zehn Minuten eingeweicht

Geben Sie zwei Tassen der Früchte, Zitronensaft und die Datteln ohne Wasser in den Mixer und stellen eine Soße her. Über die restlichen vier Tassen Früchte gießen Sie die Soße und vermischen alles. Nehmen Sie am besten eine Schale. Nun holen Sie den Kuchenboden aus dem Kühlschrank und verteilen Sie die Obst-Mischung darüber. Anschließend noch mal für ein bis zwei Stunden in den Kühlschrank.

Guten Appetit!

So machts Nadine Hagen: http://goo.gl/VvYc1g

Keimlinge und Sprossen

Seit kurzem bin ich auch unter die »Sprösslinge« gegangen, sprich ich habe mit dem Keimen begonnen. Ganz einfach aus dem Grund, um im nahenden Winter Enzyme, Vitamine, Mineralien, Biss und Geschmäcker für Salate und grüne Smoothies vorrätig zu haben.

Was macht die Keimung und Keimlinge (Sprossen) so wertvoll?

Der Nährstoffgehalt steigt gegenüber dem Samen um mehrere hundert Prozent und ist auch viel höher als in der späteren fertigen Pflanze. Der Gehalt an Mineralien, Vitaminen und sekundären Pflanzenstoffen muss so hoch sein, um der heranwachsenden Pflanze die besten Möglichkeiten zum Gedeihen zu geben. Das können wir für uns ausnutzen.

Gekeimt werden können Getreide wie Gerste, Hafer, Hirse, Mais, Weizen oder Roggen, und Hülsenfrüchte wie Erbsen, Bohnen oder Linsen. Auch Kresse, Leinsamen oder Reis sowie Sonnenblumenkerne eignen sich dafür.

Sprossen können und sollten roh gegessen werden. Sie werden zu Salaten oder Rohkostplatten gereicht und eignen sich als Zugabe zu Blattsalaten wie Chicorée oder Kopfsalat oder zu Obst wie Bananen, Feigen oder Johannisbeeren. Je nach Sprossenart sollten sie vor dem Verzehr mit kaltem Wasser gewaschen oder (ganz) kurz blanchiert werden. Zarte Sprossen wie beispielsweise die Kresse sollten Sie sofort verwenden, da sie schnell welk werden.

Gezogen werden Sprossen auf relativ einfache Art und Weise. Man benötigt dafür lediglich ein Keimgerät, wie man es zum Beispiel hier findet:

http://goo.gl/3TEO6s

Man bekommt diese Geräte aber auch in einem Bioladen oder im Reformhaus. Hier kann man auch gleich dic Samen kaufen und spart sich Versandkosten. Achten sollte man darauf, dass es sich um Bio-Samen handelt.

Es geht auch einfacher, aber nicht ganz so komfortabel, mit einem feuchten Papiertuch auf einem Teller, auf dem Sie einen Löffel der Samen verteilen.

Um den Keimvorgang beginnen zu lassen, brauchen die Samen etwas Wasser und Wärme. Zu Beginn eignet sich meist ein nicht zu heller Platz bei Zimmertemperatur. Ab dem zweiten Tag brauchen die Keimlinge Licht, jedoch nicht mit direkter Sonneneinstrahlung. Bitte nicht zu viel Flüssigkeit hinzufügen, sonst tritt Fäulnis auf oder unerwünschte Schimmelpilze. Aber spülen Sie die Samen trotzdem zwei Mal pro Tag durch. Sauberkeit ist sehr wichtig.

Nach drei bis vier Tagen können Sie Ihre Sprösslinge ernten und genießen.

Ich habe mich entschieden, fürs Erste Kresse und Radieschen zu probieren. Beide enthalten viel Chlorophyll und sind für Smoothies und Salate geeignet. Radieschenkeimlinge schmecken (für mich überraschenderweise) nach scharfen Radieschen. Beim Drogeriemarkt DM habe ich Bio-Weizen (1,25 Euro für ein Kilogramm) gekauft und werde mir demnächst Weizengras selber ziehen. Möglicherweise brauche ich dazu etwas Blumenerde.

Update: Das Experiment hat funktioniert und ich hab es in den grünen Smoothie getan.

Hier meine Radieschensprossen:

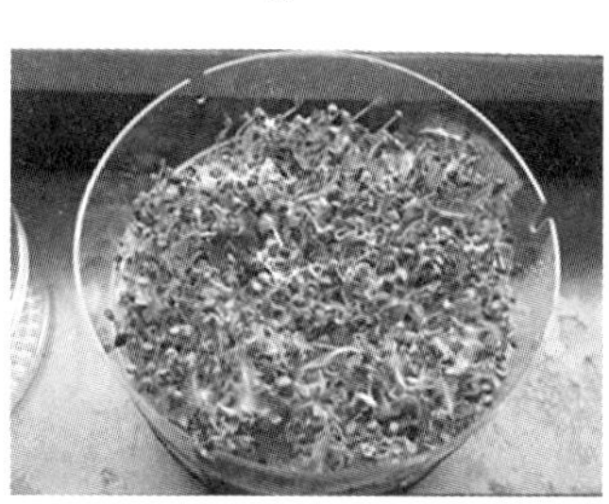

Empfohlene Verarbeitungsmethoden für Rohkost

Um Gemüse haltbarer, noch höherwertiger und auch schmackhafter zu machen, haben wir ein paar Möglichkeiten, die ich hier kurz vorstellen möchte. Es handelt sich um Fermentierung, Trocknung und Marinierung.

Fermentierung

Die bekannteste Form der Fermentierung oder des milchsauren Vergärens ist die Herstellung von Sauerkraut. Aber auch andere Gemüsesorten wie Gurken, Karotten, Sellerie, Rettich, Rote Bete usw. können milchsauer vergoren werden, um sie haltbar zu machen.

Das geschieht sehr einfach. Gemüse wird gehobelt, damit aus den Schnittflächen der Gemüsesaft austreten kann, anschließend leicht gesalzen, geknetet oder gestampft, um noch mehr Saft austreten zu lassen. Die gesamte sehr verdichtete Masse soll in einem mit einem Deckel versehenen Fermentations-Behälter mit Flüssigkeit bedeckt sein, um Kontakt mit Sauerstoff zu vermeiden. Anstatt Wasser zuzugeben, sollte so viel eigener Saft aus dem Gemüse austreten wie möglich. Alles sollte gut mit dem Saft bedeckt sein.

Bei der Fermentation können Gase austreten. Daher ist ein fest verschlossener Behälter nicht zu empfehlen. Man kann etwas Salz hinzugeben oder es dabei belassen. Himalaja-Salz sorgt für eine längere Haltbarkeit und verstärkt natürlich den Geschmack. Es funktioniert aber auch ganz ohne Salz. Mit Salz hält sich die Struktur des Gemüses jedoch besser.

Nach wenigen Tagen oder Wochen kann das fermentierte Gemüse bereits verzehrt werden. Die Jahreszeit hat einen starken Einfluss auf die Fermentationsdauer und die Haltbarkeit. Im Sommer läuft diese schneller ab als im Winter.

Die Milchsäure-Bakterien sorgen dafür, dass Gemüse besser verdaut werden kann, da Mineralien jetzt für den Körper optimal verfügbar sind. Die Bakterien haben auch einen positiven Einfluss auf unsere Darmflora, die durch jahrzehntelange Fehlernährung und/oder Antibiotika in Mitleidenschaft gezogen wurde.

Vergorenes Gemüse ist auch prima, um im Winter mit Vitaminen versorgt zu sein, und stellt eine willkommene geschmackliche Abwechslung in Salaten oder einzeln gegessen dar.

Trocknen oder Dörren

Um der Eintönigkeit zu entgehen, die bei jeder Ernährungsweise auftreten kann, empfiehlt es sich, Abwechslung in den Speiseplan zu bringen und für raffiniertere Rezepte oder als Snack andere Zutaten hinzuzufügen.

Beispielsweise lassen sich Obst und Gemüse trocknen oder auch dörren. Bei der Eigenherstellung im Backofen oder in einem Dörrgerät sollten immer frische und unversehrte Früchte und Gemüse Verwendung finden. Sie dürfen nicht unreif oder überreif, fleckig oder von Würmern befallen sen. Kerngehäuse und Stiele sollten entfernt werden.

Je dünner die Scheiben, desto kürzer ist die Dörrzeit. Um Oxidation zu verhindern, empfiehlt sich der Einsatz von Zitronenwasser. Getrocknete Obstschalen können als Früchtetee verwendet werden.

Zu schnelle Trocknung lässt das Dörrgut hart werden. Dörrobst muss sehr gut auskühlen und wird dunkel, trocken und luftdicht gelagert und sollte von Zeit zu Zeit auf Schwitzwasser und Schimmel kontrolliert werden.

Einfach, kostenlos, aber mäßig befriedigend ist die Trocknung an der Luft. Energie- und damit kostenintensiv, dafür aber kurz, ist das Trocknen im 40-Grad-Celsius-Backofen mit spaltbreit geöffneter Tür.

Schneller geht das Trocknen mit einem Dörrapparat, der die Hitze mit Heizspiralen erzeugt und per Gebläse im Gerät verteilt, wobei feuchte Luft nach außen transportiert wird. Dörrgeräte werden in verschiedenen Preiskategorien angeboten. Die Geräuschentwicklung, Qualität des fertigen Dörrguts, Platzbedarf und Zeit für das Dörren unterscheiden diese. Teurere Geräte, vielleicht sogar mit Zeitschaltuhr sind schneller und bequemer und bringen ein ebenmäßigeres Ergebnis als billig wirkende und laute Geräte. Beim Kauf sollten Sie sich gut beraten lassen. Suchen Sie nach Sedona und Excalibur.

Trockenobst und -gemüse enthalten keine Konservierungsstoffe, aber ein konzentriertes Aroma und sind reich an wertvollen Ballast- und Nährstoffen, die weitestgehend erhalten bleiben.

Der Zuckergehalt kann aber bis zu sechs Mal höher sein als bei frischem Obst. Getrocknetes Gemüse kann als Suppengemüse für Rohkostsuppen Verwendung finden.

Marinade oder Dressing

Marinieren nannte man in Zeiten der christlichen Segelschifffahrt das Haltbarmachen von Gemüse und Fleisch zur Versorgung der Seeleute mit Vitaminen und nicht schnell verderblichen Nahrungsmitteln. Daher auch der Begriff **Marinade**. Es wurde mit Salz, Pfeffer, Zitronensaft und zum Beispiel Nelken gearbeitet.

Heutzutage benutzen wir den Begriff Marinade auch für Salatdressings (eher cremig) oder Vinaigretten (eher flüssig), die nicht unbedingt länger haltbar machen, sondern eher im Geschmack abrunden und verfeinern sollen.

Das Grundrezept dazu besteht aus Öl, Essig (auch Weinessig oder nussigen Essigsorten), Himalaja-Salz und Pfeffer. Statt des Essigs kann auch Zitronensaft verwendet werden. Zusätzlich können noch andere Gewürze hinzugefügt werden.

Ein paar Vorschläge für Dressings:

Avocado-Dressing Orange

Saft aus 2 Orangen, ½ kleine Avocado, Salatgewürz, Paprika extrascharf, Cayennepfeffer, Orangensaft und Avocado mixen. Mit den Gewürzen abschmecken.

Die Vinaigrette

Für die klassische Vinaigrette 3 EL Essig, Salz, Pfeffer und 1 Prise Zucker verrühren. 4 EL Öl mit einem Schneebesen darunterschlagen. Oder einfach alle Zutaten in ein Schraubglas geben, verschließen und kräftig schütteln.

Und so können Sie das **Salatdressing** variieren:

- **aromatisch:** 2 EL gehackte Kräuter und eine fein gewürfelte Schalotte unterrühren
- **scharf-süß:** Statt Zucker 1 TL Honig und 1 TL Senf unterrühren
- **fruchtig:** Statt Essig Orangensaft nehmen und 1/2 TL geriebene Orangenschale unterrühren

Essig vs. Balsamico

An Stelle von Essig können Sie auch Balsamico verwenden. Vereinfacht kann man sagen, dass Balsamico ein edlerer Essig ist, da er länger und häufig auch anders vergoren wurde. Dadurch wird er dickflüssiger, balsamartiger und ist daher teurer als Würzessig. Es gibt verschiedene Qualitätsgrade. Richtig edle Balasamici können Preise wie genauso lange gelagerte Weine erreichen. Probieren Sie einfach mal das Angebot der Supermärkte. Letztendlich entscheidet Ihr Geschmack.

Hier einige Dressing-Rezepte für die roh-vegane Salatküche

http://goo.gl/e4xanm

Empfohlene Utensilien für den Rohkostalltag

Sicher könnten Sie mit Ihren schon vorhandenen Küchengerätschaften in die Rohkosternährung starten. Messer werden Sie schon besitzen, oder? Bis auf den fast unvermeidlichen Hochgeschwindigkeitsmixer, den ich zu Beginn vorgestellt habe, könnten noch andere Dinge Ihren Rohkostalltag versüßen.

Fangen wir erst mal mit dem an, **was Sie nicht mehr brauchen**:

Herd	außer wenn Sie noch für andere Familienmitglieder kochen müssen oder diese selber kochen wollen. Ansonsten könnte die Fläche zur Ablage für Obst und Gemüse herangezogen werden. Sie müssen aber den Herd nicht gleich ganz von der Wand reißen. Ich habe es zum Beispiel so gemacht, dass ich meinen Herd (zwei uralte Elektroplatten, die mich arm gemacht haben) mit einem aus dem Baumarkt besorgten Arbeitsplattenrest abgedeckt habe und diesen Platz jetzt als Anrichte nutze. Das kann man aber wahrscheinlich nur machen, wenn man Single ist oder alle an einem Strang ziehen und mitmachen.
Backofen	kann noch zum Trocknen oder Dörren verwendet werden. Ist dann aber energieintensiv.
Mikrowelle	benötigen Sie aus den oben beschriebenen Gründen nicht mehr

Pfannen/Töpfe	eignen sich hervorragend als Kräutertöpfe
Kaffeemaschine	Hier will ich Gnade walten lassen. Wenn Sie sie noch brauchen, werde ich sie Ihnen nicht vergällen. Es geht mir ja nicht anders.

Was wir brauchen:

Messer*, Gemüseschneider, Sparschäler, Gemüsereibe (gibt's auch elektrisch), Gemüsehobel, Schalen und Schüsseln in unterschiedlichen Größen, Schneidbretter, Gläser für Smoothies (ich habe einfach Gurkengläser mit Schraubdeckel genommen), Keimgerät für Sprossen und Gräser, Sieb(e), Frischhaltedosen (gibt's auch BPA-frei), Knoblauchpresse usw.

* Ich warne vor scharfen Keramikmessern. Ich habe mich damit zwei Mal derb geschnitten, bevor ich das Messer – knick knack – entsorgt habe.

Für Fortgeschrittene und Ambitionierte:

Umkehrosmosefilteranlage, Glasballons, BPA-freie Plastikflaschen, Entsafter, Hochleistungsmixer mit Trocken- und Nassbehälter, wenn möglich, Stabmixer, Dörrgerät (Sedona) usw.

Das sind alles Vorschläge, die das Rohkostleben erleichtern. Es muss nicht alles und auch nicht alles auf einmal vorhanden sein! Und vielleicht ist die Liste auch noch nicht vollständig. Ich kaufe mir Dinge nach und nach, je nachdem, was ich gerade vorhabe und ausprobieren möchte.

Hier ein schönes Video von Nadine Hagen zu Utensilien, die Sie benötigen könnten:

http://goo.gl/VY0WQX

Nadine hat kürzlich ein Buch herausgebracht, dass sich mit der Umstellung auf Rohkost beschäftigt. Sie können es hier bestellen:

http://goo.gl/MOvCnb

Angst und Rohkost

Während des Verfassens dieses Büchleins habe ich bearbeitete Kapitel immer mal wieder an interessierte Bekannte und Verwandte gesandt. Ganz einfach deshalb, um zu erfahren, ob ich auf dem richtigen oder auf dem Holzweg bin.

Meist wurde ich ermuntert, weiterzumachen. Aber auf der anderen Seite bekam ich auch immer wieder Reaktionen, die von einer Art Angst vor der Rohkost zeugen.

Hier die populärsten Ängste:

- Ich werde nicht satt von »nur Rohkost«.
- Ich vertrage Rohkost nicht.
- Bei Rohkost habe ich keinen Genuss.
- Rohkost ist nicht (mehr) natürlich für den Menschen. Wir haben uns über die Jahrtausende an Kochkost gewöhnt.
- Obst und Gemüse sind zwar gesund, aber für mich ist das nichts. Ich brauche etwas Warmes im Magen.
- Ich kann nicht auf Fleisch verzichten. Das geht einfach nicht.
- Die Kochkost hat erst das Gehirn des Menschen wachsen lassen und uns dahin geführt, wo wir jetzt stehen.

Okay, ich kann diese Aussagen sehr gut verstehen, denn ich habe früher genauso gedacht. Nichts und niemand hätte mich von meinen Fleischtöpfen und -pfannen wegbringen können. Und warum auch? Es gab ja keinen Anlass dafür. Ich war der Überzeugung, dass ich mich bereits gesund ernähre, indem ich Verarbeitetes weitgehend weggelassen habe, auf Milchprodukte und Nahrungsmittel mit Zucker und Mehl verzichtete sowie gesundes Salz und sauberes Wasser konsumierte. Nie und nimmer wäre mir in den Sinn gekommen, dass die grundlegendste und für die meisten nicht denkbare Ursache vieler degenerativer Krankheiten im Allgemeinen und meiner Fettsucht im Speziellen (neben der Störung des Hypothalamus) in der Verspeisung erhitzter Nahrung liegt.

Wenn das Wort »Rohkost« fiel, hatte ich Bilder im Kopf vom an der Möhre nagenden klapperdürren Freak mit Schweppes™-Gesicht oder von kargen Mahlzeiten mit einer halben Tomate und einem verwelkten Salatblatt auf dem Teller oder der spleenig grinsenden Ökomutti mit Spinatblättchen zwischen den vergilbten Zähnen. Ähnliche Bilder herrschen sicher in den meisten Köpfen »da draußen« vor. Oder? Kopfkino!

Die Angst kann ich Ihnen nicht nehmen, denn die würde man erst loswerden, wenn man es selber probiert und vor allen Dingen richtig macht. Ich kann nur aus meinem Erfahrungsschatz berichten und auf die Erfahrungen anderer verweisen, die zeigen, dass es nicht so ist.

Kurz zu den einzelnen Punkten. Wenn Sie das Folgende irgendwo schon mal gelesen haben oder noch lesen werden, so ist das beabsichtigt, denn durch die Wiederholung prägt sich ein Sachverhalt ein.

Ich werde nicht satt von »nur Rohkost«.

Doch, das werden Sie. Vielleicht braucht es aber erst mal eine Art Umstellung, die mit Unwohlsein, Hunger und Entgiftungskrisen einhergeht. Ihr Vor-Rohkost-Stand ist der, dass Ihr Körper nicht genügend Nährstoffe aus der üblichen Kochkost erhält und suchtartig nach Sättigung aus eben dieser Kochkost verlangt. Dies ist konditioniertes, antrainiertes, anerzogenes Verhalten und bedarf eines Umlern- oder Erinnerungsprozesses.

Ihr Körper wird jedoch in kürzester Zeit lernen, dass er jetzt mit dem versorgt wird, was er so lange vermisst hat und was er dringend benötigt. Durch die faserreiche Vitalkost wird sich der Verdauungstrakt relativ schnell erholen und säubern und kann sukzessive die Nährstoffe besser aufnehmen und diese optimal zu den Zellen transportieren. Optimal versorgte Zellen senden Signale an das Gehirn, dass nichts mehr benötigt wird und kein Hunger mehr vorhanden ist. Ergo: Sie sind satt.

Das kann aber auch von Nachteil sein, wenn man, wie ich gerne isst. Man könnte noch mehr verdrücken, erhält aber die Information, dass nichts mehr reinpasst und jetzt bitte mal Schluss ist mit der Fresserei.

Ganz leicht erreichen Sie diesen Zustand, wenn Sie grüne Smoothies trinken, die innerhalb von 20 Minuten die Zellen sättigen. Auch durch die Regenerierung der Magensäure wird die ankommende Nahrung perfekt verdaut und macht lange satt. Also keine Angst vor dem kleinen oder großen Hunger.

Ich vertrage Rohkost nicht.

Es kann sogar stimmen, dass Sie Rohkost nicht mehr vertragen. Wenn Sie mit dieser Annahme unwirsch auf einer Karotte kauen anstatt auf Ihrem gewohnten knusprigen Hühnerbein und mit dem Hintergrund der fehlenden Magensäure und eines verdreckten Darms gewaltig gärige Blähungen erzeugen, dann kann Ihnen schon der Gedanke kommen, dass Rohkost nicht für jeden und auf jeden Fall nichts für Sie ist. Möglicherweise kommt noch Kopfschmerz, Unwohlsein, Fahrigkeit und Nervosität hinzu. Und schon ist das hehre Experiment gescheitert.

Hier hilft es erst einmal zu wissen, weshalb man allgemein überhaupt Rohkost bevorzugen sollte und das persönliche WARUM zu klären. Das persönliche WARUM kann das hartnäckige Übergewicht oder die Krankheit sein, die man loswerden möchte. Das allgemeine WARUM ist die Erkenntnis, dass nur lebende Nahrung optimal mit Enzymen, Mineralien und Vitaminen versorgt und dass der erbärmliche Rest eher das Gegenteil bewirkt.

Beginnen Sie auch hier langsam mit der Umstellung auf Rohkost und probieren Sie auch unbedingt grüne Smoothies. Diese werden im Allgemeinen prima vertragen. Nach einer Weile werden Sie merken: Auch ich vertrage Rohkost, und sie tut mir gut.

Bei Rohkost habe ich keinen Genuss.

Klar, das war auch einer der Gründe, warum ich mich so lange geziert habe. Rohkost hat mich nicht befriedigt. So schreibe ich es auch in meinem ersten Buch *Die Adipositas-Kur*. Ich habe lieber gedünstetes Gemüse gegessen, weil es mich eher zufriedengestellt hat, sowohl von der Konsistenz als auch vom Geschmack her.

Wenn ich nicht das Problem des Wiederzunehmens nach der Kur gehabt hätte, wäre ich wahrscheinlich auch jetzt noch bei der Kochkost und dieses Buch wäre nie geschrieben worden.

Nun zum Genuss. Ich bin Genussesser und würde auf keinen Fall etwas ohne Geschmack essen wollen. Auch wenn mir die »Möhre ohne alles« zum Hals raushängt, schmeckt mir der Möhrensalat mit Apfelstücken, Himalaja-Salz, Pfeffer, Olivenöl und Knoblauch hervorragend. Es ist nur eine Frage der Zubereitung. Wo das Wissen um die Zubereitung schmackhafter Rohkostgerichte fehlt, kann und sollte es erlernt werden, um Gefallen daran zu finden. Das Kochen muss(te) auch gelernt werden. Ich weiß, es ist natürlich mit Arbeit verbunden … Doch es lohnt sich!

Rohkost ist nicht (mehr) natürlich für den Menschen.
Wir haben uns über die Jahrtausende an Kochkost gewöhnt.

Preisfrage: Für wen ist Kochkost noch »natürlich« außer für uns Menschen? Antwort: Für niemanden. Keine andere Spezies auf der Welt würde freiwillig und ohne menschliches Zutun denaturierte Speisen verzehren. Für alle ist Rohkost natürlich. Keiner kocht sich von Natur aus irgendetwas oder wird mit Bratpfanne und Kochtopf geboren. Nur wir ach so schlauen Menschen denken, dass wir ohne Kochkost nicht überleben würden. So weit her kann es mit der menschlichen Intelligenz nicht sein, wenn wir freiwillig Sachen als gesund für uns bezeichnen, die uns krank und fett machen und uns früh Gevatter Tod überstellen.

Wir haben uns nicht an Kochkost gewöhnt. Vielmehr ist es ein ständiger Kampf unseres Körpers gegen die Einflüsse degenerierter Nahrung auf unseren Organismus, den er letztendlich verlieren wird. Wenn er nämlich keine körpereigenen Enzyme mehr zur Verfügung hat, wenn er von Mineralien und Vitaminen befreit auf keine eigenen Reserven mehr zurückgreifen kann, wenn er verstopft ist mit dem ganzen Müll, den wir jahre- und jahrzehntelang in uns reingefressen haben – ja, dann werden wir krank, dann werden wir fett, dann geht's in Richtung Urne.

Obst und Gemüse sind zwar gesund, aber für mich ist das nichts. Ich brauche etwas Warmes im Magen.

Mit »etwas Warmes« meinen Sie wahrscheinlich gekochte Speisen?! Okay, das ist verständlich, aber beruht auf Suchtverhalten. Wissen Sie, was mich grundsätzlich am Veganismus stört? Veganer mit ihren auf jeden Fall hehren Motiven, die aufgrund der industriellen, unmenschlichen Massentierhaltung auf Fleisch, Milch, Eier, Honig in ihrer Ernährung verzichten und Lederjacken, Schuhe aus Tierhaut und Pelze meiden wie der Teufel das Weihwasser, stört es nicht, wenn ihre gesunde pflanzliche Kost **kaputtgekocht** wird. Das macht diese Kost nämlich letztlich nicht viel wertvoller als die Kost der StiNos, der Stinknormalen.

Veganismus ist gerade dabei, der neue Trend für die besserdenkenden, besserverdienenden, einfach »besseren« Menschen zu werden. Ich will das gar nicht verurteilen, da es ein Schritt in die richtige Richtung ist. Nur ist der Ansatz nicht konsequent zu Ende gedacht. Darauf bin ich jedoch schon weiter oben eingegangen.

Ich kann nicht auf Fleisch verzichten. Das geht einfach nicht.

Stellen Sie sich mal vor, wie es gewesen wäre, wenn Sie vor – sagen wir mal – drei Millionen Jahren geboren worden wären. Ihre Eltern wären hauptsächlich Sammler gewesen. Jagen brauchte man noch nicht, da die klimatischen Bedingungen in Afrika ganzjährig eine Fülle an frischen pflanzlichen Nahrungsmitteln bereithielten. Das war erst nötig geworden, als die Auswanderung in unwirtlichere Gefilde mit kälteren Jahresabschnitten und kargerer Vegetation einsetzte. Feuer war lediglich ein Naturphänomen, wenn der Blitz eingeschlagen hatte. Sie hätten im Einklang mit Ihrer Umgebung in einer Sippe oder Stamm zusammengelebt und müssten nur töten, um sich gegen Raubtiere zu verteidigen.

Mit einsetzender »Ratio«, also dem Denken, kamen die ersten Menschen auf die Idee, dass man im Gegensatz zum damals herrschenden Konsens, sich natürlich zu ernähren, auch mal Raubtier spielen und sich andere Spezies »unter den Nagel reißen« könne, um diese widernatürlich zu verzehren. Nun gut, man wusste damals nicht, dass der menschliche

Verdauungstrakt nicht auf Fleischverzehr ausgelegt ist. Und beim Überleben hat es zudem auch geholfen.

Dieses Unwissen hat sich bis heute erhalten. Schließlich sterben wir nicht sofort daran, das zubereitete Fleisch schmeckt und die Verdauung scheint auch keine Probleme zu bereiten. Stellen sich Zipperlein ein, bringen wir sie nicht in direkte Verbindung mit unserem Essen. Wir gehen zum Arzt unseres Vertrauens und lassen uns eine Chemiekeule verschreiben, die schon alles wieder ins Lot bringen wird. Ernähren wir uns halbwegs gesund, kann das auch sehr lange sehr gut gehen.

Tauchen aber Probleme wie starkes Übergewicht, Krebs oder andere degenerative Krankheiten auf, rufen die Menschen nach Hilfe. Die Dummen sterben zwar nicht (gleich) aus, aber die Intelligenteren beginnen zu erkennen und zu akzeptieren, woran es liegt. Doch nur ganz, ganz wenige bewusste Menschen sind mit dieser Erkenntnis in der Lage, die Vernunft walten zu lassen, und ernähren sich wieder, wie es die Natur für die Spezies Homo sapiens vorgesehen hat. Sie gesunden an Körper und Geist und haben ein langes, erfülltes Leben.

Wozu zählen Sie sich?

Fleischverzehr – meistens in gekochter oder gebratener Form (denn anders schmeckt Fleisch ja wie Aas) ist eine jahrtausendealte Konditionierung, weitergegeben von Generation zu Generation. Fleisch wurde vor nicht allzu langer Zeit, als sich die Menschen noch erheblich mehr bewegt haben, auch nur selten verzehrt: an Feiertagen oder als berühmter »Sonntagsbraten«. In der heutigen bewegungsarmen Zeit darf es jedoch täglich Fleisch oder Wurst sein! Fleisch ist mein Gemüse – heißt ein erfolgreicher Roman von Heinz Strunk (Ich liebe den Humor von Heinz Strunk!).

Selber wollte ich auch nicht vom Fleische lassen. Um keinen Preis der Welt. Ich kann diese Angst also sehr gut verstehen. Es geht bei der Frage Fleisch ja oder nein im Grunde nur um die intellektuelle Einsicht und die Grenze dessen, was man bereit ist, an Leid der Kreatur auf Dauer zu ertragen. Die Entscheidung liegt, wie immer übrigens, bei Ihnen.

»Die Kochkost hat erst das Gehirn des Menschen wachsen lassen und uns dahin geführt, wo wir jetzt stehen.«

Ich mache es kurz: Nicht auszudenken, wie schön und friedlich und gerecht unsere Welt wäre, wenn die Kochkost und der Fleischverzehr nie Einzug gehalten hätten. Oder finden Sie diese Welt, die ein Produkt unserer (kranken?!) Hirne ist, so in Ordnung?

Folgen Sie diesem Link zu einer brandneuen Website, die aus anderer Sicht (31!) Gründe für eine rohköstliche Ernährung nennt:

http://goo.gl/tNmUuR

Robert Gladitz ist mit seinem Rohkost 1 x 1 auch auf Facebook vertreten und bietet oft genial einfache Rezepte und darüber hinaus weitere interessante Anregungen an.

Was gern bei veganer Rohkost falsch gemacht wird

- Es wird im Grunde zu wenig gegessen. Bedenken Sie, dass zum Beispiel grünes Blattgemüse oder auch normales Gemüse sehr wenig Kalorien hat. Machen Sie sich einen Salat, dann müssen Sie diesen sehr gut kauen, um ihn gut zu verdauen und alle Nährstoffe zu erhalten. Das wird aber meist nicht gemacht.
- Wenn Sie Hunger haben, während Sie vegane Rohkost praktizieren, machen Sie etwas falsch. Essen Sie mehr. Das ist die einzige Kostform, bei der Sie so viel essen sollen und können, wie Sie wollen.
- Das hat aber nichts damit zu tun, dass Sie nicht ein wenig hungrig werden sollten, bevor Sie wieder etwas essen oder einen grünen Smoothie genießen. Denn erst dann nehmen die Zellen 100 Prozent auf, ansonsten nur ca. 15 Prozent. Ich weiß, dass das schwerfällt, und ich mache es auch nicht immer. Das kommt noch aus der Zeit, in der wir uns überfressen haben. Lassen Sie sich Zeit und vergeben Sie sich dieses.
- Einzellertum! Suchen Sie sich Gleichgesinnte! Sie sind nicht der oder die Einzige, die oder der sich auf vegane Rohkost umstellt oder es praktiziert. Man hat aber in der Anfangszeit das Gefühl, als ob dies so wäre. Kaufen Sie sich Bücher, in denen Menschen ihre positiven und negativen Erfahrungen teilen, Ihnen Rezepte geben und Sie auf Ihrem Weg begleiten.
- Es gibt auch einen reichen Erfahrungsschatz im Internet. Besuchen Sie Foren, Blogs, Gruppen (zum Beispiel auf Facebook oder Yahoo). Wir leben im Informationszeitalter. Vernetzen Sie sich. Es geht auch im persönlichen Kontakt. Und der ist eigentlich das, was letztendlich zählt.
- Kombinieren Sie nicht zu oft fetthaltige Nüsse und zuckerhaltige Trockenfrüchte. Essen Sie auch nicht lediglich Nüsse oder nur Datteln oder Rosinen. Diese Kombination oder das alleinige Essen dieser Nahrungsmittel lässt das Gewicht leicht ansteigen. Vertrauen Sie Ihrer Intuition und konsumieren diese beiden Bestandteile nur in kleinen Mengen zusammen mit einer chlorophyllhaltigen und nährstoffreichen Nahrung.

Orientieren Sie sich Pi mal Daumen an der **Rohkostpyramide**

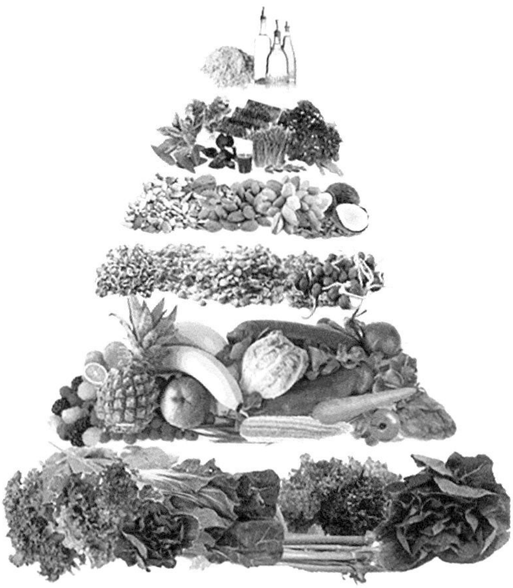

Sehr selten oder sparsam:
Kaltgepresste Öle
Kräuter, Weizengras, Seegras etc.

Gelegentlich:
Nüsse und Saaten
Sprossen und Hülsenfrüchte

Häufig:
Obst und Gemüse als Mahlzeiten und rohe Zwischenmahlzeiten.

- Häufig fehlt auch die Abwechslung und es wird immer das Gleiche gegessen. Hierin liegt eine große Gefahr, wieder in die Kochkost abzurutschen. Eignen Sie sich in kleinen Schritten einige leckere Rohkostrezepte an. Diese müssen nicht unheimlich kompliziert sein, sondern sollten einfach und schnell mit wenigen Zutaten zubereitet werden können. Dazu gibt es einiges im Internet oder in Büchern zu finden. In Ihrer Nähe gibt es sicher auch einige Gleichgesinnte, die mit Rezepten und Erfahrungen weiterhelfen können. Sie sind nicht allein. Auch wenn es (zu Anfang) so aussieht.
- Wenn mir ein Salat oder eine Speise langweilig wird, dann suche ich mir etwas Neues und bereite es mir zu.
- Viele Rohköstler und Kochkost-Veganer orientieren sich bei ihrer Essensauswahl an Fertigprodukten, die als »Ersatz« für herkömmlich bekannte tierische Produkte herhalten sollen. Diese haben sicher ihre Vorteile, sind aber auch recht teuer und hochkalorisch und sollen den Verstand etwas austricksen, da sie eine »normale« Ernährungsweise vortäuschen, die gesellschaftlich eher anerkannt ist. So täuscht man sich aber meiner Meinung nach nur selber und ist nicht vollkommen überzeugt von seiner neuen Lebensweise. Als Übergang ist das aber okay. Letztendlich schenkt uns die Natur alles in der Form, die ideal und perfekt ist. Man muss sich auch keine Salate oder roh-vegane Kuchen herstellen, aber es hilft dabei, etwas mehr Abwechslung zu haben.

- Vielleicht gewinnen Sie den Eindruck, dass eine Ernährungsweise sehr kostspielig ist, wenn man sich häufig von diversen verarbeiteten, aber noch weitgehend unzerstörten Nahrungsmitteln ernährt. Ich habe die Erfahrung gemacht, dass ich nicht mehr Geld ausgebe, als wenn ich bei Kochkost geblieben wäre. Ich muss allerdings auch aufpassen, dass ich nicht immer das Gleiche esse und mehr Abwechslung in den Speiseplan bringe.
- Unordnung! Schaffen Sie sich Platz in Ihrer Küche um Ihr Essen zuzubereiten. Viele herkömmliche Geräte werden Sie nicht mehr brauchen. Eine unaufgeräumte Küche lädt nicht zum Verweilen, geschweige denn zum freudvollen Zubereiten der Mahlzeiten ein.
- Fehlende Lebensmittelauswahl! Haben Sie immer genügend unterschiedliche Obst- und Gemüsesorten bereitliegen. Sie sollten aber nur dasjenige da haben, auf das Sie auch Appetit haben. Hier hilft ein wenig Planung. Ich plane meist für den aktuellen Tag oder vielleicht noch den nächsten, wenn ein Wochenende ansteht oder ein Feiertag, an dem die Geschäfte geschlossen sind.
- Ich habe auch festgestellt, dass sich im Laufe der Umstellung auf Rohkost meine Vorlieben für einzelne Obst- und Gemüsesorten gewandelt haben. Einmal war ich scharf auf saure Gurken, dann wieder auf Champignons oder auch mal auf Rosinen. Dann gab es wieder Phasen, in denen ich diese nicht mehr leiden konnte. Der Geschmack wandelt sich. Hören Sie auf Ihren Appetit. Momentan bin ich ein Salatgurken-Salatjunkie und liebe scharfe Knoblauchsoße.

  Dies ist ein ganz wichtiger Punkt, der wahrscheinlich mit entscheidet, ob Sie weiter rohköstliche Vitalkost zu sich nehmen oder wieder zur Kochkost zurückkehren. Wenn es beginnt, fade zu werden, Ihnen ein Obst oder ein Gemüse nicht mehr schmeckt, das Ihnen vorher vorzüglich geschmeckt hat, so ist das ein ganz normaler Vorgang. Wie gesagt: Der Geschmack wandelt sich. Und zwar verlangt Ihr Körper immer das, was er gerade am meisten braucht, um irgendeinen Mangel damit abzudecken. Bei den Boutenkos ist das auch aufgetreten. Als ihnen der immer gleiche Salat zum Hals heraushing, gingen sie in eine örtliche Salatbar und aßen erst verschiedene Gemüse- und dann Obstsorten. Jeder hatte eine andere Auswahl auf dem Teller. Bei Sergej waren es Mangos und Blaubeeren, bei Valya Feigen und Oliven. Sie kamen öfter und meist waren es die gleichen Dinge, die sie aßen.

  Als sie später bei einem Arzt vorstellig wurden, der Sergej riet, Mangos und Blaubeeren zu essen, um seine Bauchspeicheldrüse zu unterstützen, und Valya Oliven und Feigen, da diese gut gegen ihr Asthma seien, wussten sie, dass sie sich auf die Weisheit ihres Körpers verlassen können.

  Es ist also nicht verwunderlich, wenn Sie eine unbestimmte Zeit lang immer wieder Appetit auf ein und dieselbe Speise haben und mit einem Mal überhaupt nicht mehr.

Das wäre der richtige Zeitpunkt, sich mit weiteren alternativen Rohköstlichkeiten zu beschäftigen und diese in den Alltag zu integrieren. Irgendwann würde jede Speise langweilig werden, wenn es nur noch diese zu essen gäbe.
Denken Sie auch daran, dass Ihr Ziel ist, schlank zu werden und dieses neue Gewicht ohne Probleme halten zu können. Obendrein gibt's eine bombastische Gesundheit, Energie hoch 10 und voraussichtlich ein langes gesundes Leben.

Verstopfung, Blähungen, unregelmäßiger Stuhlgang

Ich möchte Ihnen hier ein paar Tipps geben, damit Ihnen die in der Überschrift genannten Dinge möglicherweise nicht widerfahren. Sie sollten jedenfalls wissen, mit was Sie möglicherweise rechnen können, wenn Sie sich auf Rohkost umstellen.

Am Anfang wahrscheinlich jeder Ernährungsumstellung kann es zu Beschwerden kommen, die mit der neuen Essensweise und mit noch vorhandenen unsauberen Zuständen in Ihrem Verdauungskanal zu tun haben.

Der Darm ist durch die jahrzehntelange Fehlernährung mit gekochten, denaturierten Speisen sowie Milch und Fleisch, auf die er gar nicht ausgelegt ist, dahingehend verschmutzt, dass er mit Toxinen und Schlacken (Ablagerungen, die uralt und steinhart sein können) belastet ist. Dadurch gelangt letztendlich nicht mehr viel von den Nährstoffen ins Blut und in die Zellen, da sozusagen der wichtigste Pförtner seinen Dienst nur noch nach Vorschrift macht. Dies kann er immer weniger, je dauerhafter er geschädigt wird.

Vielleicht ist auch schon die Mikrobenbilanz in den negativen Bereich abgerutscht. Das heißt, es fehlen (gute) Darmbakterien, die dabei helfen, die ankommende Nahrung aufzuspalten, und den Aufbau sowie den Erhalt der Darmschleimhaut unterstützen. Darüber hinaus sind sie an der Abwehr von (schlechten) Viren, Pilzen und Bakterien beteiligt, die sich sonst vermehren können.

Wird das Gleichgewicht der Darmflora durch falsche Ernährung oder/und Medikamente ins Wanken gebracht, haben wir den schwarzen Peter gezogen. Wenn wir ihn nicht bis zum Ende des Spiels behalten und verlieren wollen, müssen wir ihn loswerden. Das heißt aber nicht, dass ihn ein anderer ziehen soll, sondern nur, dass wir ihn selber für uns nicht mehr haben wollen.

Kommt jetzt unvermittelt gesunde Nahrung an, weiß der Darm erst gar nicht viel damit anzufangen und lässt alles ordentlich gären, was zu den berüchtigten Blähungen führt.

Durchfall oder Ausbleiben des Stuhlgangs für eine bestimmte Zeit sind nicht selten. Natürlich kann es auch zum Aufblähen des Bauches kommen.

In einem solchen Fall würden sich eine gründliche Darmreinigung und Einläufe anbieten, die weiter unten beschrieben werden. Sinnvoll ist auch die anfängliche Zuführung von probiotischen Darmbakterien.

http://goo.gl/9ddTkR

Im Daily Plus oder Daily Biobasic sind auch probiotische Kulturen enthalten.

Sie sollten sich auf jeden Fall anfangs mit den Beschwerden arrangieren, da sie fast unvermeidlich sind. Sie könnten der Meinung sein, dass der Mensch Rohkost, also unsere naturgegebene Nahrung nicht verträgt. Es handelt sich aber »nur« um einen Umgewöhnungsprozess und der ist meist mit Unannehmlichkeiten verbunden. Wenn der Darm rein und mit guten Bakterien besiedelt ist, verträgt er Rohkost wieder.

Nichtsdestoweniger kann es aber auch in der Folgezeit zu Blähungen oder Verstopfung kommen, oder dass mit Stuhlproblemen zu kämpfen ist.

Es handelt sich um das, was wir essen, wie viel davon und in welchen Kombinationen wir diese Nahrungsmittel zu uns nehmen, was diese Dinge hervorrufen kann.

Mit Verstopfung ist nicht der ausbleibende Stuhlgang gemeint, sondern das aufgeblähte Völlegefühl nach einer Mahlzeit, die wir entweder falsch kombiniert haben, von der wir zu viel oder zu einem falschen Zeitpunkt gegessen haben. Ja, essen kann so kompliziert sein! Naja, jedenfalls bis man sich die Prinzipien einverleibt hat. Dann sollte alles gut funktionieren.

Nun im Einzelnen

Falsche Kombination von Nahrungsbestandteilen

Generell gilt, dass eine Monomahlzeit das Beste und Verträglichste ist, was man essen kann. Das heißt, Bananen, Tomaten oder Gurken zum Beispiel, ohne etwas hinzuzufügen gegessen, verursachen keine Schwierigkeiten.

Wasserhaltige Früchte werden schneller verdaut als beispielsweise schwer verdauliche Nüsse. Ein Rohkostkuchen mit Nuss-Trockenfrüchte-Boden liegt schwerer im Magen (Blähbauch) als eine Wassermelone. Daher würde ich davon auch nur zu ganz besonderen Anlässen naschen.

Einfachzucker (Obst) und **Mehrfachzucker** (stärkehaltiges Gemüse) **gemeinsam** verspeist, verursachen Alkohol und Winde im Darm. Daher sollten Sie diese nicht zusammen essen. grüne Smoothies sind davon ausgenommen, da Blattgemüse nicht zum stärkehaltigen Gemüse zählen. Sie sind sehr bekömmlich, da sie durch die Zerkleinerung schon vorverdaut sind.

Zu viel Fett (Öle, Avocados, Nüsse) allein oder in Kombination mit Früchten kann den Blutzuckerspiegel steigen lassen und außerdem zu Durchfall und auch Blähungen führen. Tierisches Eiweiß (das wir jetzt sowieso nicht mehr essen) und Kohlenhydrate zusammen gegessen verursachen Blähungen.

Trinken zu den Mahlzeiten oder im Anschluss kann zur Verdünnung der Magensäure führen, die das Essen nicht mehr richtig zersetzen kann. Zwanzig Minuten vor dem Essen kann getrunken werden.

Der falsche Zeitpunkt

Pausen zwischen den Mahlzeiten sind wichtig. Faustregel: Mindestens zwei bis drei Stunden zwischen den Mahlzeiten verstreichen lassen, damit sich Nahrungsmittel mit unterschiedlicher Verdauungsgeschwindigkeit nicht vermischen können.

Nach der TCM (traditionelle chinesische Medizin) sollte das Frühstück zwischen sieben und neun Uhr eingenommen werden, wenn der Magen sein Aktivitätsmaximum erreicht hat. Das gleiche Prinzip gilt, wenn es ums Abendessen geht. Sie sollten Ihr Abendessen recht früh nehmen, da nach 17 Uhr der Magen sein Aktivitätsminimum erreicht. Jedenfalls ist es nicht ratsam, noch eine große Mahlzeit einzunehmen, wenn es gleich danach ins Bett gehen soll. Dann kann es zu Schlafproblemen, Völlegefühl oder Blähungen kommen. Man kann das nicht immer einhalten, es ist aber eine Überlegung wert.

Die Reihenfolge

Essen Sie erst leicht Verdauliches wie zum Beispiel Gurken, danach schwerer Verdauliches wie Nüsse. Das sollte die Regel sein. Aber wer hält sich schon immer daran?

Das Falsche überhaupt?

Gibt es Nahrungsmittel – einmal abgesehen von den toten, verarbeiteten, degenerierten –, die uns eher Energie rauben, als sie uns zu schenken? Nun, hier bewegen wir uns in einem Bereich, der zwar durch gewöhnliche Muskeltests erwiesen wurde, der aber meiner Meinung nach die Auswahl an schmackhaften Gerichten stark einschränkt. Besonders, wenn man auf genau diese Nahrungsmittel »abfährt« und sie nicht aus seinem Speiseplan streichen möchte. Die Rede ist von Andreas Schauffert, der herausgefunden hat, dass bestimmte Nahrungsmittel uns mit Energie versorgen und andere uns Energie rauben. Hier finden Sie eine Liste der Produkte mit den entsprechenden Energiewerten:

http://goo.gl/8KaAPr

Zum Beispiel haben Zwiebel, Tomate und Blumenkohl energieraubende Eigenschaften. Ich will aber darauf nicht verzichten, da zum Beispiel Tomaten eine meiner Lieblingszutaten in Salaten sind. Entscheiden Sie! Bei Karotten, die auch nach dieser Liste nicht optimal sein sollen, merke ich es aber selber. Sie führen zu Verstopfung.

Zu viel?

Laut TCM sollten wir nur ca. 80 Prozent dessen essen, was wir essen würden, bis wir satt sind. Das heißt, wir sollen vor dem Sättigungsgefühl aufhören. Das ist sicher einer der schwersten Grundsätze, der einzuhalten sinnvoll wäre. Das Gleiche betreiben die Japaner, die den Ausspruch verwenden: Man sollte nach dem Essen immer noch ein bisschen Appetit auf mehr haben.

Zu schnell?

Verdauung beginnt im Mund. Sie sollten also nichts hinunterschlingen, langsam essen und vor allem alles gut kauen. So weit die Theorie. In der Praxis denken die meisten nicht lange nach und essen ohne nachzudenken, wie schnell oder langsam sie essen. Nun ja, irgendwoher müssen ja die zeitweiligen Blähungen kommen.

Machen Sie aber keine Wissenschaft aus der Esserei, sondern genießen Sie die Speisen. Mit der Zeit wird es einfacher werden und Sie werden automatisch die Dinge vermeiden, die Ihnen nicht bekommen.

Der Stuhl…

… sollte mit Rohkost und grünen Smoothies nicht mehr übel riechen, optimalerweise schön braun, voluminös und locker sein und keine Streifen in der Schüssel und nur geringe Spuren am Papier hinterlassen. Und es sollte zwei bis drei Mal am Tag »passieren«. Ist er hart oder schleimig und nicht regelmäßig, ist irgendetwas von den obigen Dingen nicht in Ordnung. Aber jeder Tag bietet neue Chancen, die Ernährungsweise und die Verdauung auf Vordermann zu bringen. Also keine Panik!

Ist roh-vegan sexy? Aber ja!

Für viele Menschen ist Rohkost überhaupt nicht attraktiv. Häufig spuken in den Köpfen die Bilder von abgemagerten, »körnerfressenden« Ökogestalten herum, die alles andere als attraktiv daherkommen. Dabei ist es lediglich ein Vorurteil, das heutzutage gar nicht mehr stimmt. Sicher wird man immer noch auf den einen oder anderen Knochenkasper stoßen, der sich asketisch gibt. Auch diese haben ihre Berechtigung. Nur geht es auch ganz anders …

Jemand, der Rohkost richtig attraktiv macht und entsprechend aussieht, ist Markus Rothkranz, ein mit vier Jahren mit seinen Eltern aus Deutschland ausgewanderter Deutsch-Amerikaner mit einem netten kölschen Dialekt (wenn er denn mal deutsch spricht und hier weilt).

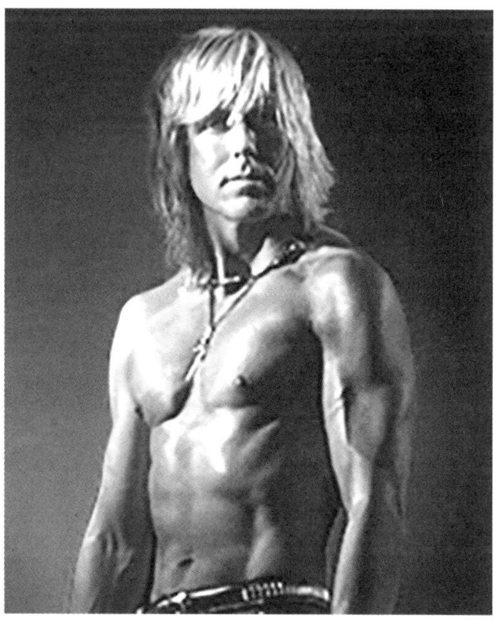

Markus Rothkranz ist mittlerweile 50 Jahre alt, hier auf dem Foto 45, sieht aber aus wie 30. Er ist (m)eine große Inspiration. Er ist ein inspirierender Redner in den Vereinigten Staaten und auch öfter in Deutschland unterwegs.

Nicht nur er, auch viele andere männliche und weibliche Rohköstler sehen jünger und attraktiver aus, als man es für ihr Alter erwarten würde.

Ein kleiner Test: Wie alt schätzen Sie die folgenden Personen?

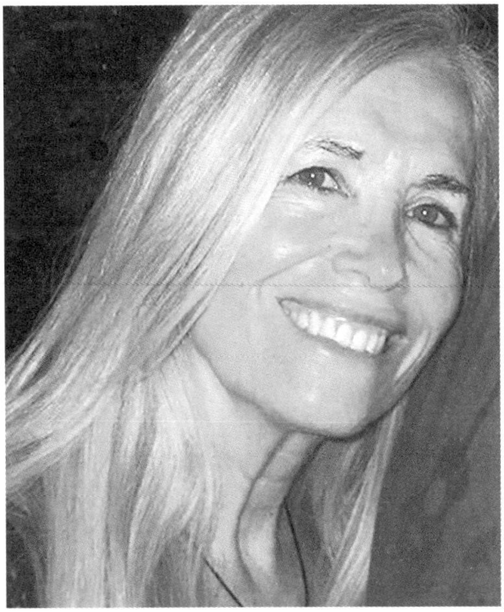

Mimi Kirk, Rohköstlerin, Rohkostautorin, Jahrgang 1938

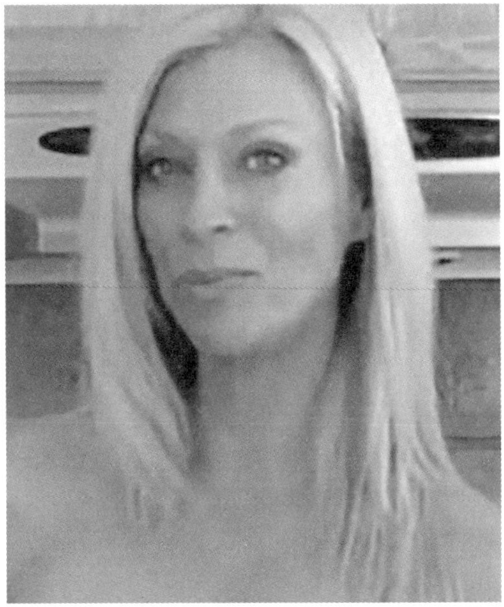

Carol Brotman, Rohkost-»Köchin«, 45 Jahre alt und Partnerin von Markus

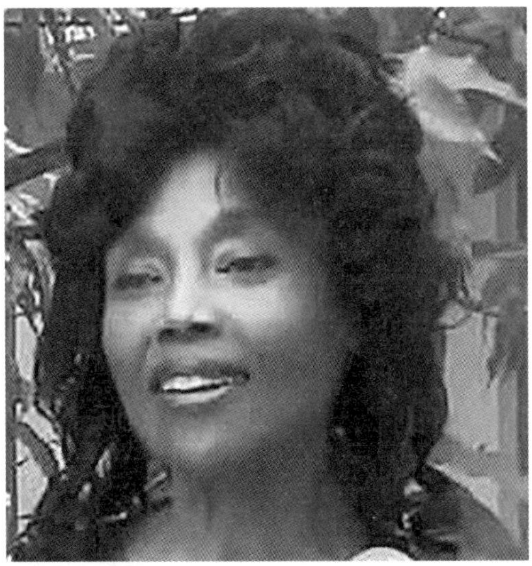

Anette Larkins, Rohkostpromoterin und Buchautorin, Jahrgang 1942

Und hier noch ein paar junge Männer:

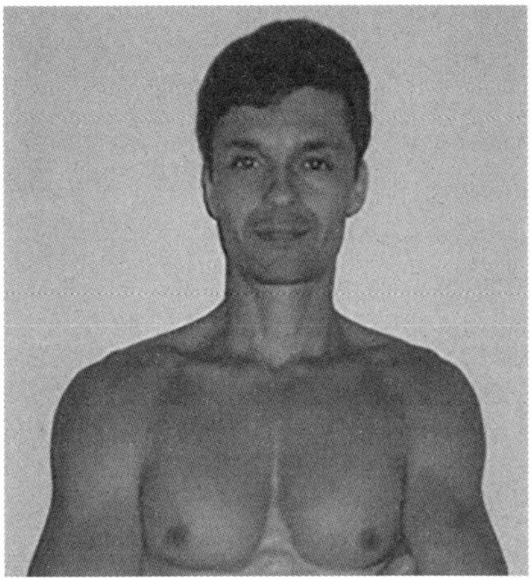

Roger Haeske, bekannt als der »40+«-Teenager bei YouTube, aktuell 46 Jahre alt.

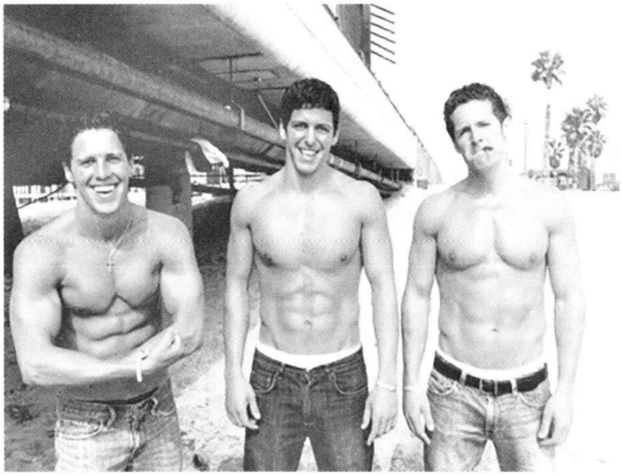

Die »Raw Brahs«, auf deutsch, die rohen Brüder, www.rawbrahs.com

Und noch ein paar hübsche Damen:

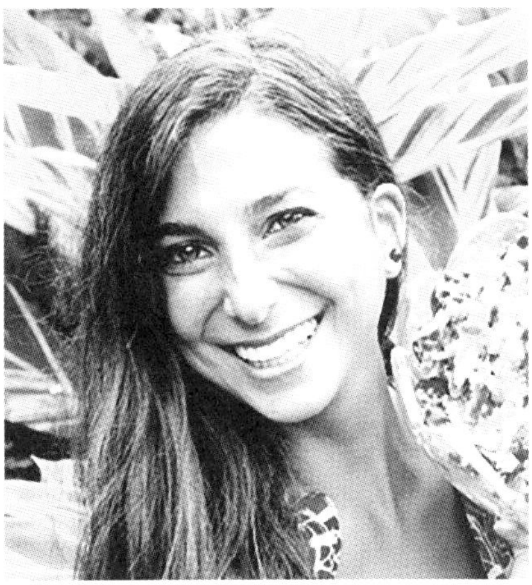

Kristina Carrillo-Bucaram, eine der bekanntesten Rohkost-Aktivistinnen im englischsprachigen Internet www.fullyraw.com

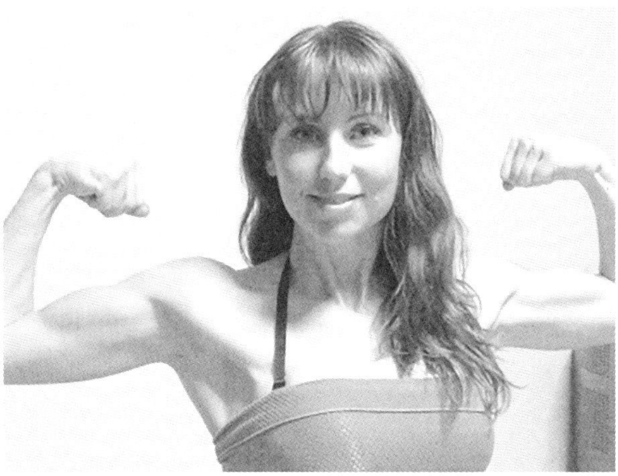

Freelee, The Banana-Girl, Bloggerin, www.thebananagirl.com

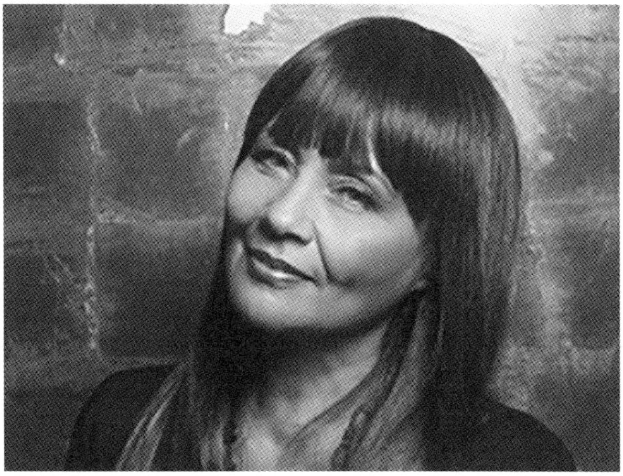

Karyn Calabrese – Sexy mit 65 http://goo.gl/uMMQD6

Das Schärfste zum Schluss. Wie alt schätzen Sie diese Dame?

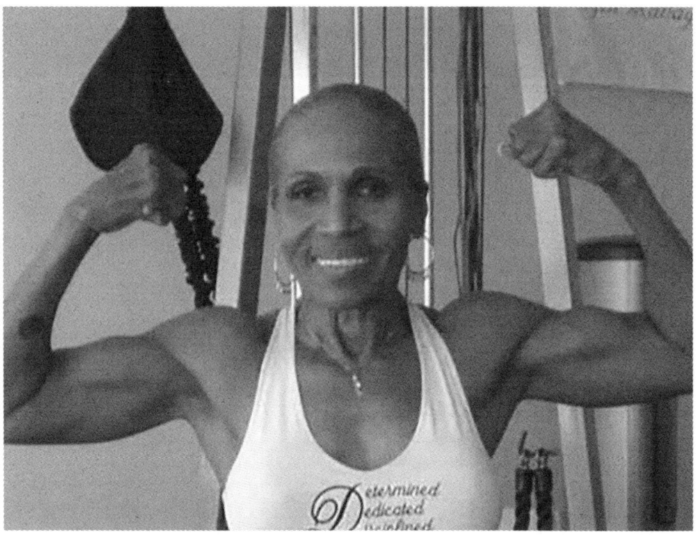

Mrs. Shepherd ist 80 Jahre alt. Wahnsinn!!!!

http://goo.gl/4XrmvA

So, das soll es erst einmal gewesen sein mit hoffentlich motivierenden Bildern und der Erkenntnis, dass man jung, sexy und gesund sein, bleiben und wieder werden kann, wenn man sich zu 100 Prozent von Rohkost ernährt. Sie finden eine Menge dieser Leute, wenn Sie bei Google und YouTube suchen. Viele habe ich nicht aufgenommen, weil es den Rahmen dieses Buches sprengen würde.

Suchen Sie nach:

David Wolfe, Ka Sundance (Die Rohkostfamilie), Nadine Hagen, Frederic Patenaude, Attila Hildmann (nicht 100 Prozent roh), Dave The Raw Food Trucker (hat mit Rohkost 200 Pfund abgenommen), Dan McDonald »The Life Regenerator«, Clent Manich (hat ebenso 200 Pfund mit Rohkost abgenommen) und so weiter.

Teil VI

Erfahrungen zur zweiten Hälfte der Diätphase

Dieses Buch nimmt Sie mit auf eine (meine) Reise zu einem für mich akzeptablen Gewicht und zu einem athletischen Körper. Das mache ich nicht, um mich unbedingt als narzisstische Persönlichkeit präsentieren zu wollen, sondern um Ihnen ein Beispiel zu geben, was unter Umständen möglich ist, wenn der Wille zu einer dauerhaften befriedigenden Veränderung und das Durchhaltevermögen groß genug sind. Ich kann Ihnen versprechen, diesen Willen habe ich. Obwohl ich auch Fehler mache und sicher auch zukünftig machen werde. Das ist menschlich, und das sollten Sie auch bei sich erkennen und verzeihen lernen.

Ich hatte wie schon bei *Die Adipositas-Kur* um die 93/94 Kilo eine unheimlich lange Stagnationsphase, wo sich wochenlang nichts bewegte. Genau dasselbe erlebte ich bei *Die grüne Adipositas-Kur* auch. Grund dafür ist das letzte hartnäckige Fett am Bauch und den Beinen, das einfach keine Ruhe geben will. Es ist darauf zurückzuführen, dass ich zu viel des Guten gegessen, zu viel Fett in Form von Nüssen, Avocados und Olivenöl zu mir genommen und – oh je – auch wieder rückfällig geworden bin in Bezug auf tierisches Protein mit milchhaltiger Knoblauchsoße und Schafskäse – ganz einfach, um auch mal wieder einen anderen Geschmack im Mund zu haben. Ich streue Asche auf mein Haupt, sehe es aber nicht als tragisch an, da ich es erkannte und es ändern konnte.

Bemerkt habe ich die Stagnation natürlich auf der Waage und am Körper selber. Hartnäckigerweise wollten Schwabbelbauch und Fettschicht an Gesäß und Beinen noch nicht leise Servus und Adé sagen. Ich musste also meine Strategie ändern.

Als Erstes habe ich erkannt, dass ich einfach zu viel gegessen und zu viele grüne Smoothies getrunken habe. Ich war nämlich immer so gestopft und satt wie eine Weihnachtsgans, dass ich unmöglich mehr hätte essen können. Es waren ca. 3 Liter grüne Smoothies, ein großer Salat am Vormittag und ein kleinerer am Abend. Ich habe dann die Literzahl von 3 auf 2 gesenkt und dabei den Anteil an Blattgrün beibehalten sowie den Fruchtanteil verringert. Das allein war schon eine Verbesserung der Kalorienbilanz, verringerte den Fruchtzuckeranteil und erhöhte dadurch den prozentualen Anteil an Nährstoffen aus dem Blattgrün. Den Wasseranteil im Smoothie habe ich von 700 ml auf 450 bis 500 ml verringert.

Bei den Salaten habe ich das ölhaltige Dressing – auch wenn es nur Olivenöl war – ebenso verringert und mehr Essigvariationen beigemischt. Ganz auf das gute Öl wollte ich aber nicht verzichten.

Zu den Salaten habe ich immer »gut« Himalaja-Salz hinzugegeben. Das ist aber, wie ich später feststellen musste, gar nicht nötig, wenn man mit den anderen leckeren Gewürzen ausreichend würzt. So wird der Wasseranlagerung in den Fettzellen entgegengewirkt. Ganz auf Salz würde ich jedoch nicht verzichten. Salz ist wichtig, aber nicht in den Mengen, wie ich es normalerweise verwendet habe.

Auch die Menge an Salat habe ich spaßeshalber halbiert und ich muss gestehen, das reicht auch. Ich fühle mich nicht mehr ganz so voll und etwas hungriger auf die nächste Mahlzeit. Und Sie erinnern sich: Wenn wir etwas (!) hungriger sind, nimmt der Körper mehr auf als bei immer noch vorhandener Sattheit.

Mein Training habe ich erweitert. Ich habe mir ein paar gute Laufschuhe gekauft und gehe drei bis viermal in der Woche eine Stunde laufen – zusätzlich zum Badminton und Krafttraining. Beim Laufen verbrennen Sie mehr Kalorien in kürzerer Zeit als zum Beispiel beim Radfahren, und es werden mehr Muskeln in Aktion versetzt. Wenn Sie auf Waldboden laufen oder im Park werden auch die Gelenke nicht zu sehr belastet. Bei erheblichem Übergewicht würde ich aber erst einmal mit Spaziergängen beginnen, die irgendwann in leichten Trab übergehen können. Auf jeden Fall sind gute, stabilisierende Laufschuhe anzuraten.

Das Ziel war die Eliminierung der letzten krankhaften Fettzellen und ein Gewicht um die 80 Kilo – sowie die Stabilisierung dieses Gewichts. Aber die Verringerung des Gewichts war mehr Wunsch- oder Falschdenken, denn ich habe in den letzten Monaten erheblich an Muskelmasse hinzugewonnen und musste erkennen, dass sich das von mir angestrebte niedrige Gewicht nicht erreichen lässt. Jedenfalls nicht, wenn man die erarbeiteten Muskeln behalten will. So habe ich es akzeptiert, dass ich um die 90 Kilo + bleibe und meinen Körper Zug um Zug umbaue. Es geht mir nicht mehr um Gewichtsverlust um jeden Preis – das ist mein ganz spezieller persönlicher Weg, der sich wahrscheinlich von Ihrem dahingehend unterscheidet, dass Sie vorerst »lediglich« Gewicht verlieren möchten.

Ich musste mir in Erinnerung rufen, dass das Buch von Dr. Simeons ja »Pfunde ***und*** Zoll« heißt und dass es nicht nur um das Gewicht geht, sondern auch um den Umfang und die Rückbildung, wenn nicht gar Auflösung der letzten verbliebenen krankhaften Fettzellen. Auch die Haut muss langsam »mitkommen«. So bemerke ich, dass die Haut- und Fettschicht graduell fester wird, sich das Bindegewebe also strafft, obwohl sich nichts auf der Waage tut. Ich brauche also Geduld, Geduld und nochmals Geduld.

Da ich geplant hatte, dieses Buch zu veröffentlichen, sich aber mein persönlicher Prozess zum Traumkörper noch etwas hinzieht, habe ich beschlossen, das Buch jetzt herauszubringen. Ich selber hatte vor, **sowieso** mit der Rohkost und der Bewegung im Allgemeinen und dem hCG im Speziellen weiterzumachen. Unter diesem Gesichtspunkt ist das folgende Kapitel zu betrachten.

Statistik und Fotos

In diesem Teil folgt die Analyse der Abnahmeerfolge. Ich habe es, anders als bei der normalen Adipositas-Kur hier in 5-Kilo-Schritten aufgeschrieben, da ich nicht mehr so viele Kilos abzunehmen hatte.

Die ersten 5 Kilo in 5 Tagen

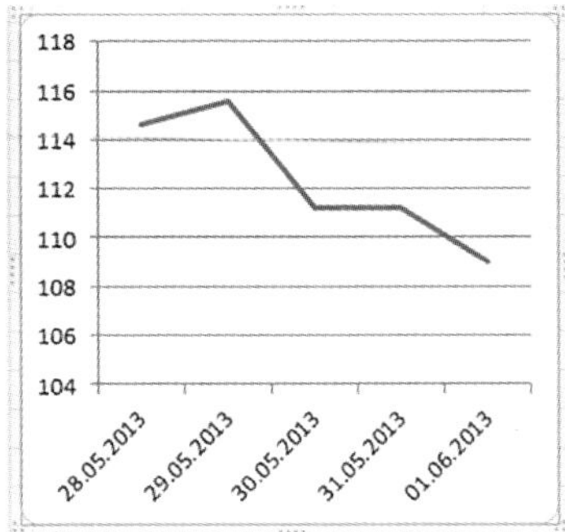

Wie zu erwarten war, gingen die ersten Kilos in enormer Geschwindigkeit runter. In den ersten Tagen scheidet man zuerst viel Wasser aus. Das ist trotzdem erstaunlich, da ich ansonsten mit der EGO-Ernährung aus gekochtem Eiweiß und Gemüse nichts abgenommen hatte. Und ich habe mich mit grünen Smoothies richtig satt getrunken. Zusätzlich gab es noch Tomaten und saure Gurken. Toll!

Ein Tag Gewichtsanstieg, zwei Tage Gewichtsverlust, ein Tag Stagnation

5 Kilo mit Fressrückfall in die Kochkost (oh oh!)

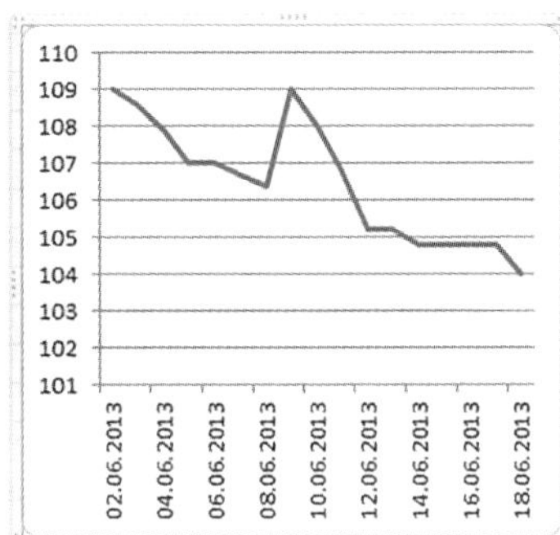

Diese Phase dauerte 17 Tage. Just in der Mitte bekam ich auf einmal einen mächtigen Jieper nach Brot und allem, was noch da war aus der Kochkostzeit. Das geschah nach einer Flasche Weißwein, die einfach alle Sicherungen hat durchbrennen lassen. Daher stammt die Haiflosse in der Kurve, die aber auch bedeutet, dass es am nächsten und übernächsten Tag wieder steil bergab ging. Ich schwöre, das war der bisher einzige Rückfall und soll es auch bleiben.

Es gab einen Tag mit höherem Gewicht am nächsten Tag. Zehn Mal fiel das Gewicht. An 4 Tagen stockte es.

Die dritten 5 Kilo – im Zickzack nach unten

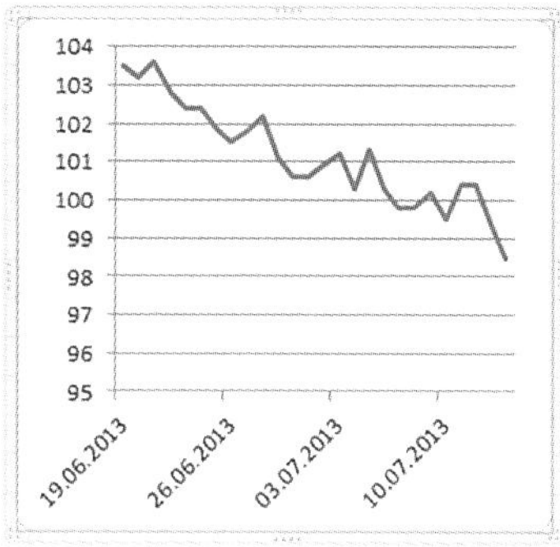

In meinem Buch *Die Adipositas-Kur* hatte ich einmal erreichte Gewichtsstände beibehalten und erst bei einem erneut niedrigeren Gewicht den Zähler nach unten gedreht. Das heißt aber auch, dass ich Schwankungen nach oben ausgeblendet habe. Mittlerweile bin ich »ehrlicher« und führe diese mit auf – einfach deshalb, um Ihnen zu zeigen, dass es völlig normal ist, wenn das Gewicht mal steigt und fällt. Wichtig ist, dass die Tendenz oder der Trend in die richtige Richtung zeigt.

Diese Phase dauerte 26 Tage.

Insgesamt gab es 8 Tage mit höherem Gewicht am nächsten Tag. Dreizehn Mal war das Gewicht am nächsten Tag geringer. An 4 Tagen stockte das Gewicht.

Die vierten 5 Kilo – Fehler, Fehler, Korrektur

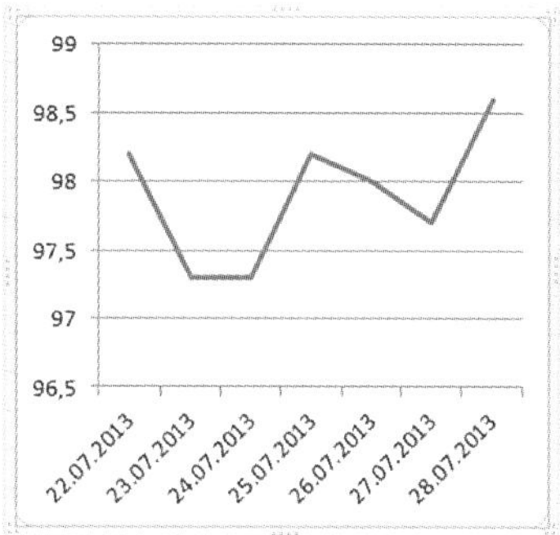

Diese Phase war geprägt von Stagnation und Gewichtsanstieg, da ich meine neueste Entdeckung (Kokosmilch aus dem Penny) mit in die Smoothies gemixt habe. Pro anderthalb Liter nur 100 ml, was aber mit 191 kcal zu Buche schlägt. Außerdem besitzt Kokosmilch 90 Prozent Fett. Gepaart mit der Hitze des Sommers und einer Weinschorle am Abend, war es mir fast unmöglich, abzunehmen.

Außerdem denke ich, dass die Salate, die ich mit Olivenöl angemacht habe, auch das ihre zum kleinen »Zwischenhoch« beigetragen haben:

Meine Konsequenzen daraus:

- keine Kokosmilch mehr in den Smoothie;
- nur noch moderat Salate, und wie am Anfang, mehr
- Gemüse und Obst in Einzelportionen;
- keinen Wein mehr.

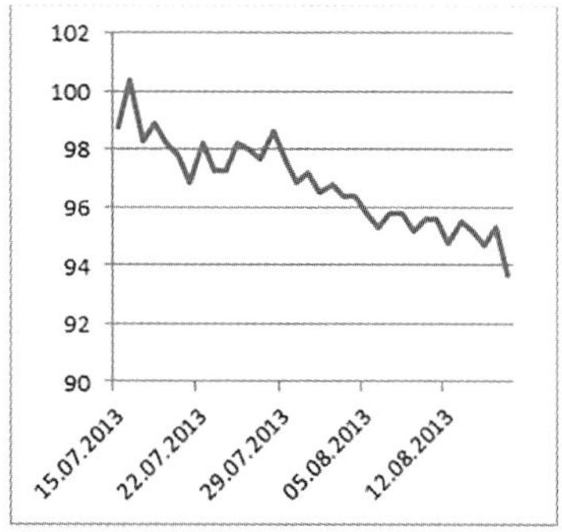

Ich schreibe dies hier in aller Deutlichkeit, um Sie vor diesen Fehlern zu bewahren.

Diese Phase dauerte 33 Tage.

Es gab 11 Tage mit höherem Gewicht zum nächsten Tag. 18-mal konnte ich einen Gewichtsverlust am nächsten Tag verzeichnen. An 3 Tagen war das Gewicht gleich dem Vortagsgewicht.

Dann ging eine ungeheuer lange Zeit nichts mehr hoch oder runter. Ich habe mich nicht mehr gewogen, da das Gewicht einfach konstant geblieben ist. Und ich habe es so angenommen, wie es war. Ich konzentriere mich jetzt auf den **Körperumbau**, bei dem auch das Gewicht gleich bleiben kann und/oder geringfügig schwankt. Aufgrund des Trainings bildet sich Muskelmasse. Das Fett schmilzt langsam, verfestigt sich immer mehr. Das heißt, es schwabbelt immer weniger. Die Haut bildet sich auch weiter zurück. Nur auf der Waage tut sich eben nicht mehr viel.

Was mir aber wichtiger ist:

- dass sich jetzt langsam der athletische Körper herauskristallisiert, wie ich es anvisiert habe;
- dass ich jetzt immer zellulär gesättigt bin und keine Angst mehr davor habe zuzunehmen, und auch nicht mehr dagegen ankämpfen muss;
- dass sich dadurch der Stresspegel enorm gesenkt hat;
- dass ich meine Ernährungsform gefunden habe, bei der ich mich energiegeladen und gesund fühle und bei der ich bleiben werde;
- dass sich die Falten aus dem Gesicht verabschieden und meine natürliche Haarfarbe wieder zum Vorschein kommt;
- Sicher ist noch nicht alles so, wie ich es mir wünsche. Es könnte schneller gehen mit der Hautstraffung. Aber hier ist Geduld gefragt und Konsequenz.

Aktuelle Bilder werde ich von Zeit zu Zeit auf meiner Unterwebseite

http://goo.gl/SpbWRb

veröffentlichen. Die Bilder auf Seite 147 sind die aktuellsten, aufgenommen zum Zeitpunkt des Erscheinens dieses Buches.

Mein Ziel ist aber noch etwas entfernt. Im ersten Buch hatte ich auch Jon Gabriel erwähnt, der ähnlich wie ich von knapp 190 Kilo Körpergewicht mit seiner speziellen Methode, der Gabriel-Methode, mehr als 100 Kilo abgenommen hat. Er hat dazu ein paar Jährchen gebraucht und nicht wie ich weniger als ein Jahr. Allerdings ist er jetzt so schlank und seine Haut hat sich so gut zurückgebildet, dass niemand mehr erkennen kann, dass er mal enorm dick gewesen ist. Das will ich auch erreichen – und ich denke, dass ich das schaffen werde. Es braucht nur Konsequenz, die richtigen Parameter und Zeit. Hier ein Bild von Jon Gabriel:

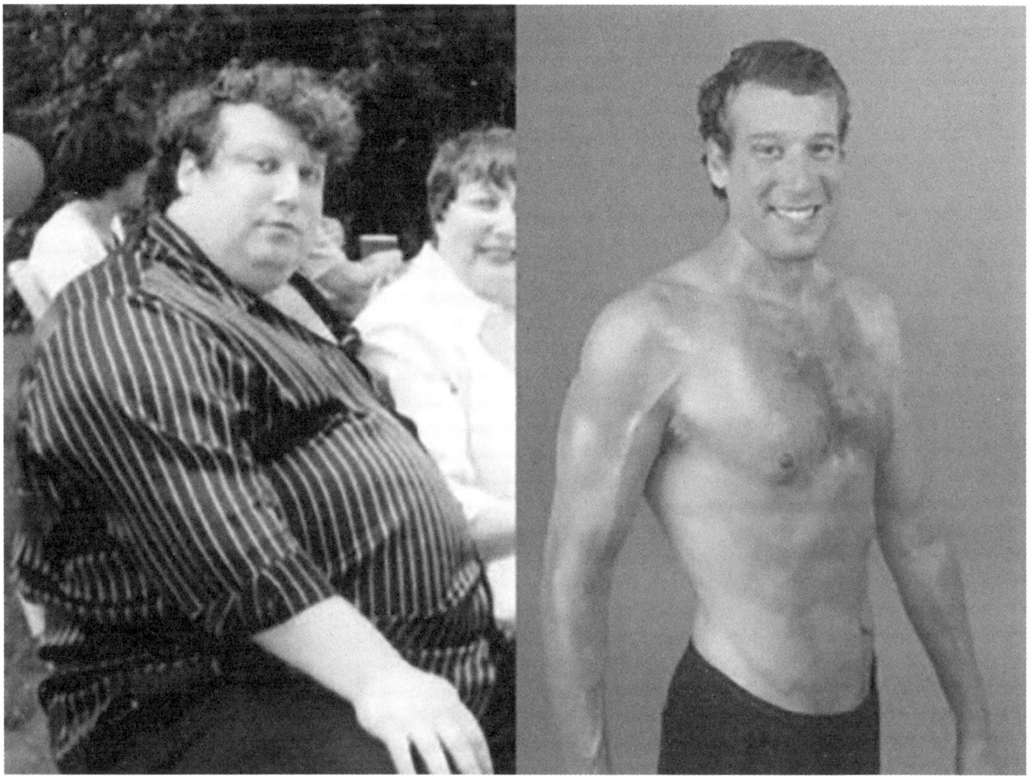

Ein paar schreckliche Bilder aus einem anderen Leben mit 190 + kg:

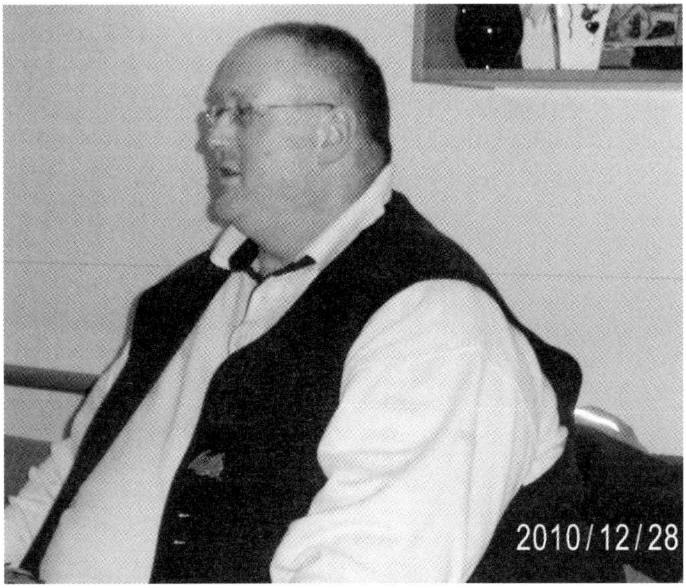

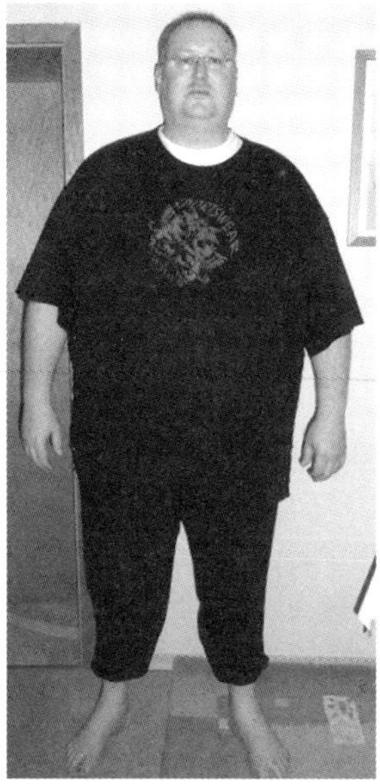

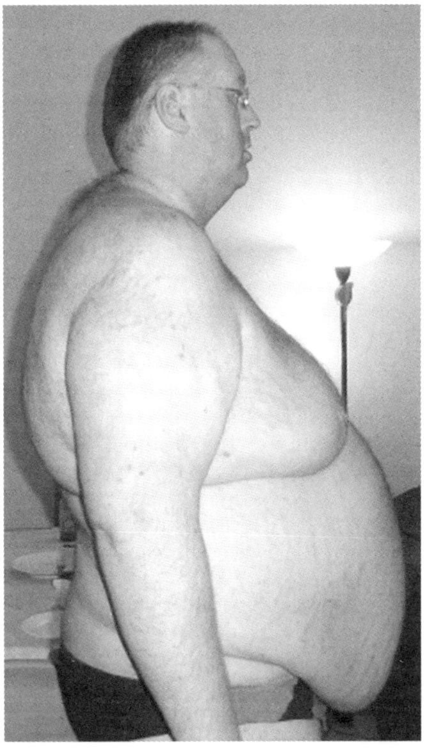

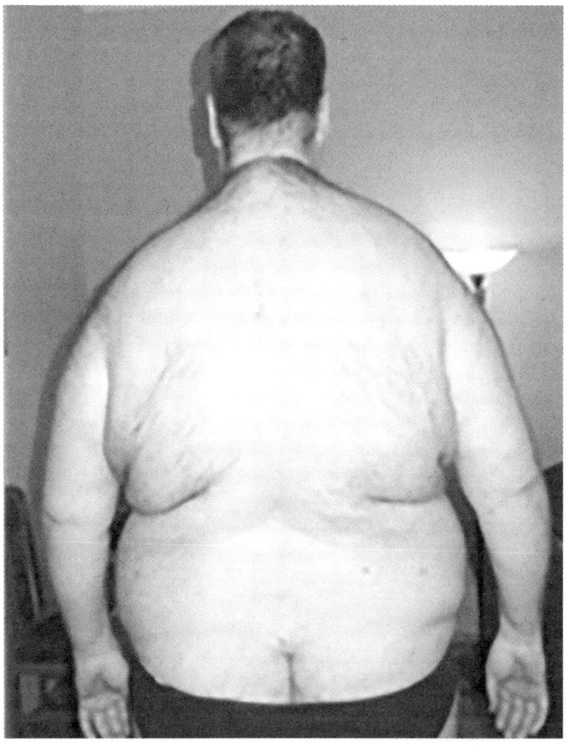

Die aktuellen Bilder mit 90 Kilo:

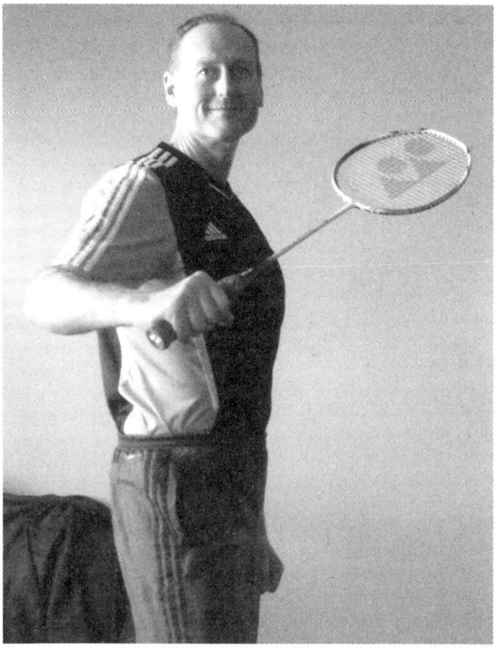

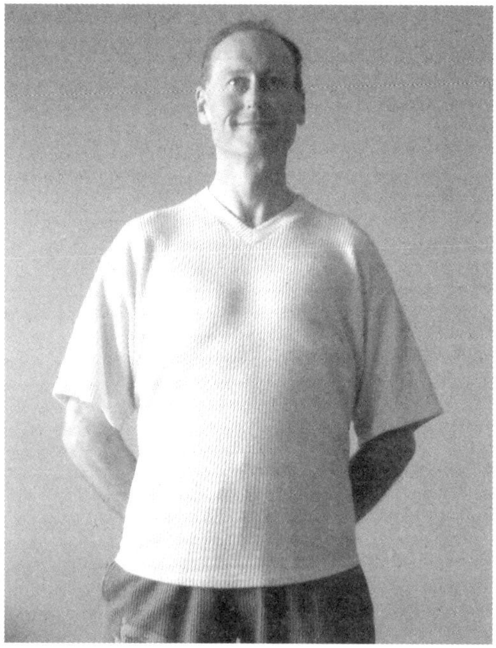

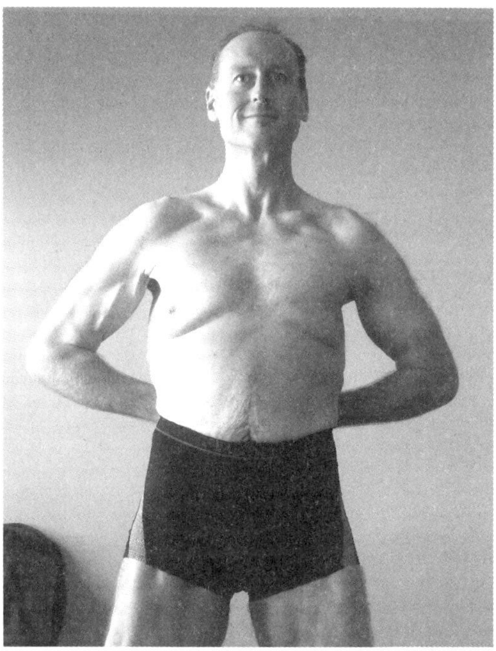

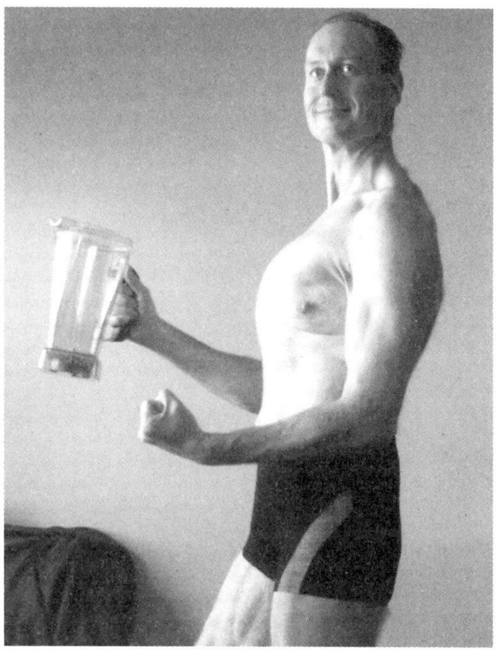

Diese Bilder wurden nicht bearbeitet, nur geschnitten!

Die grüne Adipositas-Kur-Checkliste

Diese Kur wird viel besser ablaufen, wenn Sie sie vorausplanen und sich vorbereiten. Hier folgt eine Liste, damit Sie nichts vergessen oder übersehen.

1. Lesen Sie dieses Buch in allen Teilen vollständig durch, auch mehrmals kann nicht schaden. Laden Sie sich auch die vollständige Übersetzung von Dr. Simeons Werk als PDF herunter, auch das Buch von Arshavir Ter Hovannessian (Aterhov-Buch) sowie Material zur China-Studie.
2. Lesen Sie vorab mehrere Bücher zur Rohkosternährung und zu grünen Smoothies.
3. Machen Sie ein Vorherbild von sich. Sie werden froh sein, dies gemacht zu haben, weil Sie später mit dem Nachherbild vergleichen können.
4. Nehmen Sie vorab Ihre Maße, wenigstens den Bauchumfang über dem Nabel. Mit jedem Kilo sollten Sie einen Zentimeter verlieren. Das ist aber nicht gesagt, es kommt auf Ihre Statur an. Ich habe nur einen halben Zentimeter pro Kilogramm abgenommen.
5. Suchen Sie sich Gleichgesinnte im Internet: http://www.Ketario.de
6. Werden Sie sich über Ihre persönliche Bereitschaft klar.

Beantworten Sie sich die folgenden Fragen:

- Schaffe ich es, das Programm für die erforderliche Zeit durchzuhalten?
- Wie leicht kann ich das Programm in mein alltägliches Leben einbauen?
- Welche Opposition oder Unterstützung werde ich von Familie und Freunden haben?
- Unterstützt mich mein Arzt?
- Mache ich die Kur allein oder mit meinem Arzt zusammen?
- Habe ich genug Geld, mir alles Notwendige zu kaufen?
- **Bin ich wirklich bereit, mein Leben zu verändern?**

Seien Sie sich Ihrer Motivation sehr bewusst. Dies hier ist

- keine Wischi-Waschi-Diät. Es ist wahrscheinlich der tiefgreifendste Wandel in Ihrem Leben hin zu Gesundheit, einem schlanken Körper und einem langen Leben!
- Seien Sie sich Ihrer Leidensgeschichte und Ihrer Entschlossenheit bewusst, ohne die Sie diese Kur und die darauffolgende lebensbegleitende Rohkost nicht schaffen werden.
- Werde ich an Rohkost Freude haben und diese genießen können?

- Können Sie pflanzliche Rohkost in Ihr Leben, Ihren beruflichen Alltag einbauen? Steht Ihre Familie hinter Ihnen? Gibt Ihr Arzt grünes Licht oder ist er skeptisch? Wissen Sie genug und haben Sie sich ausreichend informiert?
- Klären Sie Ihren Gesundheitszustand ab und fragen Sie Ihren Behandler, ob es generell Einwände gegen eine Umstellung auf Rohkosternährung gibt.
- Akzeptieren Sie, dass es sich bei der Kochkost um eine erworbene Sucht handelt, die Sie möglicherweise manchmal einholen kann.
- Denken Sie daran, dass sich bei der Umstellung auf Rohkost Entgiftungserscheinungen zeigen können, besonders wenn Sie lange Zeit ungesund gelebt haben, und/oder besonders fettleibig sind. Kalkulieren Sie diese mit ein!
- Wie viel Gewicht will ich verlieren?
- Wie viel homöopathisches hCG benötige ich dafür?
- Wie viele Runden werde ich brauchen?
- Welche wichtigen Ereignisse, wie Urlaube oder Feierlichkeiten stehen in der Zeit der Kur an?

Haben Sie sich entschlossen, so besorgen Sie sich folgende Dinge:

- Einen Hochleistungsmixer (siehe Kapitel *Mixerfrage*)
- Bestellen Sie das homöopathische hCG: http://www.die-gruene-adipositas-kur.de/aktuell/index.html
- Erwägen Sie die Besorgung und die Verwendung von hochwirksamen Mitteln für die Entgiftung Ihres Organismus und des Hypothalamus, gegen Parasiten und für die Hautrückbildung. Entscheiden Sie sich, ob und welche Entgiftungs- und Reinigungsmethoden Sie verwenden wollen, und besorgen Sie sich die jeweiligen Dinge und Mittel. Frau Jochims berät Sie gerne.
- Kaufen Sie eine Küchenwaage und eine Personenwaage, wenn noch nicht vorhanden. Nehmen Sie die Personenwaage mit, wenn Sie auf Reisen gehen, jedenfalls in der Diät- und Stabilisierungsphase. Das ist sehr wichtig, damit Sie Ihr Gewicht kontrollieren und gegebenenfalls gegensteuern können.
- Kaufen Sie alle Dinge ein, die Sie für die Kur benötigen (siehe oben). Denken Sie daran, auch die Lieferzeiten bei Onlinebestellungen einzukalkulieren.
- Denken Sie über sauberes Wasser und Himalaja-Salz nach.
- Entscheiden Sie, ob Sie alle fett- oder ölhaltigen Stoffe auf Ihrer Haut vermeiden wollen. Wenn ja, dann kaufen Sie sich fettfreie Kosmetika vorab.

Bereiten Sie sich geistig auf die Diätphase vor.

1. Wählen Sie aus, ob Sie den sanften Einstieg oder den sofortigen Einstieg durchführen wollen. Der sanfte Einstieg besteht aus einem allmählichen Einfließenlassen von grünen Smoothies und Rohkost parallel zur »normalen« Kochkost. Der Vorteil ist eine eventuell sanftere Entgiftung und das langsame Gewöhnen an Rohkost. Der sofortige Einstieg bedeutet das vollkommene Verlassen der Kochkosternährung und die 100-prozentige Rohkosternährung mit grünen Smoothies. Das war mein Weg und ich habe ihn nicht bereut.
2. Beginnen Sie auf jeden Fall mit der Einnahme von homöopathischem hCG (hhCG), wenn Sie vollständig bei grünen Smoothies und Rohkost angelangt sind. Sie brauchen keine Ladetage einzuhalten. Machen Sie so lange weiter, wie Sie mögen und/oder bis Sie Ihr Traumgewicht erreicht haben.
3. Benutzen Sie die Exceldatei für Ihre Gewichtsprotokollierung und die Mahlzeitenplanung.
4. Wiegen Sie sich jeden Tag nach dem Aufstehen und nachdem Sie die Blase geleert haben und tragen Sie die Ergebnisse in die Exceltabelle ein.
5. Setzen Sie sich Zwischenziele für die Gewichtsabnahme.

Beginnen Sie, sich geistig auf die Stabilisierungsphase einzustellen.

- Notieren Sie Ihr Gewicht am letzten Tag der hhCG-Einnahme.
- Haben Sie dies erreicht, setzen Sie das hhCG ab und ernähren sich mindestens noch einmal so lange von Rohkost und grünen Smoothies. Dies ist die Stabilisierungsphase.
- Wiegen Sie sich täglich in der Stabilisierungsphase.
- Sollten Sie nach dieser Phase wieder zur Kochkost zurückkehren, gestalten Sie dies auf jeden Fall wie einen sanften Ausstieg, um nicht gleich die volle Breitseite an Nebenwirkungen zu bekommen. Vielleicht können Sie sich ja auch dazu durchringen, einen großen Teil Ihrer Nahrung in Form von Rohkost oder zumindest die grünen Smoothies weiterhin zu nehmen.
- Sie werden möglicherweise feststellen, dass Sie durch gekochtes Essen wieder zunehmen. Versuchen Sie, den Anteil an Kochkost zu verringern und einen Großteil Rohes zu essen.

Im weiteren Verlauf nach der Stabilisierungsphase:

Genießen Sie einfach weiter Ihre grünen Smoothies und die Rohkostpalette.

Bringen Sie Abwechslung in Ihre Rohkostküche, damit Sie nicht in Versuchung kommen, wieder zur Kochkost zurückzukehren. Würzen Sie gut und auch exotisch, wie Sie es mögen. Lernen Sie, wie man schmackhafte Gerichte schnell und energiesparend zubereitet.

Wenn die erste Euphorie vorüber ist, beginnt die eigentliche Herausforderung. Hier entscheidet sich, ob Sie aus lauter Langeweile wieder was Gekochtes probieren wollen oder sich weiter zu neuen Rohkostrezepten vorwagen werden. Seien Sie sich dieser Gefahr bewusst. Es handelt sich um eine Sucht und womöglich ist sie nicht so schnell überstanden.

Sie werden immer reiner und gesünder, je länger Sie zu 100 Prozent Rohkost verspeisen. Daher kann es zeitweise zu verstärktem Unwohlsein kommen, falls Sie nach längerer Zeit wieder Kochkost essen. Nehmen Sie das als unmissverständliches Zeichen, dass Kochkost nicht gesund ist, Ihnen schadet und Sie langsam krank macht.

Krankheitsgewinn

Wir kommen zu einem sehr wichtigen Punkt, der den Unterschied ausmacht. Entweder Sie sagen: »Ich mache die Kur und will gesund werden«, oder: »Nein, das ist nichts für mich. Ich suche weiter oder will so bleiben, wie ich bin.«

Krankheitsgewinn bedeutet, dass ich durch eine Krankheit irgendwelche Vorteile habe, die mein Leiden und meinen Frust über die Situation noch übersteigen. Ich bekomme zum Beispiel mehr Aufmerksamkeit und bin von anstrengenden Aufgaben befreit, zu denen ich, wenn ich schlank wäre, hinzugezogen werden würde.

Mir hat z. B. der Psychocoach Andreas Winter gesagt, dass ich mich gerne vor sinnlosen Aufgaben drücke, die mir keinen Vorteil bringen, zum Beispiel der (kostenlosen) Hilfe bei einem Umzug von Bekannten. Deshalb sei ich fettleibig geworden. Von anderen würde ich in diesem Zustand nicht mehr als leistungsfähig angesehen und brauchte deswegen nicht zu helfen. Ich hatte Herrn Winter vorher gesagt, dass ich nichts mehr hasse, als sinnlose Aufgaben zu verrichten. Und er meinte, dass es eine clevere Strategie von mir sei, deshalb dick geworden zu sein.

Ich fand, dass das irgendwie eine dumme Strategie war. Denn wenn ich in Kauf nehmen sollte, so auszusehen und zu leiden, nur um anderen nicht (umsonst) helfen zu müssen, dann ist das einfach nur »strunzdumm«. Und so wie Herr Winter es formulierte, war es auch nicht. Ich wollte nichts sehnlicher, als endlich schlank sein. Dafür habe ich große Mühen und vor allem Kosten auf mich genommen.

Vielleicht geht es Ihnen aber so oder ähnlich. Möglicherweise ziehen Sie irgendeinen körperlichen oder seelischen Vorteil aus Ihrer Situation, der Sie dazu bewegen könnte, nichts zu verändern.

Mir ist folgender Fall in Erinnerung: Da saß ein Mensch im Rollstuhl, obwohl er diesen eigentlich nicht mehr gebraucht hätte. Daraufhin angesprochen, sagte die Person, dass es sie mehr Aufmerksamkeit und Rücksichtnahme von ihrer direkten Umgebung erfahren lassen würde. Auf diese besondere Zuwendung wollte die Person nicht mehr verzichten.

Was könnte nun dicke Menschen dazu bringen, ihr Gewicht behalten zu wollen?

- Man wird von schweren Tätigkeiten ausgenommen. Möglicherweise kann man nicht mehr arbeiten, müsste dies jedoch wieder, wenn man schlank wird. Gut, das ist ein Argument, aber irgendjemand hat das Wörtchen »Nein« erfunden.
- Man verliert vermeintlich seine Gemütlichkeit und wird vermehrt zu körperlichen Aktivitäten hinzugezogen. Das ist aber eine Fehleinschätzung. Ich kann auch als Schlanker gemütlich bleiben, und: Körperliche Aktivitäten machen auch wieder Spaß und sind nicht mehr anstrengend, sondern fallen leicht.
- Veränderungen beängstigen. Eventuell besteht auch die Angst, sein Ziel erneut nicht zu erreichen. Das heißt, man will lieber in seiner Komfortzone bleiben. Bei extrem dicken Menschen gibt es allerdings so gut wie keine Komfortzone mehr. Da gibt es oft nur noch Leid.
- Aufgrund einer negativen traumatischen Erfahrung in der Vergangenheit hat sich eine Person entschlossen, nicht mehr attraktiv für das andere oder gleiche Geschlecht sein zu wollen, und zieht es vor, dick zu bleiben.
- Ist ein Mensch schwerstadipös und kann sich nicht mehr aus dem Bett bewegen, bekommt er (notgedrungen) intensivere Pflege und Zuwendung, als wenn er keine Gebrechen hätte.

... und vieles mehr

Was auch immer Sie für Vorteile davon haben, dick zu sein: Überlegen Sie sich, ob es wert ist, diese Vorteile für ein selbstbestimmtes, glückliches und schlankes Leben einzutauschen.

Häufig gestellte Fragen

Ich kann nicht auf Fleisch verzichten. Brot und Nudeln und ... sind mir wichtig. Warum wollen Sie mir das wegnehmen, Herr Jünemann?

Ich will Ihnen nichts wegnehmen! Wenn Sie das Buch bis hierher gelesen haben, dann gehe ich davon aus, dass Sie sich die Argumente für eine fleischlose, rohe und pflanzliche Kost gut durchgelesen haben. Es ist nun mal unsere naturgegebene Ernährungsweise. Ich selber habe das zeit meines Lebens nicht wahrhaben wollen und konnte auch nicht auf »mein Fleisch« verzichten. Irgendwie gehört(e) das ja auch zu einem guten Leben dazu.

Unabhängig davon, wie die Menschen dazu gekommen sind, sich von Fleisch und allgemein von erhitzten Speisen zu ernähren: Es ist und bleibt Kosmonautennahrung, die wir nicht für das Überleben und Gesundbleiben benötigen. Vielmehr ist sie die originäre Ursache dafür, dass wir krank und fett werden und uns eines sozial verträglichen, frühen Ablebens sicher sein können.

Auch wenn wir älter werden als frühere Generationen, so ist doch eine Trendwende zu erkennen. Heute geborene Kinder könnten früher sterben und eine noch kürzere Lebensspanne haben, als ihre Eltern. Wer sagt denn, dass unser Leben nach 70 oder 80 Jahren enden muss? Sind Krankheiten, wie Demenz, Siechtum im Alter, Pflegebedürftigkeit usw. eigentlich normal und gottgegeben? Wäre es nicht großartig, wenn wir gesund und geistig fit 120 oder 130 Jahre oder noch älter werden und den Kochkostessern unserer Generation die Blumen jahrzehntelang ans Grab bringen könnten? Wenn Sie dies mit Ja beantworten sollten (einige wollen das aber nicht), dann sehen Sie verarbeitetes Essen als einen wichtigen Nagel zu Ihrem Sarg an – und vermeiden es.

Entscheiden müssen Sie aber selber. Abnehmen werden Sie auch mit der normalen Adipositas-Kur. Wenn Ihr Hypothalamus noch nicht zu sehr geschädigt war, halten Sie nach der Kur auch Ihr Gewicht. Sie lernen aber nicht, wie Sie langlebig, gesund und munter weiter durchs Leben marschieren können.

Ich habe gehört, dass man Obst und Gemüse nicht mischen soll. Wie steht es da mit grünem Blattgemüse und Obst?

Blattgrün (Spinat, Grünkohl, Kräuter und Salate) gilt bei uns zwar als Gemüse, ist aber eine eigene Gruppe. Man kann Blattgrün mit süßem Obst ohne Weiteres mischen, da es keine Stärke enthält. Es ist auch viel nährstoffreicher, weniger kalorienhaltig als Wurzelgemüse und enthält Chlorophyll.

Wie sieht es mit der Supplementierung von Vitamin B12 aus? Ich habe gehört, dass Veganer dieses nicht mit der Nahrung aufnehmen.

Hierüber gibt es unterschiedliche Meinungen. Die einen sagen, dass man Vitaminpräparate schlucken soll, und andere nehmen überhaupt nichts weiter ein und fühlen sich wohl. Vitamin B12 wird normalerweise im Dickdarm durch Bakterien gebildet, allerdings nicht absorbiert, sondern ausgeschieden. Bei vorwiegend rohköstlich lebenden Bevölkerungsteilen in Indien wurden mehr Vitamin-B12-produzierende Bakterien auch im Dünndarm gefunden. Das hängt mit den hygienischen Bedingungen dort zusammen. Dort wird die Notdurft meist auf Feldern verrichtet und Wasser anstatt Papier zum Reinigen benutzt. Durch das so verschmutzte Wasser kommen die Bakterien des Dickdarms wieder in den Verdauungstrakt und können nun im Dünndarm B12 produzieren, welches dort aufgenommen werden kann. Der Körper an sich soll es sehr lange speichern können. Wer aber nicht über den indischen Weg gehen will, und wer will das schon, der kann sich auch mit Vitamin-B12-Präparaten behelfen:

http://goo.gl/wNvHrx

Es wurde auch behauptet, dass Vitamin B12 sowohl in Algenprodukten wie Chlorella und Spirulina als auch in Sojaprodukten wie Tofu enthalten ist. Es hat sich leider herausgestellt, dass es sich hier um sogenannte B12-Analoge handelt. Die Struktur ist den B12-Vitaminen ähnlich, wird vom Körper aber nicht absorbiert.

Warum ist Vitamin B12 überhaupt so wichtig?

Es unterstützt die Stoffwechselaktivitäten, vor allem im Bereich des Nervensystems, und ermöglicht die Bildung roter Blutkörperchen.

Außerdem erfüllt es wichtige Aufgaben bei der Entgiftung von Toxinen in der Leber, ist bei der Energieherstellung (ATP-Bildung) der Mitochondrien unerlässlich, hilft bei der Entgiftung von Stoffwechsel-Endprodukten und Stickstoffoxid und ist für die Bildung von DNS von großer Bedeutung. Aber es ist auch für den Aufbau der schützenden Myelinscheiden, die die Nervenbahnen umgeben und für die Produktion von Neurotransmittern und Botenstoffen im gesamten Nervensystem unentbehrlich.

Fehlt Vitamin B12, kann es zu diesen Symptomen führen:

Aphthen im Mund, kreisrunder Hautausschlag, kreisrunder Haarausfall, Depression, Schlafstörungen, eingeschlafene Hände und Füße, schmerzhafte Hüftgelenkarthrose, Gleichgewichtsstörungen, Muskelschwäche, Impotenz, Geruch- und Geschmacksverlust,

Paranoia, Neuropathie (Ameisenlaufen und Prickeln in den Extremitäten), Schleimbeutelentzündung der Gelenke, chronische Urtikaria, Brustkrebs, Makula-Degeneration und kleine Fetteinlagerungen um und auf den Augenlidern.

Ich habe Probleme mit dem Blutzucker. Können Sie mir in Bezug auf Früchte und deren Zucker etwas raten?

Ja. Wenn Sie zusätzlich zu einer »normalen« Ernährung mit vielen gesättigten Fetten, vielen Kohlenhydraten und Eiweißen auch noch einige Früchte am Tag essen, die vielleicht einen hohen glykämischen Index aufweisen, könnte Ihr Blutzucker Schwankungen verzeichnen. Das ist aber nicht so, wenn Sie sich zum Beispiel ausschließlich von Früchten ernähren, da diese zur Fruktose auch noch Ballaststoffe, Vitamine und Mineralien in einem Gesamtpaket mitliefern. Es wurde nachgewiesen, dass diese Ernährungsweise den Blutzuckerspiegel eher normalisiert als aus dem Ruder laufen lässt. Noch besser sieht die Bilanz aus, wenn Sie zu den Früchten noch Blattgrün und anderes Gemüse essen. Das wäre die perfekte Ernährung, wenn alles roh und unverarbeitet genossen wird.

Ich bin Diabetiker. Soll ich Früchte vermeiden?

Nein, das müssen Sie nicht. Die Ursache von Diabetes, wenn nicht genetisch bedingt, ist der Verzehr einer gekochten (!) hochkalorischen, sehr fettigen, mit tierischen Proteinen belasteten Nahrung. Früchte und Zucker würden diesen Umstand natürlich noch verschlimmern. In dem Maße, wie Sie Ihr Körperfett verringern, sich wieder bewegen (können), bei einer rohen niedrigkalorischen, fettarmen und von tierischen Bestandteilen freien Ernährungsweise bleiben, verbessert sich auch Ihr Diabetes. Wenn Sie lediglich Früchte und chlorophyllhaltiges Gemüse in grünen Smoothies oder auch separat zu sich nehmen, hat dies keine negativen Auswirkungen auf Ihren Diabetes. Ganz im Gegenteil.

Ich habe empfindliche Zähne. Sind da Früchte nicht kontraproduktiv und schädigen die Zähne noch mehr?

Zahnprobleme sind natürlich nicht von der Hand zu weisen, wenn Sie aus einer Ernährungsweise herrühren, die reich ist an Zucker und Kohlenhydraten. Diese vermehren im Mund die Säuren und die Bakterien, die die Zähne angreifen und für Karies sowie empfindliche Zähne verantwortlich sind. Eine reine Fruchtkost, besonders wenn Sie nur oder häufig säurehaltige Früchte essen, würde die Probleme noch verschlimmern.

Essen Sie diese daher nur einmal pro Tag und putzen sich mit Abstand von mindestens 20 Minuten danach die Zähne. Sofort danach ist schlecht, da in dem Moment der schützende Zahnschmelz von den Fruchtsäuren angegriffen wird und wir ihn mit dem Putzen gleich herunterputzen würden. Kombinieren Sie zum Beispiel Orangen, Zitronen, Limetten mit grünen Blättern, die die Säure etwas abmildern. Besondere Vorsicht ist bei getrockneten Früchten geboten, da diese sehr zuckerhaltig sind und den Mundbakterien viel »Futter« geben. Ideal wäre die Mischung im grünen Smoothie.

Haben Sie empfindliche Zähne oder entwickeln eine gewisse Sensibilität beim Umstieg auf rohe Frucht- und Gemüsekost (so, wie es bei mir war) – wenn es also beim Verzehr von Süßem, Saurem oder Kaltem zieht –, dann liegt es wahrscheinlich an freiliegenden Reizleiterkanälchen.

Im gesunden Gebiss sind die Reizleiterkanälchen immer verschlossen – entweder durch Zahnfleisch im Bereich des Zahnhalses oder durch Zahnschmelz im Bereich der Krone. Diese natürliche Abdeckung kann verloren gehen und die Reizleiterkanälchen liegen dann frei. Reize werden dadurch bis zum Zahnnerv geleitet und lösen dort die Schmerzreaktion aus.

Mit einer desensibilisierenden Zahnpasta, wie zum Beispiel Sensodyne Classic© können Sie dem entgegenwirken. So habe ich es jedenfalls gemacht und bin nun schmerzfrei. Ich habe Wert darauf gelegt, dass die Zahnpasta kein Fluorid enthält, da es unter anderem die Schilddrüse (zer)stören kann, wenn es über die Lymphbahnen und die Mundschleimhaut aufgenommen wird!

Lassen Sie auf jeden Fall Ihre Zähne vom Zahnarzt untersuchen und gegebenenfalls behandeln. Er kann Ihnen auch eine andere gute Zahnpasta empfehlen. Achten Sie aber darauf, dass sie kein Fluorid enthält und schauen Sie sich dieses Video von TimeToDo.ch an

http://goo.gl/dfOqGD

Ist der Zucker in Früchten nicht genauso schlimm wie raffinierter Zucker?

Nein, ist er nicht, denn raffinierter Zucker ist aus Früchten, Rüben und Zuckerrohr gewonnener und industriell bearbeiteter Zucker, der keine pflanzlichen Ballaststoffe, keine Vitamine, keine Mineralien und auch keine Enzyme mehr mitliefert, die ihn in Schach halten könnten und die Verdauung unterstützen. Dieser Einfachzucker geht direkt ins Blut, treibt den Blutzuckerspiegel in die Höhe, verschlimmert Diabetes und vieles mehr. Ich denke, dieser Unterschied wird Ihnen immer bewusster. In verarbeiteter Form, im Zusammenspiel mit Weizenmehl, Milch, gehärteten Fetten usw. ist es einer der schlimmsten Krankheitstreiber, die es gibt.

Die Natur irrt sich nie und liefert uns perfekte Nahrungsmittel in ihrer ursprünglichen Form, die uns nicht schädigen, wenn sie ausschließlich, unverarbeitet und nicht erhitzt konsumiert werden. Eigentlich einfach, aber für viele schwer zu akzeptieren.

Ist es nicht ungesund, nur rohe und pflanzliche Nahrung zu sich zu nehmen? Ist das nicht auch viel zu wenig, was ich während DGAK zu mir nehmen darf?

Nein, es ist nicht ungesund. Ich bin davon überzeugt und habe an anderer Stelle schon ausführlich erläutert, dass rohe pflanzliche Nahrung unsere natürliche Quelle der Ernährung ist. Ist die Nahrung gekocht oder anderweitig denaturiert, enthält sie keine lebenden Enzyme mehr, wenig aktive Vitamine und Mineralien, die unseren Körper und seine Zellen noch effektiv nähren können.

Es ist ein wunderbarer Trick, dass Sie mit dieser rohen Kost alles erhalten, was Sie brauchen, und überdies sehr wenig Kalorien damit aufnehmen. Insbesondere durch die grünen Smoothies bekommen Sie durch das Aufschließen der Chlorophyll-Zellwände alle Nährstoffe, die Sie je brauchen werden. Und zwar auch, ohne Ihren Gesamtumsatz erreichen zu müssen. Sie werden sich satt und zufrieden fühlen, Ihre Energie wird bombastisch sein.

Überdies bewirkt das zusätzlich aufgenommene homöopathische hCG, dass in Ihrem Körper täglich zusätzlich viele Kalorien durch das abgebaute krankhafte Fett zur Verfügung stehen. Sie werden dadurch fast keinen Hunger verspüren und sich topfit und wohl fühlen.

Ginge es denn nicht auch ohne homöopathisches hCG und nur mit Rohkosternährung und grünen Smoothies?

An diesem Punkt kommt das wirklich Neue der DGAK zum Tragen, etwas, was ich sonst noch nirgendwo gelesen habe. Wahrscheinlich würden Sie auch ohne das hhCG abnehmen und sich wohlfühlen. **Nur gehen wir auf Nummer sicher und stellen auch unseren Hypothalamus auf einen niedrigeren Setpoint ein. Durch das hhCG wird bewirkt, dass sich der Hypothalamus zurücksetzt, quasi auf den Zustand eingeregelt wird, wie er bei normalgewichtigen Menschen vorzufinden ist.** Das heißt, er wird das einmal erreichte Gewicht sicher auf einem viel niedrigeren Level zementieren, wenn Sie den Anweisungen, die für Die grüne Adipositas-Kur viel einfacher sind als für die normale Adipositas-Kur, Folge leisten. Sie sollten das Gewicht auch nach dem Absetzen des hhCG in der Stabilisierungsphase mit Rohkost und grünen Smoothies stabil halten.

Der wirkliche Unterschied zur normalen Adipositas-Kur ist, dass Sie jetzt dem Körper seine natürliche Nahrung geben und ihm nichts Gekochtes, nichts Denaturiertes mehr zumuten. Er kann so ganz von selbst das für ihn passende Gewicht halten.

Meine Erfahrungen gingen ja dahin (und ich schreibe nicht »**leider**«), dass ich nach dem Abschluss der Kur wieder an Gewicht zugelegt habe. Ich habe lange gerätselt, was es denn gewesen sein konnte, da ich alles weggelassen hatte, was mich vermutlich hat zunehmen lassen. Bis ich erkannt habe, dass zeit meines Lebens unverdächtige Kochkost verantwortlich gewesen ist.

Muss ich Sport treiben, um Erfolg zu haben?

Absolut nein. Es wird bei Dr. Simeons ausdrücklich gesagt, dass Sport nicht notwendig ist. Das heißt aber nicht, dass es verboten wäre, Sport zu treiben. Nur sollten Sie es nicht übertreiben, da an Tagen mit starker körperlicher Belastung eine Wassereinlagerung auftreten kann und diese eine Abnahme verhindert. Wenn Sie bisher Sport getrieben haben, können Sie dies auch weiterhin tun, nur nicht mehr exzessiv. Lassen Sie es langsam angehen. Spaziergänge sind prima, aber keine Gewaltmärsche. Mit fallendem Gewicht werden Sie immer mehr Lust auf Bewegung bekommen. Nur langsam eben.

Werde ich Hunger haben?

Nein. Anders als bei der normalen Adipositas-Kur können Sie so viel essen und grüne Smoothies trinken, wie Sie mögen. Vielleicht können Sie sich noch erinnern, dass ich auch bei DAK das Essen von Gemüse nicht begrenze, besonders nicht das rohe. Essen Sie rohes Gemüse, bis Sie satt sind. Eine Kalorienbegrenzung gibt es nicht. Diese kommt durch die natürliche Sättigung ganz von selber. Versuchen Sie, die grünen Smoothies als Hauptspeise zu sehen und den Rest als zusätzliche Kost. Sie werden schnell wohlig satt sein und dabei das richtige Fett wie von selbst loswerden.

Wahrscheinlich ist es die Entgiftung und die Entwöhnung von der bisherigen Essensroutine, die einen ein bisschen mürrisch machen kann. Diese Phase(n) können von ein bisschen Kopfschmerzen und Unwohlsein begleitet sein. In diesem Fall dürfen Sie durchaus eine Aspirin einnehmen. Aber höchstwahrscheinlich werden Sie das nicht müssen. Trinken Sie viel und lenken Sie sich ab, wenn es dazu kommt. Sie werden sich in den allermeisten Fällen sehr gut fühlen.

Es ist auch wichtig, noch einmal zu erwähnen, dass Sie

- 2-mal am Tag nicht mehr als 2 Sprühstöße hhCG (bezogen auf geeignete Tropfen) oder
- 2-mal 3 Globuli C30 einnehmen sollten.

Nehmen Sie mehr, kann das unter Umständen ein Hungerauslöser sein.

Werde ich im Winter nicht schrecklich frieren, wenn ich nichts Warmes mehr zu mir nehme?

Ich habe meinen ersten Rohkostwinter hinter mir und ich kann sagen, dass ich nicht mehr als sonst gefroren habe, verweise trotzdem aber noch einmal auf ein aktuelles Video von Nadine Hagen:

http://goo.gl/Olmb5W

Wie lange kann ich die grüne Adipositas Kur durchführen?
Mehrere Runden oder in einem Rutsch?

Da Sie auf homöopathisches hCG keine Immunität erwerben können, können Sie prinzipiell die Diätphase so lange durchziehen, wie Sie mögen. Sie können aber auch mehrere Runden machen.

Bei der grünen Variante der Adipositas-Kur ist es sogar so, dass Sie, wenn Sie genug abgenommen haben, einfach die Globuli/Tropfen weglassen und weiterhin roh und pflanzlich speisen. Ihr Appetit, Ihre Intuition und Ihr Verstand werden Ihnen sagen, was und wie viel Sie essen sollen. Sie werden merken, dass Sie eigentlich viel weniger brauchen und viel schneller satt sein werden als bei herkömmlicher Kochkost. Ihre Zellen sind genährt.

So gehört unkontrolliertes Überessen der Vergangenheit an. Sie sollten nur nach der Diätphase noch etwa die gleiche Zeit, wie diese gedauert hat, darauf achten, dass Sie Ihr Gewicht halten und so den Setpoint einzementieren. Das wird Ihnen leichter gelingen als bei der normalen Adipositas-Kur, da die Störfaktoren Kochkost und denaturiertes, totes und tierisches Essen wegfallen.

Ist die grüne Adipositas-Kur nur bei Fettsucht gut oder kann ich damit auch abnehmen, wenn ich als nur übergewichtig gelte?

Selbstverständlich können Sie die Kur auch durchführen, wenn Sie »nur« als übergewichtig gelten. Der Leidensdruck ist bei übergewichtigen Menschen ebenso vorhanden wie bei morbid adipösen. Dieser ist immer subjektiv. Wenn Sie allerdings wie einer der Klitschkos aussehen, könnten Sie auch als übergewichtig gelten, haben allerdings kein abnormales Fett am Körper. Schauen Sie sich einfach Ihren Körper an und wenn Sie ringsum Fett mit den Händen fassen können, sind Sie ein Kandidat für diese Kur. Lesen Sie bei Dr. Simeons über die grazile Dame. Sie werden staunen.

Bildet sich die Haut zurück?

Ja, die Haut bildet sich besser zurück als mit herkömmlichen Diätmaßnahmen, da verstärkt und ausschließlich die krankhaften Fettanhäufungen abgebaut werden, die direkt unter der Haut lagern. Aber geben Sie Ihrer Haut ein wenig Zeit, besonders wenn Sie viel abzunehmen haben.

Sie können die Rückbildung der Haut aktiv unterstützen, indem Sie Ihr Bindegewebe (Elastin und Kollagen) mithilfe von OPC stärken und so die Haut glatt und elastisch halten. Was OPC ist und warum es gerade jetzt wichtig ist, erfahren Sie im Kapitel »OPC als Antioxidans (Zellschutz)«.

Wie wichtig ist die Flüssigkeitsaufnahme?

Viel zu trinken ist sehr wichtig, da Ihr Körper das Wasser dringend braucht, um seine Aufgaben erfüllen zu können. Er hat ein paar wichtige zusätzliche Aufgaben in der Diätphase. Dazu zählen unter anderem der Abtransport der aufgelösten Fettzellen und die Reinigung des Verdauungstraktes von uralten Ablagerungen. Außerdem werden über den Urin Giftstoffe ausgeschieden. Da Sie mit den grünen Smoothies schon Wasser aufnehmen, müssen Sie nicht mehr so viel zusätzlich hinzufügen. Anderthalb bis zwei Liter sollten es aber schon sein.

Ist Alkohol während der Diätphase erlaubt?

Hier scheiden sich die Geister. Ich habe die Erfahrung gemacht, dass es mein Körper mal so und mal so toleriert. Manchmal hatte ich am nächsten Tag einen Gewichtszuwachs, nachdem ich Weißwein getrunken hatte, und manchmal hatte ich weniger auf der Waage. Ich denke, dass ein wenig Alkohol nicht schaden wird, bei der normalen wie bei der grünen Adipositas-Kur. Hierin unterscheiden sich die Empfehlungen, die ich in meinem ersten Buch gemacht habe. Natürlich sollten Sie es auch nicht übertreiben ;-)

Ist hCG ein Hormon?

Humanes Choriongonadotropin oder kurz hCG ist im weiteren Sinne ein Hormon und im engeren Sinne ein Glykoprotein. Man kann nicht ganz von der Hand weisen, dass es sich um ein Hormon der Hormonklasse Proteine und Polypeptide handelt. Hierbei handelt es sich um komplizierte Eiweiße (Protein) und teilweise Zuckerverbindungen (Glykol). In dieser Klasse befinden sich wenig fettliebende und große Moleküle, die meist gespritzt werden müssen. Andere Vertreter sind Insulin, Oxytocin oder Glukagon.

hCG wird nur während der Schwangerschaft und nur bei Frauen gebildet. Dieser Fakt unterscheidet hCG von »normalen« Hormonen. Die anderen beiden Hormonklassen sind

Steroidhormone (Testosteron, Kortisol) sowie Amine und Abkömmlinge von Aminosäuren (Adrenalin, Thyroxin).

Wenn Sie verständlicherweise Respekt vor Hormonen haben und DAK und DGAK aus diesem Grund ablehnen, so habe ich eine gute Nachricht: Es ist kein hCG mehr in den homöopathischen Tropfen und Globuli enthalten. Durch die homöopathischen Potenzierungen (Verdünnungen) ist nur noch die Information auf einer Trägersubstanz enthalten, aber kein körperliches hCG. Die Trägersubstanz kann Alkohol oder kolloidales Wasser sein.

Die Wirkung ist aber genau die gleiche wie bei echtem hCG. Schwangerschaftstests prüfen normalerweise auf hCG, das kurz nach der Empfängnis vom weiblichen Körper gebildet wird. Nehmen Sie das homöopathische hCG, schlägt ein Schwangerschaftstest nicht an. Im Gegensatz zu Tests unter Gabe echten hCGs. Übrigens auch bei Männern.

Es gibt auch keine negativen Begleiterscheinungen mit ansonsten bei homöopathischen Mitteln üblichen »Störfaktoren« (Antidote) wie Menthol, Kaffee oder Kampfer, die die Wirkung homöopathischer Mittel normalerweise aufheben können. Das zu Ihrer Information, falls mal ein Homöopath nachfragt ;-)

hCG hat die überlebenswichtige Aufgabe, während der Schwangerschaft das Ungeborene zu versorgen. Als nette Zugabe ist es die einzige Substanz, die dem Hypothalamus auch nicht schwangerer Frauen und Gott sei Dank ebenso der Männer signalisiert, das abnormale Fett zu verbrennen und anschließend das neu erreichte Gewicht zu stabilisieren.

Gibt es Anzeichen einer Verweiblichung bei Männern oder einer Vermännlichung bei Frauen durch die Einnahme von hhCG?

Nein, das ist nicht der Fall! Es wird massiv abnormales Fett für die Nährstoffzufuhr herangezogen. Die einzige Wirkung ist die Neuformung des Körpers und die Heilung der Krankheit Adipositas.

Warum das homöopathische hCG? Was ist der Unterschied?

Homöopathisches hCG ist die Potenzierung und Verstärkung des Informationsgehalts von echtem hCG. In hhCG ist kein hCG mehr nachweisbar. Aber die Information für den Hypothalamus ist enthalten. Es wirkt genauso wie echtes hCG, was den Schluss aufkommen lässt, das der Hypothalamus sowieso nur die Information aus dem echten hCG benötigt und dieses nicht unbedingt für den Erfolg »vor Ort« sein muss.

Der große Vorteil von hhCG ist die unkomplizierte und schmerzfreie orale Einnahme im Gegensatz zur Injektion bei echtem hCG. Außerdem kann keine Immunität gegenüber hCG aufgebaut werden, was wesentlich längere Kuren gestattet. In unserer heutigen Zeit, in der die Adipositas-Epidemie grassiert und viele Menschen immer schwerer und schwerer werden, ist es ein entscheidender Vorteil, die Kur länger durchführen zu können.

Werde ich mein Haar verlieren, wie bei Dr. Simeons gelesen?

Hier muss ich Erfahrungswerte einbringen. Anders als in DAK beschrieben, kann es in seltenen Fällen doch zu leichtem Haarausfall bei der Anwendung von homöopathischem hCG kommen. Allerdings führe ich das nicht direkt auf homöopathisches hCG zurück, sondern auf einen latenten Nährstoffmangel, der bei der grünen Adipositas-Kur eher behoben wird, als dass er auftritt. Notfalls können Sie immer noch mit Vitaminen und Mineralien supplementieren. Das Haar wird aber auf jeden Fall nachwachsen, falls es denn überhaupt ausfällt.

Warum habe ich bisher noch nichts über die Adipositas-Kur nach Dr. Simeons erfahren?

Das ist eine gute Frage. Angenommen, Sie würden davon profitieren, dass bestimmte Merkmale wie Fettsucht und Übergewicht bei Menschen auftreten, hätten Sie dann Interesse daran, dass sich diese Dinge ändern? Oder würde es Ihnen gefallen, wenn Sie diese Merkmale ursächlich produzieren und daran verdienen, dass Menschen alles versuchen, diese schlechten Merkmale wieder loszuwerden? Wäre das der Fall, wäre es in Ihrem Interesse, dass sie nicht verschwinden, denn sonst würden Sie kein Geld mehr verdienen. Wären alle Menschen gesund und würden sich vorwiegend pflanzlich ernähren, würden einige Interessengruppen keinen Profit mehr einfahren.

Da sind auf der einen Seite die Nahrungsmittelproduzenten. Damit sind nicht unsere Bauern gemeint, die die Rohstoffe erzeugen, sondern diejenigen Industriezweige, die daraus verarbeitetes, totes Essen herstellen. Mit den ursprünglichen Rohstoffen ist nicht viel zu verdienen und niemand fettleibig zu machen. Schließlich sind Übergewicht und Fettsucht ein relativ neues Problem der letzten ca. 150 Jahre mit epidemieartigen Auswüchsen in den letzten Jahrzehnten des alten und der ersten Dekade des neuen Jahrtausends.

Seit Zucker raffiniert, Mehl verfeinert, Salz seiner Mineralien und Spurenelemente beraubt und als das Gift NaCl (Kochsalz) verbreitet wird, Zucker durch Maissirup ersetzt oder durch das Nervengift Aspartam in Lightprodukten substituiert und unser Essen mit Glutamat versetzt wird, ist »was faul im Staate«. Diese Dinge machen uns krank und wirken verstörend auf den Hypothalamus und den gesamten Stoffwechsel. Manch einer stopft immer mehr von diesen Sachen in sich hinein, da diese »Lebens«-Mittel produziert werden, um uns süchtig zu machen.

Hat die Nahrungsmittelindustrie ein Interesse an einer wirksamen Behandlung und Heilung der Fettsucht? Eher nicht.

Als Zweites wären die Pharmaindustrie und die Medizinerkaste (inklusive der Kliniken und Ärzte) zu nennen, die an den Folgeerkrankungen der Fettsuchtepidemie, wie z. B. Krebs und metabolischem Syndrom, Unsummen verdienen. Der Begriff Syndrom wird manchmal für eine Zusammenfassung von verschiedenen Symptomen verwendet, die manchmal ursächlich nicht wirklich einzuordnen sind.

Alles von Appetit- und Fettverdauungshemmern über klinische Diäten, Diabetes-, Schilddrüsen- und Blutdruckmedikamenten bis hin zu operativen Verstümmelungen wie Fettabsaugungen, Magenverkleinerungen, Magenbändern und dergleichen ist ein beträchtlicher Profitgenerator. All diese Maßnahmen behandeln die Symptome und greifen an den falschen Stellen an. Im Jahre 2006 sagte mir ein Professor an der Uni Erlangen, bei dem ich wegen meines Problems vorgesprochen hatte, dass man noch an der Ursache für Fettsucht forsche und es noch etliche Jahre dauern werde.

Hat diese Gruppe ein Interesse daran, dass die Menschen gesund werden? Nein, denn wenn dem so wäre, würde ein beträchtlicher Teil der Gewinne für die Aktionäre entfallen. Und nur diesen sind die Konzerne verpflichtet. Sie müssen, systembedingt, Gewinne erwirtschaften.

Zur nächsten Gruppe gehören die Anbieter von Diätprodukten (auch alternativen) und Fitnessgeräten. Würden wir uns normal bewegen und gesund ernähren und den Hypothalamus korrigiert haben, wären hier keine Gewinne zu erwarten.

Hat diese Gruppe Interesse an einer Zustandsänderung? Gott bewahre!

Sie sehen, niemand – außer uns selbst – hat Interesse daran, dass wir schlank und gesund sind. Daher haben Sie auch noch nichts von der hCG-Kur gegen Adipositas und Übergewicht gehört und gelesen. Wir können uns nur selber helfen, und das können wir jetzt.

Was muss ich beachten, um nach der Kur nicht wieder zuzunehmen?

Um nicht wieder zuzunehmen, ist es wichtig, dass Sie zuerst einmal die Stabilisierungsphase erfolgreich hinter sich bringen In dieser Phase bleiben Sie einfach weiter bei der Rohkost und den grünen Smoothies. Halten Sie Ihr Gewicht innerhalb des Ein-Kilogramm-Limits nach oben und nach unten wie beschrieben.

Vermeiden Sie Lightprodukte jeder Art, da diese anstatt Zucker meist das giftige Aspartam als Süßungsmittel oder andere dick machende Zutaten beinhalten. Lassen Sie alles weg, was Maissirup, Glutamat oder Kochsalz enthält. Hier ein Link zur Schädlichkeit von Aspartam:

http://goo.gl/bG3gTL

»Jetzt mal Butter bei die Fische, Herr Jünemann.« Sie haben geschrieben, dass Die Adipositas-Kur die Ursache für Fettsucht ein für alle Mal beseitigt. Warum haben Sie dann wieder zugenommen?

Danke für die Frage. Sie ist berechtigt. Ich möchte zu bedenken geben, dass es verschiedene Grade der Störung des Hypothalamus und der Fettleibigkeit an sich gibt. Meine Störung war stärker ausgeprägt als vielleicht bei anderen, die mit der Kur abgenommen und danach nicht wieder zugenommen haben. Das heißt, der Hypothalamus war noch nicht zu 100 Prozent eingeregelt und durch die verbliebenen Fettzellen konnte sich das Gewicht wieder etwas hochschrauben. Das geschah aber nur bis zu einem bestimmten, viel niedrigeren Setpoint.

Ich gebe zu, dass ich mit dem Gedanken gespielt habe, mir die restlichen Fettzellen an Bauch und Hüften wegsaugen zu lassen. Die Ärzte, die ich daraufhin konsultiert habe, sagten mir, dass sie nur noch schneiden und straffen können. Eine Absaugung sei nicht möglich. Aber das wollte ich nicht. Das Einzige, was infrage kam, war eine Straffung der Brust, an der einfach zu viel Haut vorhanden war.

Außerdem hatte ich noch das Problem zu lösen, warum ich trotz meiner EGO-Ernährung (Eiweiß, Gemüse, Obst) und hartem Training zugenommen habe. Dabei bin ich auf die Rohkost gestoßen und habe erfahren, warum alles Gekochte auf den Körper toxisch und dick machend wirken kann. Es war sicherlich die nächste Lektion, die ich zu lernen hatte.

Diese Erfahrungen wollte und will ich den Übergewichtigen, die wie ich mit DAK abgenommen, aber ihr Gewicht nicht halten konnten, nicht vorenthalten. Deshalb ist dieses Buch entstanden, möglicherweise der letzte Baustein für ein schlankes und zufriedenes Leben.

Wie viel hhCG benötige ich, wenn ich eine bestimmte Anzahl Kilos abnehmen will?

Unabhängig davon, wie viel Sie geschlechtsspezifisch abnehmen können oder wollen, brauchen Sie für eine 140-Tage-Kur knapp drei 20-ml-Flaschen geeigneter Tropfen.

Eine 10 g-Globuli-Packung der C30 enthält ca. 1200 Globuli. Verwenden Sie davon wie empfohlen 2-mal 3 Stück am Tag, sollten eine Packung für ganze 200 Tage Kuranwendung ausreichen.

Frauen nehmen im Schnitt 250 g pro Tag ab und Männer 500 g. Anfangs nehmen beide mehr ab, was sich zum Ende hin verlangsamt.

Wie alt muss man sein, um die grüne Adipositas-Kur durchführen zu können?

Dr. Simeons hat in Indien »fette Jungs« erfolgreich behandelt. Er schreibt, dass es Jugendliche oder Teenager waren. Meine Annahme war somit, dass man ab 13 Jahren eine solche Kur durchführen kann. Es ist aber nicht auszuschließen, dass es auch bei Kindern funktioniert. Das muss aber unbedingt mit einem Arzt abgesprochen werden. Siehe auch den Abschnitt »Die grüne Adipositas-Kur bei Kindern und Jugendlichen«. Ein Buch für Kinder und Jugendliche ist in Arbeit.

Müssen Frauen etwas wegen der Periode beachten?

In den Yahoo-hCG-Groups wird geschrieben, dass die Kur mit hhCG auch während der Menstruation durchgeführt werden kann. Nur an starken Perioden-Tagen sollten Sie mit der Einnahme pausieren. Ansonsten halten Sie sich bitte an die Empfehlungen, die Dr. Simeons in seinem Werk gegeben hat.

Was mache ich, wenn ich ein paar Tage nicht abnehme?

Das ist vollkommen normal und Sie sollten diesen Umstand einfach akzeptieren. Ihr Körper hat sein eigenes Tempo und weiß, was er tut. Nehmen Sie ein paar Tage oder Wochen (ja, das kann auch passieren) nicht ab, dann braucht Ihr Körper für diese Zeit Wasser, das er einlagert, um die Fettzellen zu entleeren und aufzulösen.

Sie nehmen aber an Umfang ab. Wahrscheinlich befinden Sie sich in diesem Fall gerade an einem alten Setpoint, haben also ein Gewicht erreicht, das Sie einmal für längere Zeit gehalten hatten. Diese Stagnationsphasen lösen sich immer auf, wenn auch manchmal erst nach ein paar Wochen! Sie brauchen nur Geduld und Vertrauen. Einen Apfeltag brauche ich Ihnen nicht zu empfehlen, da Sie ja sowieso alles roh essen (sollten).

Kann man mit Rohkost auch zunehmen?

Ja, das ist durchaus möglich. Sie können mit Rohkost auch verhindern, dass Sie schnell genug abnehmen. Die wichtigsten Punkte, auf die man achten sollte, ist die übertriebene Zufuhr von zucker- und fetthaltigen Rohkostbestandteilen. Hier sind vor allem Nüsse sowie Trockenfrüchte und die daraus hergestellten Kuchenböden zu nennen. Aber auch Avocados sind recht fetthaltig. Diese enthalten gesundes Fett, ohne Frage, nur im Übermaß genossen, können sie die Abnahme verhindern.

Damit der Salat nicht so sehr zwischen den Zähnen quietscht, genehmigen wir uns häufig einen Schuss und manchmal auch einen Schuss zu viel des guten Olivenöls. Ebenso sollten Sie darauf achten, dass Sie sich nicht zu viele pure Obstsäfte gönnen. Diese können den Blutzuckerspiegel kurzfristig hochschießen lassen und somit eher Fett speichern, als es freizugeben.

Zusammenfassend ist zu sagen, dass Sie während der Diätphase eher fett- und fruchtzuckerarm essen sollten. Die grünen Smoothies sind eine prima Alternative, da Blattgrün den kalorienarmen Part spielt und den Fruchtzucker des beigefügten Obstes neutralisiert. In einen grünen Smoothie gehören keine Nüsse oder Öle. An die Salate sollten Sie nur spärlich Öl gießen und auch mit dem Salz nicht zu verschwenderisch umgehen, da Salz Wasser in den Zellen bindet. Es gibt genügend herrliche Gewürze, die Sie verwenden können. Manche Salate, wie zum Beispiel Karottensalat, brauchen allerdings Öl und Salz. Sonst schmecken sie einfach nicht.

Sie sollten – so weit es Ihnen möglich ist – auf gekaufte oder selbst zubereitete, aufwendig verarbeitete Rohkostspeisen verzichten, wie zum Beispiel Törtchen oder Konfekt, und sie sich während der Diätphase nur selten genehmigen.

Benutzen Sie einfach Ihren gesunden Menschenverstand und überprüfen Sie gelegentlich Ihren Konsum, wenn Sie merken, dass Sie langsamer abnehmen oder sogar zunehmen. Bleiben Sie kalorien-, fett- und fruchtzuckerarm und hören Sie in sich hinein, ob und wann das Sättigungsgefühl aufkommt. Das musste ich auch erst lernen.

Was mache ich, wenn ich Medikamente nehmen muss?

Wenn Sie Medikamente einnehmen müssen, sprechen Sie dies auf jeden Fall mit Ihrem Hausarzt ab. Der weiß am besten, wie Sie eingestellt sind, und kann Ihre Werte checken. Gehen Sie nach ein paar Tagen oder Wochen wieder hin und sagen Sie ihm, dass Sie wissen möchten, ob aufgrund des neuen Gewichtsniveaus eine Anpassung der Dosis vorgenommen werden sollte. Lassen Sie sich ganz bewusst von ihm begleiten. Dann sind Sie auf der sicheren Seite. Bitte keine Alleingänge, die gefährlich für Ihre Gesundheit sein könnten!

Ist die grüne Adipositas-Kur nicht viel zu kompliziert und schwer durchzuführen?

Nein! Sie werden sehen, dass es die am einfachsten durchzuführende Diät ist, die Sie je gemacht haben. Am Anfang braucht es nur ein wenig Eingewöhnung in die neuen Abläufe. Dann stellt sich Routine ein. Ich gebe zu, dass ich Sie ein bisschen in die Richtung roh-vegane Lebensweise bringen möchte und das aus guten Gründen. Sie werden sich nach einer Zeit der körperlichen Entgiftung und der Umstellung auf rohe und pflanzliche Speisen nicht mehr so fühlen, als wären Sie auf einer Diät. Es wird Ihre ganz natürlich Ernährung werden.

Ist Rauchen okay?

Obwohl Rauchen schädlich für die Lunge und die Bronchien ist, ist dem grundsätzlich in Bezug auf die grüne Adipositas-Kur nichts entgegenzustellen. Ich rauche selber elektrisch. Leider noch ein Laster, neben dem Kaffee ;-)

Was mache ich, wenn ich in der Diätphase krank werde, zum Beispiel eine Grippe bekomme?

Darüber kann ich Ihnen aus eigener Erfahrung berichten. Ich hatte kürzlich eine sogenannte Eintagesgrippe und fühlte mich wie ein geprügelter Hund, mit Kopf- und Gliederschmerzen. An diesem Tag hatte ich keinen Appetit und keinen großen Hunger, noch hatte ich irgendeine Lust, mir etwas zu essen zu machen oder einen grünen Smoothie zu mixen. Also habe ich auf meinen Körper gehört und an diesem Tag gefastet oder einfach fast nichts gegessen, wenn man von einer oder zwei Bananen absieht, die ich abends gegessen habe. Ist Ihr Körper krank, braucht er all seine Kräfte, um die Krankheit aus sich hinauszuschaffen. Dafür benötigt er nicht noch zusätzliche Nahrung, sondern eher Ruhe und viel Wasser. Haben Sie aber Hunger, essen Sie etwas. Nicht, dass es Ihnen noch schlechter geht.

Darf ich heiße Getränke wie Kaffee oder Tee bei einer rohköstlichen Ernährung eigentlich trinken?

Meiner Meinung nach ja, denn Enzyme und Vitamine werden bei Nahrungsmitteln zerstört, die über 42 Grad Celsius erhitzt werden. Bei Getränken halte ich das nicht für besonders dramatisch. Wenn Sie allerdings die Inhaltsstoffe von Kaffee und Tee wie zum Beispiel das Koffein vermeiden wollen, lassen Sie es oder trinken Sie koffeinfreien Kaffee (wie ich).

Es gab mal einen Werbespruch im Fernsehen »Etwas Warmes braucht der Mensch«. Warum sollte man sich diese Wärme nicht über einen Kaffee oder Tee holen?

Die grüne Adipositas-Kur bei Kindern und Jugendlichen

Ich habe mich entschlossen, etwas näher auf die Anwendung der grünen Adipositas-Kur bei Kindern und Jugendlichen einzugehen, da besondere Aufmerksamkeit der Umwelt und der betroffenen jungen Menschen selber in der Tat angezeigt ist.

Mit hoher Wahrscheinlichkeit wird zuerst ein Erwachsener auf die grüne Adipositas-Kur gestoßen sein, dem nun die Aufgabe zufällt, darüber zu entschciden, ob er diese dem jungen Menschen (seinem eigenen Kind oder einem anderen) zugänglich machen sollte und ob es überhaupt Sinn macht.

Für die Entscheidung ist nicht so sehr das Alter des Kindes oder Jugendlichen heranzuziehen, sondern eher der Reifegrad. Ist der Jugendliche in der Lage, überhaupt zu verstehen, was bei ihm aus dem Lot geraten ist und weshalb diese oder jene Regel einzuhalten ist. Kann man dem Kind erklären, was in seinem Hypothalamus und seinem Körper los ist und wie es die Funktionen wieder einregeln kann?

Kann das Kind dafür Verständnis aufbringen, so ist das eigentliche Alter nicht mehr wichtig. Für ein umfassendes Begreifen sollte es allerdings meiner Meinung nach mindestens acht bis neun Jahre alt sein. Da liegt die Untergrenze.

Abgesehen davon ist – genauso wie bei Erwachsenen – eine Leidensgeschichte ganz »hilfreich«. Bei immer mehr kleinen Leuten heutzutage ist das nämlich der Fall. Ich habe mich damals als Kind schon gefragt, warum gerade ich dick bin, obwohl ich auch nicht mehr gegessen habe als meine schlanken Schulkameraden, die sich zudem noch viel weniger bewegten als ich. Das fand ich schon damals ungerecht, ich wurde gehänselt, war im Sport eine Niete, obwohl ich in mehreren Sport-AGs war, wie zum Beispiel Handball oder Schwimmen. Ich war nicht wirklich adipös und wäre unter den heutigen fettleibigen Kindern vielleicht gar nicht aufgefallen. Aber in der damaligen DDR gab es lange nicht so viele dicke Kinder und mit Übergewicht war man in der Schule »Mode« bei den Klassenkameraden.

Es wird heutzutage immer normaler, als Kind übergewichtig oder gar fett zu sein, doch ist der individuelle Leidensdruck sicher nicht kleiner geworden. Halten wir also erstens fest: Wenn das Kind oder der Jugendliche bereits unter seiner Situation leidet und etwas ändern möchte, ist die erste Voraussetzung erfüllt. Das gilt im Übrigen auch für Erwachsene. Ohne Leidensdruck wird eine Kur wahrscheinlich nicht funktionieren.

Zweitens: Wenn Sie das Kind ansprechen und ihm die Hintergründe erklären und die Lösung aufzeigen, bekommen Sie Aufschluss darüber, wie reif es reagiert und wie es die Informationen verarbeiten kann. Versuchen Sie nicht, den jungen Menschen zu überreden oder gar zu nötigen, wenn Sie merken, dass die Resonanz ausbleibt. Dann ist er noch nicht so weit.

Das Einzige, was Sie in dieser Situation machen können, ist, mit Ihrem guten Beispiel die Möglichkeit aufzuzeigen und gegebenenfalls ein paar Informationen zu geben. Und bieten Sie Ihre Hilfe an, wenn das Kind Fragen haben sollte. Mehr nicht. Sie werden entweder einen Denkprozess auslösen oder auch nicht. Die Motivation muss letzten Endes vom jungen Menschen ausgehen. Das ist genauso wie beim erwachsenen Kurenden.

Wenn aber die beiden Punkte erfüllt sind – also der Leidensdruck und die Reife vorhanden sind –, dann geben Sie dem Kind dieses Buch und erklären Sie ihm mit eigenen verständlichen Worten, was Sie bereits wissen. Möglicherweise sind einige Formulierungen noch nicht ganz kindgerecht, sodass es einer oder mehrerer Ihrer zusätzlichen Erklärungen bedarf.

Sagen sie dem Kind auch, dass es einer gewissen Disziplin bedarf, in Bezug auf die Einnahme des hhCG und die Durchführung der Diät und fragen Sie, ob es bereit ist, dies auch einzuhalten. Mit Ihrer Unterstützung natürlich.

Wichtig ist in dem Zusammenhang auch, ob der behandelnde Arzt damit einverstanden ist und dem Kind eine ansonsten gute Gesundheit bescheinigt. Kinder sind neben unserer eigenen Gesundheit unser wichtigstes Gut und wir sollten sie auf keinen Fall in irgendeiner Weise gefährden.

Wenn es sich um Ihr eigenes Kind handelt, kaufen Sie die benötigten Mittel und führen Sie mit ihm gemeinsam die Kur durch. Begleiten Sie es den ganzen Weg hindurch, damit es mit seinen Fragen nicht allein ist. Gerne coache ich auch persönlich, wenn es gewünscht wird.

Setzen Sie sich gemeinsam realistische Ziele für die Abnahme. Ob in einem Rutsch oder in mehreren Runden bestimmen Sie am besten je nachdem, wie der Kurverlauf ist und das Kind das Ganze für sich persönlich als angenehm empfindet.

Wenn Sie für das Kind die grünen Smoothies und/oder die Rohkost-Speisen zubereiten, nehmen Sie es ruhig mit in die Küche und erklären Sie die Vorzüge der gesunden rohen und pflanzlichen Kost und wecken Sie in ihm das Verständnis für das, was oben ausführlich dargelegt wurde: Dass wir Menschen vom Körperbau her Pflanzenfresser sind, dass Kochkost auf Dauer krank macht und uns schneller altern und sterben lässt, dass Tiere für uns leiden und ungewollt ihr Leben für uns opfern müssen. Und so weiter. Diese Erläuterungen festigen auch Ihr eigenes Verständnis und helfen, dem Kind die Zusammenhänge begreiflich zu machen.

Dümmer werden sie dadurch sicher nicht. Kleinere und einfache Sachen kann das Kind auch allein zubereiten. Es fühlt sich ernst genommen, hat Erfolgserlebnisse und sammelt wichtige Erkenntnisse für die Zeit nach der Kur. Bei der Arbeit mit dem Mixer sollten Sie aber besondere Sorgfalt walten lassen, da eine unsachgemäße Bedienung zu schweren Verletzungen führen kann.

Vielleicht können Sie mit dem Kind auch einige sportliche Aktivitäten planen und durchführen.

Hilfreich kann es auch sein, wenn Sie in dieser Zeit selber die Kur durchführen und das Kind quasi mitmacht. Ich könnte mir auch kleine Gruppen von Erwachsenen und Kindern vorstellen, die gemeinsam kuren.

Da bei Kindern und Jugendlichen die Adipositas-Disposition noch nicht allzu lange besteht und es meist noch früh genug ist, sodass keine weiteren ernährungsbedingten Krankheiten aufgetreten sind, ist die Chance größer, die Störung im Hypothalamus schneller und langfristiger zu korrigieren. Einen Versuch ist es, bei Vorhandensein der oben genannten Voraussetzungen, auf jeden Fall wert.

VII

Methoden der Entschlackung und Entgiftung?

Umkehrosmose-Anlage und Kristallsalz(-sole)

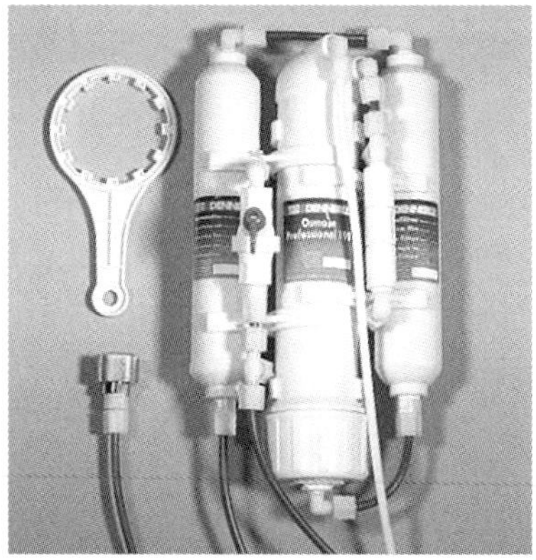

Da es bei der Kur Pflicht ist, mindestens 2 Liter am Tag zu trinken – am besten reines Wasser – empfehle ich Ihnen, über die Anschaffung einer Umkehrosmose-Anlage nachzudenken.

Diese gibt es bei eBay für bereits knapp über 50 Euro. Die Installation ist leichter, als Sie vielleicht denken. Für den Geschmack und die Belebung des Wassers habe ich mir zusätzlich Bergkristalle gekauft, die ich in die 5-Liter-Glasballons lege. Das Wasser schmeckt dann besser als alles andere, was ich je getrunken habe. Es ist auch viel sauberer als Leitungs- oder Mineralwasser aus der Flasche. Ich habe mir schon vor drei Jahren solch ein Gerät zugelegt und bin zum passionierten Wassertrinker geworden. Auf dem Bild ist eine sehr einfache Anlage zu sehen, die für mich vollkommen ausreicht.

Jetzt fragen Sie sich sicherlich, was der Sinn einer Osmoseanlage ist und warum man nicht einfach normales Leitungswasser oder Mineralwasser aus Flaschen trinken sollte. Osmose bezeichnet den Vorgang der Erzeugung von Reinstwasser aus Leitungswasser, das durch eine Hightechmembran mit nur sehr kleinen Löchern gepresst wird. Das bewirkt, dass nur das relativ kleine Wassermolekül passieren kann und alle chemischen und physikalischen Verunreinigungen herausgefiltert werden – ebenso alle Mineralien. Das ist auch gut so, denn die Mineralien, die uns immer so angepriesen werden, liegen auch bei Mineralwässern in einer Form vor, die der Körper nicht verwerten kann. Unsere Zellen können sie einfach nicht aufnehmen, da sie zu groß sind, um überhaupt die Zellwände durchdringen zu können. Was passiert aber dann mit den Mineralien? Sie lagern sich in unseren Gefäßen und Organen als Kalkablagerungen ab. Das heißt, wir verkalken. Das führt zu allen möglichen vermeidbaren Krankheiten und Leiden.

Es wäre jetzt aber falsch, nur das Reinstwasser zu trinken und keine Mineralien zuzuführen. Das würde dazu führen, dass das reine Wasser noch die restlichen schon in den Zellen vorhandenen Mineralien herausziehen würde. Daher müssen wir dem Körper wieder Mineralien zuführen.

Um von den Zellen aufgenommen werden zu können, müssen diese in ionisierter Form vorliegen, was bedeutet, dass die einzelnen Teile kleiner sind und die Zellwand durchdringen können. Diese ionisierte Form können wir erreichen, indem wir aus hochwertigem

Steinsalz (ich benutze Himalaja-Salz oder Halit-Salz) eine Sole ansetzen und jeden Tag ein paar Teelöffel in Wasser aufgelöst zu uns nehmen. Das ist hauptsächlich sinnvoll, wenn wir uns mit Kochkost ernähren oder die normale Adipositas-Kur durchführen.

Wenn wir uns rohköstlich mit vielen grünen Blättern, Obst und Gemüse ernähren, erhalten wir auch davon schon eine Menge zellgängiger Mineralien, sodass zusätzliche Sole nicht unbedingt notwendig ist. Etwas Besseres können Sie für Ihren Körper gar nicht tun. Reines Wasser ist unser Nahrungsmittel Nummer eins.

Auf YouTube gibt es einen sehr interessanten Vortrag von Peter Ferreira zum Thema »Wasser und Salz« und den erstaunlichen gesundheitlichen Wirkungen dieses vitalen Duos. Unbedingt ansehen:

http://goo.gl/hT9dJX

Ebenso sei hier noch einmal auf die Bücher von Fereydoon Bathmanghelidj hingewiesen. Beachten Sie auch die Literaturempfehlungen am Ende des Buches.

Ich trinke mindestens 2 Liter reines Wasser am Tag plus 1 Liter entkoffeinierten Kaffee. (Leider immer noch – irgendeine Sucht braucht der Mensch). Wasser zu trinken hilft dem Körper, die bei der Kur freigegebenen Giftstoffe, Fettzellenreste – und was auch immer mit raus will – auszuspülen. Alternativ können Sie auch Tee trinken. Allerdings sollte der nicht gesüßt sein, außer mit Stevia. Sie können Tee, Wasser und (auch koffeinierten) Kaffee unbegrenzt trinken.

Der Kaffee-Einlauf

Warum ein Kaffee-Einlauf? Reicht nicht ein normaler? Und warum überhaupt einer? Einläufe dienen der mechanischen Entgiftung mittels der Einfuhr von Flüssigkeiten in den Anus durch ein Einlaufgerät, auch Klistier oder Irrigator genannt. Die körperwarmen Flüssigkeiten lösen uralte Kotreste vom Dickdarm und höher liegenden Dünndarmabschnitten und erlauben bei regelmäßiger Anwendung eine Säuberung und auf diese Weise eine bessere Aufnahme von Nährstoffen in den Körper. Der Tod sitzt im Darm, sagte schon Hippokrates.

Wichtig: Wenn Sie eine Darm-OP hatten, fragen Sie bitte Ihren Arzt, ob ein Einlauf möglich ist!

Kaffee-Einläufe wurden von Dr. Max Gerson entwickelt, einem Pionier der Rohkostbewegung und Autor verschiedener Bücher sowie der Begründer einer Kur gegen Krebs. Auf Amazon findet sich folgende Kurzbeschreibung seines Buches *Die Gerson-Therapie*:

»Die ›Zivilisationserkrankungen‹ wie Diabetes, Arthrose und Arthritis, Fettsucht, Bluthochdruck, Herzerkrankungen und v. a. Krebs werden von der modernen Gesellschaft und ihrer Medizin als schicksalhaft, unausweichlich und letztlich unheilbar hingenommen. Die Gerson-Therapie sagt genau das Gegenteil, und dieses Buch enthält die komplette Anleitung zur Theorie und Praxis dieser Methode für den interessierten Leser. Dr. Gerson (1881–1959) erforschte, dass die zunehmend ***denaturierte, nährstoffarme und giftbelastete moderne Ernährung der Hauptgrund für die Zunahme der chronischen Erkrankungen*** *ist – und er fand auch den Weg zurück zur Gesundheit mithilfe einer perfekten Ernährungstherapie. Seine Therapie wurde weltbekannt durch die Erfolge bei Krebserkrankungen – doch sprechen auch die meisten anderen degenerativen Erkrankungen sehr gut auf diese Therapie an.«*

Hier ein PDF zur Gerson-Therapie:

http://goo.gl/qi8Sfo

Unter anderem empfiehlt er zur Gesundung auch Kaffee-Einläufe, die eine schnelle und tief greifende Entgiftung über die Leber, eine wirkungsvolle und starke Anregung der Leber, Entspannung der glatten Muskulatur und stark schmerzlindernde Wirkung haben sollen.

Zuerst lassen Sie etwa einen halben bis einen dreiviertel Liter körperwarmes Wasser mit etwas Natron (pH-Wert zw. 8 und 8,5) in den Darm einlaufen um eine gute Reinigung zu erzielen. Dieser Basen-vor-Einlauf kann gleich wieder abgegeben werden. Feste Kotstücke am Mastdarm werden damit gut entfernt.

Jetzt brühen wir uns einen Kaffee. Dazu kochen wir gutes Quell- oder Osmosewasser auf und geben 3 Esslöffel biologischen, koffeinhaltigen Kaffee hinzu, der zwanzig Minuten ziehen gelassen wird, ehe wir ihn herausfiltern. Dann lassen wir ihn auf Körpertemperatur, 37 Grad Celsius, abkühlen. Verdünnen Sie den Kaffee mit etwa der gleichen oder doppelten Menge Osmosewasser.

Zum Einführen in den Anus benutzen Sie am besten ein Klistiergerät.

Ich habe mich auf Empfehlung für ein tolles Teil entschieden, das die Handhabung sehr einfach und unkompliziert gestaltet. Es handelt sich um den Reprop® Clyster und er kann hier bestellt werden:

http://goo.gl/pt9SJM

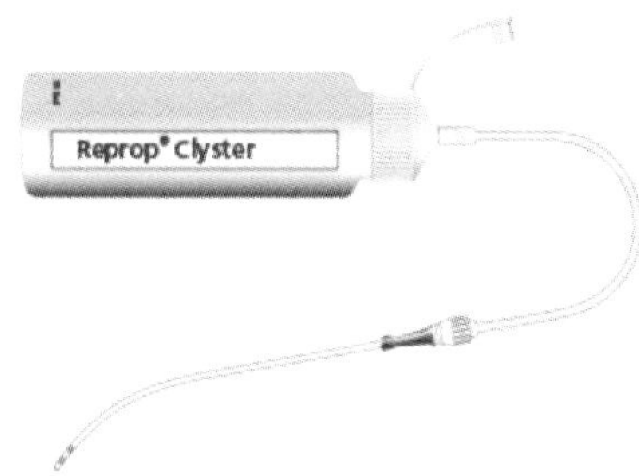

Füllen Sie den körperwarmen Kaffee in den Behälter und lassen Sie den Schlauch volllaufen, damit die Luft entweichen kann.

Anus und Einführrohr mit etwas Melkfett, Vaseline oder Olivenöl einschmieren, um alles gleitfähiger zu bekommen.

Bei diesem Irrigator handelt es sich um eine Pumpvariante. Hier kann der Flüssigkeitsbehälter auf der gleichen Ebene sein wie der Po.

Nehmen Sie jetzt eine Seitenlage ein, optimal wäre auf links, und führen Sie den Schlauch vorsichtig ein.

Öffnen Sie dann das Ventil und lassen Sie den Kaffee sehr langsam einlaufen oder pumpen Sie ihn langsam rein. Entfernen Sie danach den Schlauch und bleiben Sie auf der linken Seite liegen, um die Flüssigkeit in den absteigenden Dickdarmast laufen zu lassen.

Nehmen Sie nach einer Weile die Rückenlage mit einem erhöhten Becken ein und drehen Sie sich danach auf die rechte Seite, damit alles gut im Darm verteilt wird. Bleiben Sie entspannt und warten Sie 10 bis 15 Minuten. Der Stuhldrang beginnt meist, wenn Sie sich wieder auf die linke Seite drehen.

Sollten Sie ansonsten wenig Kaffee trinken, könnte die Aufnahme des Koffeins durch den Darm eventuell für eine unruhige Nacht sorgen.

Möglicherweise verlässt wesentlich weniger Flüssigkeitsmenge den Darm, als hineingekommen ist. In dem Fall wurde ein großer Teil der Flüssigkeit durch die Darmwand aufgenommen, ebenso wie das Koffein.

Sie können diese Einläufe nach ein paar Tagen wiederholen. Beim zweiten oder dritten Mal sind Sie bestimmt wesentlich entspannender.

Ich mache vorher einen normalen oder Natron-Wassereinlauf, der auch häufig schneller wieder den Körper verlassen will. Danach führe ich den Kaffee-Einlauf durch, der gemütlicher verweilen will. Erfolg ist, wenn es gewaltig stinkt und die uralten Ablagerungen herauskommen, die uns vorher vergiftet haben. So etwas wollen Sie nicht in Ihren Gedärmen haben! Außerdem spülen Sie müffelnde Steine aus der Leber. Ich fühle mich danach jedes Mal euphorisch und habe beste Laune.

Hier finden Sie ein Video von Markus Rothkranz zum normalen Einlauf, der alternativ zum Kaffee-Einlauf wahre Wunder vollbringen wird (englisch):

http://goo.gl/anj5SC

Säfte - Entsafter

Auch Dr. Gerson ist ein großer Verfechter von Frischobst- und Frischgemüsesäften, also von selbst zubereiteten und am besten sofort getrunkenen Säften aus möglichst biologischem Anbau. Damit hatten er und seine Tochter Charlotte Gerson große Erfolge bei Degenerationskrankheiten, wie zum Beispiel den verschiedensten Krebsarten. Ihr Ansatz ist, dass der Körper grundlegend entgiftet (Kaffee-Einläufe) und mit so viel hochwertigen Nährstoffen versorgt wird wie möglich. Dann kann er quasi von allein die Krankheiten bearbeiten.

Da wir besonders bei Krebs oder auch Adipositas und Übergewicht sehr viel essen müssten, um diese Mineralien, Vitamine und Enzyme unserem Organismus schnell zur Verfügung zu stellen – was wir letztlich gar nicht schaffen können –, ist es ein genialer »Trick«, Obst und Gemüse zu entsaften und nur den Saft zu trinken.

Aber vergessen Sie Säfte, die Sie kaufen können. Diese enthalten im günstigsten Fall zusätzlichen Zucker und ungünstigerweise für die Haltbarmachung Konservierungsstoffe. Ausnahmen bestätigen auch hier die Regel.

Ich bin an einem Punkt angelangt, wo ich nicht mehr allzu viel Nahrung benötige, um mich fit und gut genährt zu fühlen. Daher ist jede zusätzliche Nahrungsaufnahme, um zum Beispiel den Bedarf an Kalium abzudecken, eine Belastung für meinen Verdauungsapparat, die er mir mit Blähungen »dankt«.

Daher habe ich mir mittlerweile einen Entsafter zugelegt. Allerdings sollte er keine 1000 Euro kosten, weil ich bereits genug für andere Utensilien ausgegeben habe. Effektiv sollte er sein und eine Menge Saft produzieren, leicht zu reinigen sowieso und die Enzyme, Mineralien und Vitamine schonend herauspressen.

Es gibt Zentrifugen-Entsafter, die aber eine recht geringe Saftausbeute haben und durch die hohen Temperaturen und Sauerstoffzufuhr die oben genannten »Innereien« zum großen Teil nicht überleben lassen.

Durch kompetente Beratung von Frau Renate Sauer wurde ich überzeugt, den von ihr empfohlenen Slow Juicer auszuprobieren. Dieser hat eine »dicke Schnecke« in der Mitte, die sich mit maximal 70 Umdrehungen in der Minute dreht und alles (auch harte Karotten) klein bekommt. Die Anwendung ist recht einfach, das Gerät ist leise und schnell und im Vergleich preiswert. Der Saft schmeckt übrigens hervorragend und nimmt auch etwaigen Hunger. Für DGAK bestens geeignet!

Für weitere interessante Informationen habe ich hier ein PDF:

http://goo.gl/O4BvZ7

Leberreinigung nach Hulda Clark

Wer nicht so auf Kaffee-Einläufe »steht«, dem wird mit dieser Methode eine weitere Möglichkeit der Leberreinigung geboten.

Unsere Leber ist wahrscheinlich durch die jahre- und jahrzehntelange Belastung mit Kochkost erheblich überlastet worden. Das gilt insbesondere, wenn auch noch viel Alkohol und fetthaltige Speisen konsumiert wurden. In der Leber und der Galle können sich harte Steine, aber auch noch nicht kalzifizierte, mit Gallensaft und lockeren Ablagerungen umgebene Gebilde befinden. Diese können die Leber und die Galle verstopfen.

Mit der periodisch durchgeführten Leberreinigung können Sie diese Gebilde über den Dickdarm und den Anus ausleiten. Periodisch meint, dass Sie die Leberreinigung im Abstand von ein zwei Wochen wiederholen können und dies über einen längeren Zeitraum. Bis Sie keine Steine und Gebilde mehr ausscheiden.

Wählen Sie für die Leberreinigung eine Zeit, in der Sie an zwei aufeinanderfolgenden Tagen nicht viel um die Ohren haben. Also vielleicht ein Wochenende oder zwei Tage im Urlaub.

Besorgen Sie sich das Bittersalz (Epsomsalz) in der Apotheke, kaufen Sie eine große oder zwei kleine Grapefruits sowie ein gutes Olivenöl, sofern nicht sowieso schon vorhanden. Die Grapefruit legen Sie in den Kühlschrank.

Am ersten Tag machen Sie Folgendes:

Bis 14 Uhr essen Sie ganz normal alles, was Sie auch sonst während der grünen Adipositas-Kur essen und trinken: also zum Beispiel ein paar grüne Smoothies, rohes Obst und Gemüse, Salate. Als Getränke eignen sich Säfte aus Möhren, Rote Bete oder besonders gut Apfelsaft. Diesen können Sie auch schon eine Woche lang vorher trinken. Das lockert die Leber- und Gallensteine etwas auf (siehe Entsafterkapitel).

Ab 14 Uhr essen und trinken Sie nichts mehr, nur noch etwas Wasser ist erlaubt. Gegen 18 Uhr nehmen Sie 200 ml Wasser und darin einen Esslöffel Bittersalz zu sich. Das schmeckt nicht besonders. Um den bitteren Geschmack zu überdecken, sind ein paar Tropfen Zitronensaft erlaubt. Nehmen Sie kaltes Wasser, das den Brechreiz etwas eindämmt. Am besten halten Sie sich noch die Nase zu. Dann schmecken Sie gar nichts.

Um 20 Uhr wiederholen Sie die Prozedur.

Ab 22 Uhr stellen Sie sich eine Mischung aus 50 ml Olivenöl und dem Saft der im Kühlschrank gekühlten Grapefruit her, den Sie austrinken.

Legen Sie sich anschließend bitte sofort ins Bett auf die rechte Seite, winkeln Sie ein oder beide Beine an und legen sich ein feuchtwarmes Tuch oder eine Wärmflasche, eingewickelt in ein trockenes Tuch, auf die Stelle, wo sich die Leber befindet. Also quasi in dieser Lage unter sich.

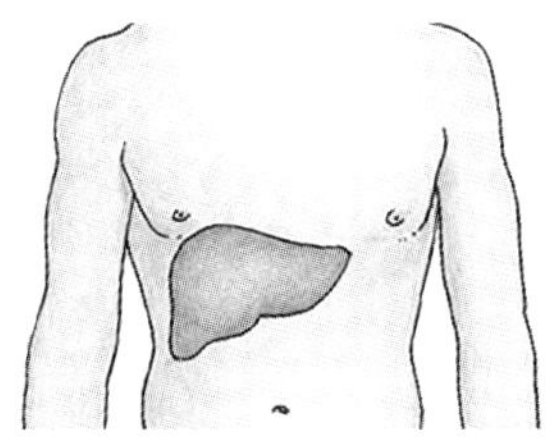

Zwanzig Minuten sollte diese Stellung beibehalten werden, denn sie ist die beste Körperlage, um die Leber optimal mit den aufgenommenen Substanzen zu versorgen. Danach können Sie in jeder Lage schlafen.

Als Erstes am nächsten Morgen ab etwa 6 Uhr trinken Sie wieder 200 ml Wasser mit einem Esslöffel Bittersalz vermischt. Legen Sie sich danach wieder hin. Gegen 8 Uhr wiederholen Sie das Gleiche noch einmal. Aus eigener Erfahrung kann ich sagen, dass es am zweiten Tag noch würgender ist, die Bittersalzmischung aufzunehmen. In den nächsten Stunden werden Sie häufiger das stille Örtchen aufsuchen müssen. Schauen Sie sich an, was Sie da »produzieren«. Sie werden erstaunt sein.

http://goo.gl/eqFegF

Es kann zu durchfallartigem Stuhlgang kommen. Das ist aber normal. Sie werden sich wahrscheinlich nicht ganz so wohl fühlen. Also kalkulieren Sie etwas Ruhe und Entspannung ein.

Ab 10.00 Uhr können Sie mit einem Smoothie und/oder Ihrer normalen Essen- und Trinkroutine fortfahren.

Vitalstoffe für die Entgiftung und Körperreinigung von innen

Gleich vorweg, da es hier immer wieder zu Missverständnissen kommt. Das Darmprogramm läuft über **28 Tage** und sollte **vor der eigentlichen Diätphase** absolviert werden. Dieses Vorab-Programm besteht aus den drei Produkten: Colon Formula, ParaCleanse und MSM.

Darmreinigung mit Colon Formula

Der Darm gilt als das »zweite Gehirn« unseres Körpers.

Mit einer Länge von etwa 6–8 Metern, einer Oberfläche von gut 200 Quadratmetern (das entspricht ungefähr der Ausdehnung eines Fußballplatzes) und einer größeren Ansammlung von Nervenzellen als im Gehirn beeinflusst das größte Verdauungsorgan unseres Körpers mit seiner Funktion unmittelbar unsere Gesundheit und hat eine immense Bedeutung für sie.

In gesundem Zustand wiegt der Darm ungefähr 2,5 Kilo. Der Dünndarm weist eine Dicke von ca. 3–4 Zentimetern auf, der Dickdarm von ca. 5 Zentimetern. Erschreckend ist, dass mancher Darm bis zu 20 Kilo (!) wiegen kann; wir haben es dann mit Ablagerungen und Schlacken mit einem Gewicht von bis zu 18 Kilo (!) zu tun.

Bei Obduktionen Erwachsener konnten teilweise sogar Ablagerungen von Muttermilch nachgewiesen werden!

Der Darm nimmt alles auf, was wir essen (Zusatzstoffe, Konservierungsstoffe, Farbstoffe, etc.). ALLES lagert sich im Darm ab.

Ein verschlackter Darm kann seine Aufgaben nicht mehr optimal erfüllen. Hierzu gehören:

- Schutz vor Infektionen (80 Prozent des Immunsystems befinden sich im Darm!)
- Produktion von Fettsäuren

- Regulierung der Schleimhaut
- Aktivierung der Nährstoffsubstanzen
- Ausscheidung von Schad- und Giftstoffen

Colon Formula (der »Wischmopp«) besteht aus 100 Prozent natürlichen löslichen Ballaststoffen. Das Darmreinigungspulver dient dazu, die gelösten Verkrustungen (Schlacken) aufzunehmen. Außerdem enthält es die sogenannten Bifidobakterien, die zu den wichtigsten Bestandteilen der Darmflora gehören. Sie sorgen für eine gesunde Immunfunktion und für ein gesundes Säure-Basen-Gleichgewicht.

Parasiten raus mit Para Cleanse

Es handelt sich um eine spezielle Kräutermischung zur kurmäßigen Reinigung des Darms von Parasiten. Para Cleanse sind Tabletten und enthalten verschiedene Aminosäuren sowie zehn verschiedene Kräuter, die von Naturheilkundigen angewendet werden, um die natürlichen Reinigungsprozesse des Körpers zu unterstützen. Da jeder, der einmal mit Tieren zu tun hatte, auch mit Parasiten rechnen muss, gehört Para Cleanse zum Reinigungsprogramm dazu.

Einnahmeempfehlung:

1. Tag: 3-mal 1 Tablette
2. Tag: 3-mal 2 Tabletten
3. Tag: 3-mal 3 Tabletten
4. bis 16. Tag: 3-mal 4 Tabletten

Und glauben Sie mir, diese Burschen wollen Sie nicht in Ihren Därmen haben:

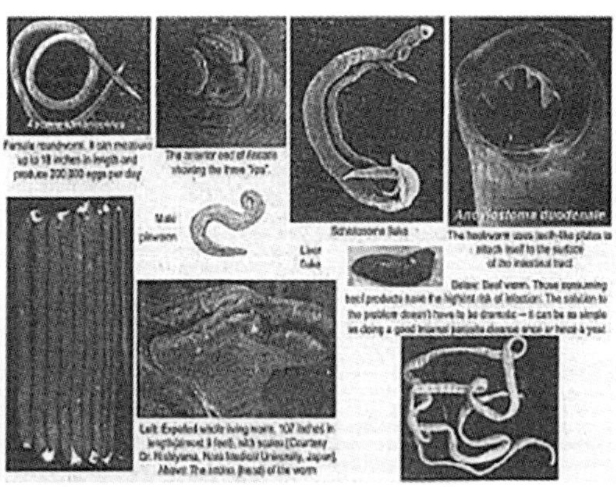

Entgiftung mit organischem Schwefel (MSM)

Wichtig ist auch eine zusätzliche Entgiftung, denn Sie können Schadstoffen kaum aus dem Wege gehen. Allein im Haushalt kommen 50 000 Gebrauchschemikalien und 3000 Konservierungsstoffe zum Einsatz. Aber: Mineralien und Spurenelemente unterstützen die Entsorgung von Schadstoffen. (Quelle: Risikofaktor Vitaminmangel/Andreas Jopp)

Der Mensch ist den Giftstoffen aus der Umwelt häufig über Jahre ausgesetzt. Die tägliche Dosis erscheint Fachleuten meist nicht sonderlich gefährlich. Wie erklärt man aber dann den makabren Umstand, dass sich Krematorien einer stetig steigenden Schadstoffkonzentration ausgesetzt sehen und vom Gesetzgeber gezwungen werden, immer neue Filter zur Schadstoffbindung zu installieren. (Quelle: MSM – eine Supersubstanz der Natur/ Frank Liebke)

Die individuelle Schadstoffbelastung eines Menschen kann nicht genau erfasst und gemessen werden, da toxische Substanzen unter anderem tief in Organ- und Fettgewebe, in das Gehirn sowie ins Knochenmark eingelagert werden. Deshalb ist es in der heutigen Zeit wichtiger denn je, die körpereigenen Stoffwechselvorgänge zur Entgiftung ständig bei ihrer Arbeit zu unterstützen.

MSM ist eine biologisch aktive, organische Schwefelverbindung und kommt in allen lebenden Organismen vor. Es ist ebenfalls ein Bestandteil der Nahrung. Bei der Verarbeitung der Nahrung geht aber eine Menge davon verloren. Dadurch büßt unser Körper diesen wichtigen Nahrungsbestandteil ein. Ungefähr die Hälfte des Gesamtschwefelgehalts des Körpers findet sich in Muskulatur, Haut, Nägeln und Haaren. Schwefel wird auch für die Kollagensynthese benötigt und ist Hauptbestandteil von Knorpeln und Bindegewebe.

Was bewirkt MSM?

Es erhöht die Durchlässigkeit der Zellmembranen und verbessert dadurch die Nährstoffaufnahme und die Ausscheidung von Stoffwechselschlacken. Hört! Hört!

MSM wirkt als Verstärker der meisten Vitamine und Mineralstoffe. Es verbessert die Aufnahme und verlängert die Lebensspanne dieser wichtigen Stoffe. Es ist ein Antioxidans und reagiert mit Giften im Körper, deaktiviert sie und beschleunigt auch ihre Ausscheidung.

MSM ist eines der wenigen Antioxidantien, **welche die Blut-Hirn-Schranke passieren können** und entzieht dadurch auch dem Gehirn und dem Hypothalamus Schadstoffe! Es lässt ihn wieder besser funktionieren. Das wollen wir ja mit der Kur erreichen. MSM tut dabei einen guten Job.

Es verbessert die Konzentrationsfähigkeit und geistige Beweglichkeit. Es hilft bei Depressionen und Angstzuständen. MSM lindert Beschwerden bei **Nahrungsmittelallergien**, Kontaktallergien und Inhalationsallergien. MSM wirkt äußerst effektiv bei Autoimmunerkrankungen. Verschiedene Studien zeigten, dass MSM bei Arthritis die Entzündung und Degeneration der Gelenke wesentlich senken konnte.

Bei Diabetikern erhöht MSM die zelluläre Glukoseaufnahme. Muskelschmerzen und Krämpfe konnten deutlich reduziert werden. Bei Sportlern verbessert MSM die Leistung und verkürzt die Erholungsphase. In der Schmerztherapie zeigte MSM bessere Wirksamkeit als Codein oder Aspirin.

Durch die Verbesserung der Elastizität des Lungengewebes und der Permeabilität der Zellmembranen kann die Sauerstoffaufnahme erhöht werden. Darüber hinaus verhindert MSM Zusammenballungen von Erythrozyten, sodass diese mehr Sauerstoff aufnehmen können. Stressintoleranz konnte durch MSM wesentlich gesenkt werden. Schwefel wird als das Schönheitsmineral der Natur bezeichnet, denn es hält die Haut weich, und das Haar bekommt Glanz. Viele Hauterkrankungen wie Akne, Rosazea oder Ekzeme, die häufig allergisch bedingt sind, sprechen sehr gut auf MSM an. MSM hat sich in kurzer Zeit einen festen Platz in den Behandlungsprotokollen derjenigen Therapeuten erobert, die sich ernsthaft und gezielt mit dem Thema »Entgiftung« beschäftigen.

MSM stellt somit eine sinnvolle Ergänzung der Ernährung in Zeiten der Entgiftung dar.

Der Naturstoff MSM wurde über viele Jahre als Nahrungsergänzungsmittel eingesetzt, ohne dass irgendwelche Unverträglichkeits- oder allergische Reaktionen hervorgerufen wurden. Es handelt sich um eine natürliche Substanz, die im Meer, in den Wolken und im Regenwasser enthalten ist; die Toxizität entspricht der des Wassers. Wasser ist zur Ausscheidung von Giftstoffen außerdem sehr wichtig!

Achten Sie bitte unbedingt auf Einhaltung einer täglichen Wassermenge von mindestens 2 Litern!

Für eine optimale Versorgung mit organischem Schwefel empfehle ich **MSM-Plus™**. Die 240 Tabletten stellen eine Monatsration dar. 240 geteilt durch 30 Tage ergibt eine Tagesration von 8 Tabletten. Diese nehme ich zur Hälfte morgens und abends ein. Zu bestellen über Frau Antje Jochims. Siehe Kasten.

Oder man geht nach folgendem Schema vor:

1. – 3 Tag: 1–1–1 (= 1 Tablette morgens, mittags und abends)
4. – 6. Tag: 2–2–2
7. – 10. Tag: 3–3–3

Danach weiter bis max. 15 Tabletten/Tag.

OPC als Antioxidans (Zellschutz)

Oxidation nennt man die Verbindung von Sauerstoff mit anderen Substanzen. Wenn z. B. Butter unter dem Einfluss von Licht und Sauerstoff ranzig wird oder wenn Eisen unter dem Einfluss von Wasser und Sauerstoff rostet, dann handelt es sich um Oxidation.

Auch unser Altern ist eine Folge der natürlichen Oxidation:

Trifft Sauerstoff auf die fetthaltigen Wände (Membranen) zwischen unseren Körperzellen, so oxidiert das Fett, die Membranen verlieren ihre Elastizität und Durchlässigkeit, Nährstoffe können nicht mehr in die Zellen hinein gelangen, d. h. die Zelle verhungert und stirbt ab.

Oxidation ist unvermeidlich und natürlich. Zu einem geringen Prozentsatz braucht der Körper radikale Sauerstoffmoleküle, die wichtige Entgiftungsaufgaben in den Zellen übernehmen. Wenn zu viele dieser freien Radikale (Oxidantien) im Körper unterwegs sind, altern wir nicht nur schneller, sondern werden krank.

Mittlerweile gelten die freien Radikale als die gefährlichsten Angreifer unseres Immunsystems und werden für chronische Krankheiten wie Krebs, Herz-Kreislauf-Erkrankungen, Allergie, Rheuma usw. verantwortlich gemacht. Freie Radikale greifen u. a. das Bindegewebe (Kollagen und Elastin) an. Die Alterungsprozesse werden hierdurch beschleunigt.

OPC ist die Abkürzung für oligomere Procyanidine. Es handelt sich hierbei um einen biochemischen Begriff für pflanzliche Moleküle aus der Familie der Polyphenole. Der französische Pharmakologe Professor Dr. Jack Masquelier entdeckte diese Substanz vor über 60 Jahren und entwickelte ein Verfahren, wie man OPC in hoher Konzentration aus Pflanzen gewinnen und medizinisch einsetzen kann. Masquelier fand heraus, dass OPC eines der stärksten Antioxidantien ist und hervorragende gefäßschützende Eigenschaften besitzt. Es kann noch vieles mehr bewirken:

Da OPC Kollagen und Elastin schützt, **erhält es die Haut elastisch und glatt**, was nicht nur gesundheitlich positive Auswirkungen hat, sondern auch kosmetische. Das unterstützt in idealer Weise die grüne und die normale Adipositas-Kur. Unsere Haut bildet sich schon hervorragend zurück – mit OPC geben wir ihr noch den Extra-Kick, den Sie braucht, besonders wenn wir schon ein paar Jährchen mehr auf dem Buckel haben.

Wenn Sie eine Weile OPC eingenommen haben, werden Sie das selbst feststellen können. Der Gebrauch von Cremes und Körperlotionen lässt sich deutlich einschränken, und der freundlich-überraschte Ausruf von Bekannten: »Sie werden ja immer jünger«, ist keineswegs nur Schmeichelei.

Durch die Stärkung von Kollagen bleiben sämtliche Gewebe und – besonders sichtbar – die Haut kräftig, während die positive Wirkung von OPC auf Elastin zusätzlich die Hautgeschmeidigkeit erhält oder wiederherstellt.

So berichtet eine Frau, die während ihrer Schwangerschaft 30 Kilo zugenommen hatte, dass sie nach der Geburt und erheblicher Gewichtsreduktion, keinerlei Schwangerschaftsstreifen habe – dank OPC. Die regelmäßige Einnahme von OPC hält die Haut also länger jung und straff.

Achtung! OPC ist nicht gleich OPC

So wenig wie Vitamin C dasselbe wie Orangensaft ist, so wenig ist OPC identisch mit Pinienrinden- oder Traubenkernextrakt. Gerade unter letzterem Namen wurden in den vergangenen Jahren viele Produkte verkauft, die nicht durchweg von guter Qualität waren.

Nach dem großen Erfolg von Traubenkernextrakt in den USA zwischen 1996 und 1998 kamen unzählige Produkte auf den Markt, viele darunter von zweifelhafter Qualität. Nur wenige Produkte waren nach dem von Prof. Jack Masquelier geschützten Verfahren hergestellt. Die anderen enthielten wenig OPC und waren wirkungslos.

OPC ist ein Mittel, wie andere Vitamine auch, das man regelmäßig einnehmen sollte, um seine Gesundheit zu erhalten. Seien Sie sicher: Es wird zeit Ihres Lebens wichtige Aufgaben in Ihrem Körper erfüllen, auch wenn sich diese Arbeit unbemerkt vollzieht.

Hier noch ein paar beeindruckende Fakten zu OPC:

OPC aktiviert und verzehnfacht die Wirkung von Vitamin C, das 95 Prozent unseres Stoffwechsels beeinflusst. OPC reguliert indirekt die Histamin-Produktion und verhindert so Überreaktionen. Es ist bereits 24 Stunden nach der Einnahme in der Lage, die Widerstandsfähigkeit der Kapillargefäße zu verdoppeln. OPC ist die mächtigste bekannte Antioxidantie, 18-mal stärker als Vitamin C und 40-mal stärker als Vitamin E. Über die Mundschleimhaut oder den Magen wird es innerhalb von Sekunden aufgenommen und kann wie Vitamin C auch die Blut-Hirnschranke überwinden und so die Gehirnzellen schützen.

Sie haben es fast erraten: Es gibt ein hervorragendes Produkt, mit Namen **Proanthenols 100**, das Sie über Frau Jochims bestellen können.

Daily BioBasics™ oder Daily Plus (mit oder ohne Jod)

Heutzutage ist durch den ständig schwindenden Anteil an Mineralien und Vitaminen, vor allem durch die Auslaugung der Böden, eine optimale Versorgung mit diesen Stoffen allein aus unserem herkömmlichen Obst- und Gemüseangebot fast nicht mehr möglich. Hier sollten wir, trotz der hoffentlich rohköstlichen Ernährung, auf Nummer sicher gehen.

Wenn Sie nur ein Nahrungsergänzungsmittel verwenden, sollten Sie sich für Daily BioBasics™ oder Daily Plus entscheiden. Daily steigert Ihre Energie, erhält den gesunden Blutkreislauf für die Leistungsfähigkeit des Gehirns aufrecht, sorgt für ausreichende Mengen an Calcium und liefert dem Körper täglich die essenziellen Vitamine und Mineralstoffe.

Daily enthält die Ernährungsgrundlage, die wir alle brauchen. Es versorgt uns mit dem empfohlenen Tagesbedarf essenzieller Vitamine und Mineralstoffe, ergänzt durch eine Bandbreite von Antioxidanzien und Spurenelementen.

Daily fördert die innere Reinigung mit Präbiotika und Probiotika (Mikroflora zur Förderung der Darmgesundheit) und liefert mehr als 50 Prozent des empfohlenen Tagesbedarfs (gemäß dem amerikanischen Landwirtschaftsministerium USDA) für Ballaststoffe. Es enthält eine besondere Mischung aus sechs verschiedenen löslichen und unlöslichen Ballaststoffen sowie hochwertiges Grüngemüse unterschiedlichen Ursprungs einschließlich Supergrünalgen.

Eine einzige Portion Daily BioBasics in Ihrem Lieblingsgetränk zum Frühstück ist die beste Versicherung gegen Mangelerscheinungen.

Daily BioBasics

- ernährt Ihren Körper,
- unterstützt die innere Reinigung Ihres Körpers* und liefert 100 Prozent des Tagesbedarfs aller Vitamine und Mineralstoffe.

Auf Eisen, Phosphor, Kalium und Natrium wurde dabei bewusst verzichtet.

- Die Formel beruht auf unserer exklusiven PhytoZyme™-Basis.
- Es hat einen neutralen Geschmack – vermischen Sie es mit Ihrem Lieblingsgetränk.

Hier noch mal alle Produkte, die ich empfehle:

Darmprogramm:
Colon Formula für die Reinigung und Entschlackung des Darms
Para Cleanse gegen Parasitenbefall im Verdauungssystem
MSM-Plus™ für die Entgiftung des Körpers und des Hypothalamus

Vitalstoffversorgung während der Kur (und danach):
Proanthenols 100 (OPC) für den Zellschutz und die Rückbildung der Haut
Daily Biobasics™ oder Daily Plus für die optimale Mineralien- und Vitaminversorgung
MSM-Plus™ Einnahme auch in der Diätphase empfohlen

Erlauben Sie mir ein paar kurze Anmerkungen, warum Antje Jochims die von mir autorisierte alleinige Ansprechpartnerin ist. Sie erkennen diese im Zusammenhang mit dem auf dem Buch abgebildeten Siegel. Ich weiß und schätze es, dass andere Anwender dieses Buch nutzen, um die Kur zu verbreiten und Vitalstoffe zu empfehlen. Wenn dies den Menschen hilft, ist es auch in meinem Sinne.

Die nachweisbaren und nachhaltigen Erfolge bei Menschen, die diese Kur gemacht haben, blieben nicht verborgen. Seit Anfang des Jahres 2014 wird Deutschland mit vielen Kopien überflutet.

Es ist jedoch häufiger vorgekommen, dass falsche Informationen verbreitet werden, die für die Menschen nicht zielführend sind. Diese Menschen haben sich bei mir beschwert und sich erkundigt, wie man es richtig macht. Wenn man Ihnen *Die grüne Adipositas-Kur* empfohlen hat und Sie das Buch in diesem Zusammenhang erhalten haben, so versichern Sie sich bitte, dass die Informationen aus diesem Buch nicht verfälscht wiedergegeben werden und Ihnen unnötige Produkte angeboten werden. Versichern Sie sich auch, dass Sie die dementsprechende Beratung und Betreuung erhalten und Ihnen all Ihre Fragen beantwortet werden.

Als Beispiel für solch eine Falschinformation möchte ich hier den falschen »Tipp« nennen, bei auftretendem Hunger einfach mehr Globuli oder Tropfen zu nehmen. Dies widerspricht meiner Erfahrung. Denn der Hunger wird bei Überdosierung zunehmen. Auch die Anwendung von hCG in der Potenzierung C200 ist hier kritisch zu nennen. Dieses hat sich ebenso als hungerfördernd herausgestellt.

Damit Menschen meine Erfahrungen mit diesem Buch optimal nutzen können, habe ich Antje Jochims als mein Backoffice autorisiert. Sie verfügt über das nötige Hintergrundwissen und steht mit mir im ständigen Erfahrungsaustausch über diese Kur. Bei ihr bekommen Sie die Informationen, die Sie benötigen. Nicht mehr und nicht weniger.

Reaging

Jetzt stellen Sie sich einmal vor, wie es ist, wenn Sie wirklich richtig abgenommen haben und Ihr Gewicht halten. Können Sie es sehen, fühlen, riechen, schmecken? Sie fühlen sich wohl in Ihrem Körper, können sich bewegen wie vielleicht niemals zuvor in Ihrem Leben und fühlen sich jung. Ich habe mich wie 80 gefühlt, als ich noch so dick war. Jetzt fühle ich mich mit meinen 43 Jahren eher wie 25. Einfach unbeschreiblich.

Durch die langen Jahre des Bestehens der Adipositas permagna litt und alterte der Körper biologisch – organisch sichtlich, wurde unansehnlich, unförmig. Es kamen immer mehr Krankheiten und Zipperlein hinzu. Mein gefühltes Alter – 80 – hat wahrscheinlich meinem biologischen Alter entsprochen.

Somit konnte ich allein durch die Adipositas-Kur einen beträchtlichen Gewinn an Lebensfreude und Gesundheit zurückgewinnen. Was ich allerdings nicht zurückholen konnte, war die verlorene Lebenszeit, die Zeit, in der ich depressiv, massiv übergewichtig, unbeweglich, beruflich wie privat unglücklich war. Verloren, ein für alle Mal vorbei.

Gut, ich bin zwar »erst« 43, aber trotzdem schon ein mittelalter Mann, dem durch die Diagnose Adipositas einiges entgangen ist, was bei anderen Menschen völlig normal ist. Es geht um Urlaub, schöne Freizeiterlebnisse, erfüllenden Sex, um nur ein paar Sachen zu nennen. Ein Teil meiner Zwanziger und die ganzen Dreißiger Jahre sind ungelebt an mir vorbeigegangen.

Warum ich das schreibe? Nein, ich will kein Mitleid und Jammern würde ebenfalls nicht zu meiner neuen Lebenseinstellung passen. Nein, deshalb schreibe ich das nicht.

Jetzt halten Sie sich fest: Es gibt seit kurzer Zeit tatsächlich eine Möglichkeit, seinen Körper faktisch biologisch-organisch zu verjüngen. Und das hat nichts mit Anti-Aging-Produkten oder Sonstigem zu tun. Es geht um reales Reaging oder Verjüngung auf zellulärer Basis – und das im gesamten Körper! Sie können Ihren Körper um Jahre oder Jahrzehnte biologisch verjüngen – und damit Ihrem Leben viele Jahre oder Jahrzehnte an Leben hinzufügen, die Sie sonst nicht hätten. Diese Jahre sind auch nicht von Siechtum und Krankheit geprägt, sondern von Vitalität, Gesundheit und Schaffenskraft.

Hier ein kurzer Exkurs, damit Sie verstehen, um was es geht:

Im Jahre 2009 erhielten drei amerikanische Wissenschaftler den Medizin-Nobelpreis. Es handelt sich um Elizabeth H. Blackburn (Universität von Kalifornien/San Francisco), Carol W. Greider (Johns Hopkins Universität/Baltimore) und Jack W. Szostak (Howard Hughes Medical Institute/Harvard University, Boston).

Ihre Entdeckung:

»Wie Chromosomen durch Telomere und das Enzym Telomerase geschützt werden«

Oder anders ausgedrückt: Wie kann das Altern abgebremst und ***umgekehrt*** werden?

Das gesamte Erbgut liegt beim Menschen in Form von 46 Chromosomen in den Zellen vor. Diese Erbinformationen werden durch die Telomere geschützt. Sie bestehen aus einer Abfolge von DNA-Sequenzen TTAGGTTAGG bis zu 1000-mal und haben selber keine genetische Funktion, sondern nur die Schutzfunktion. Bei jeder Zellteilung besteht die Gefahr, dass Erbinformationen verloren gehen. Das wird jedoch durch die Telomere verhindert, die ihrerseits Federn lassen müssen und jeweils um ein Stück verkürzt werden.

Während der DNS-Verdopplung wird das letzte Stück der Telomere nicht vollständig kopiert. Dieser unvollkommene Vorgang führt zu einer kontinuierlichen Verkürzung der Telomere. Das Resultat davon sehen wir im Spiegel, spüren es in den Knochen und den inneren Organen, im Bindegewebe, den Muskeln und der Haut.
Wir werden alt und krank.

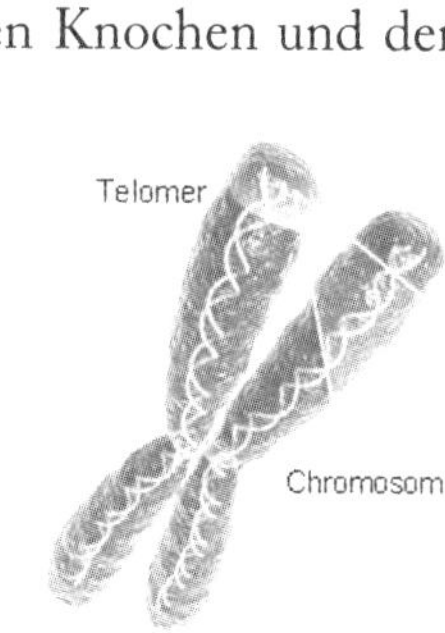

Der durchschnittliche Telomerlängenverlust in einem Jahr ist dabei sehr unterschiedlich und abhängig von genetischen Voraussetzungen und Umwelteinflüssen.

Telomerase ist ein Enzym, das die Fähigkeit hat, die Enden der Chromosomen in den Zellen wieder zu verlängern.

Alterung verursacht nicht kurze Telomere, sondern kurze Telomere verursachen Alterung. Krankheiten machen nicht alt, sondern Alterung führt erst zu diversen Erkrankungen.

Diese Sätze beinhalten die Quintessenz jahrelanger Forschung. Oder so:

Verkürzte Telomere → Alterung → Krankheit

Also ist die Verkürzung der Telomere die Ursache für unser Altern und somit für Krankheiten, die uns vorzeitig daran hindern, das Leben zu genießen, und unsere Lebenszeit unnötig verkürzen. Unter optimalen Bedingungen können Menschen weit länger als 100 Jahre leben. Warum werden wir dann im Schnitt nur 80 Jahre alt und verbringen die letzten Jahre in Siechtum, Krankheit, Demenz?

Wäre es nicht großartig, wenn es etwas geben würde, das die Telomere wieder verlängert und so den Alterungsprozess ***umkehrt?***

Dies ist seit Kurzem kein Traum mehr. Es wurde herausgefunden, dass ein hoch konzentrierter Extrakt der Astragalus- oder Tragantwurzel die Fähigkeit besitzt, die Telomerase in unseren Zellen zu aktivieren, und somit peu à peu die Enden der Chromosomen wieder aufbaut.

Der lateinische Name Astragalus membranaceus stammt von den membranartigen Wurzeln, aus denen die wirksamen Inhaltsstoffe extrahiert werden. Der chinesische Name Huang Qi bedeutet gelber Führer und spielt auf die gelben Wurzeln der Pflanze an. Der natürliche Lebensraum der Pflanze ist das gemäßigte Asien, also das nördliche China und die Bergregionen rundherum. Astragalus wird seit etwa 4000 Jahren in der chinesischen Medizin verwendet.

Einigen wenigen Firmen ist es bisher gelungen, die Tragantwurzel so weiter zu verarbeiten, dass sie, als Mittel zum Einnehmen, die Telomerase in den Zellen aktiviert.

Ein solches Produkt ist selbstverständlich nicht für Kleingeld zu bekommen. Zum Beispiel vertreibt es eine Firma in den Vereinigten Staaten mit überwältigendem Erfolg für ca. 600 US-Dollar im Monat – und die Menschen reißen es ihr aus den Händen.

Glücklicherweise gibt es nun ein Produkt, das gerade mal ein Viertel des eben genannten Preises kostet, obwohl der Kilogrammpreis des hochreinen Extraktes bei 50 000 US-Dollar liegt. Denn ein Kilogramm muss aus vier bis fünf Tonnen Astragaluswurzel gewonnen werden.

Ein Jahr der Einnahme des Produkts führt zu ***ganzen neun Jahren*** biologischer und organischer Verjüngung des gesamten Körpers. Das geht bis zur Erreichung der maximalen Leistungsfähigkeit, was einem Alter von 35 Jahren entspricht. Sie müssen also nicht befürchten, wieder zum Kleinkind zu mutieren.

So ist aber vorausgesetzt, dass Sie gesund und fit mehrere Jahre oder Jahrzehnte Ihrem Leben hinzufügen könnten, die Sie normalerweise nicht erreichen würden. Diese Jahre sind erfüllt von Gesundheit, Leistungsfähigkeit, Kraft und äußerlicher Ansehnlichkeit.

Informationen zu diesem unglaublichen Produkt gibt es auf der Website

www.Reaging.de

Jetzt werden Sie sicherlich erahnen können, warum ich dies schreibe: Wenn ich die verlorenen Jahre schon nicht wiederholen kann, so will ich sie zumindest hinten »dranhängen«. Bisher habe ich festgestellt, dass ich noch vitaler geworden bin, meine grauen Schläfen langsam wieder die natürliche Farbe zurückerhalten.

Training zur Hormonausbalancierung

Ich möchte an dieser Stelle eine Idee von Jon Gabriel (Bild siehe Seite 145) aufgreifen, der sich in den beginnenden 2000er-Jahren halbiert hat. Er hatte einmal 187 Kilo und wiegt jetzt um die 83 Kilo. Was erstaunlich ist: Man sieht ihm nicht mehr an, dass er einst so stark übergewichtig war. Seine Haut hat sich extrem gestrafft. Er war eigentlich immer eines meiner Vorbilder, nur hat seine Methode bei mir nicht angeschlagen.

Mittlerweile habe ich aber ein Video gesehen, auf dem er – im Gegensatz zum gewöhnlichen Work-out, also Kardiotraining oder langen Gewichtstrainingseinheiten, die er nicht für effektiv für den Gewichtsverlust hält – ein Work-in vorstellt. Diese Art von Training umfasst sehr kurze intensive Einheiten, in denen Sie sich schnell bewegen, gefolgt von kurzen Ruhephasen. Vorher wird sich aufgewärmt und danach gestretcht. Das Ganze dauert nur 12 Minuten und das drei- maximal viermal in der Woche.

Ein Beispiel: Aufwärmen 5 Minuten, dann 4 Minuten im folgenden Rhythmus: 10 Sekunden schnelle Bewegungen mit Gewichten oder ohne, 10 Sekunden Pause und das Ganze dann so oft wiederholen, bis die 4 Minuten vorüber sind. Anschließend wird der Körper noch 3 Minuten gedehnt.

Hier das Video. Leider auf Englisch:

http://goo.gl/6ssL5H

Der Sinn davon ist, dass man den Körper so in die Lage versetzt, viel effektiver Fett zu verbrennen als mit Kardio- oder Gewichtstrainingseinheiten. Er sensibilisiert zwei der wichtigsten Hormone, die momentan noch gegen uns arbeiten: Leptin als Fettabbauhormon und Insulin als Fettaufbauhormon. So können sie ihre Aufgaben wieder erfüllen und uns effektiv beim Abnehmen helfen.

Sie bringen unseren Körper dazu, Gewicht verlieren zu wollen und schlank bleiben zu wollen. Dies ist nämlich ein Überlebensmechanismus aus unserer Urgeschichte. Nur diejenigen, die schlank und schnell waren, konnten sich vor Raubtieren in Sicherheit bringen. Die anderen wurden gefressen.

Get thin or get eaten. Bleibe schlank oder werde gefressen, sozusagen.

Diese Art von Training steigert die Insulin- und die Leptinsensibilität des Körpers. Insulin ist das Fettspeicherhormon, und Ihr Körper verwendet es, um den Blutzuckerspiegel zu kontrollieren. Mit steigendem Gewicht verliert Ihr Körper immer mehr seine Insulinempfindlichkeit. Daher muss der Körper immer mehr dieses Hormons produzieren und ins Blut abgeben, um den Blutzucker stabil zu halten, mit dem Ergebnis, dass Ihr Körper immer besser wird in der Fettspeicherung.

Intensive Übungen machen Ihren Körper sehr empfindlich gegenüber Insulin. Man muss viel weniger trainieren, um dasselbe Ergebnis zu erreichen. Je weniger Insulin im Blut vorhanden ist, desto weniger Fett kann es anlagern.

Leptin ist der hormonale Bote, der die Fettzellen mit dem Gehirn verbindet und Ihrem Körper sagt, entweder mehr zu essen oder damit aufzuhören. Wenn Sie übergewichtig sind, verliert Ihr Gehirn häufig seine Empfindlichkeit gegenüber Leptin. Das heißt, das Stoppsignal wird zwar noch gesendet, aber Ihr Gehirn nimmt es nicht wahr, weil es zu lange mit Leptin bombardiert worden ist. So essen wir einfach weiter und werden dick.

Intensive Übung macht Sie sehr empfindlich gegenüber Leptin. So werden Sie sich schneller gesättigt fühlen, und Sie werden einfach weniger essen.

Ihr Körper speichert Energie in Form von Glykogen in den Muskeln, das sehr schnell und sofort vom Körper während des kurzen intensiven Work-ins abgegeben wird.

Durch die kurze intensive Anstrengung entleeren sich die Glykogenspeicher – aber nicht bis zur totalen Erschöpfung wie es bei langem Kardiotraining passieren kann. Der Körper ist nun gezwungen, Fett zu verbrennen, um die Speicher wieder aufzufüllen, was auch einen Nachbrenneffekt bewirkt.

So können Sie also mit sehr kurzen Trainingseinheiten sogar mehr abnehmen als mit langen Ausdauereinheiten.

Beispiele für solche Kurzübungen sind:

Schnelle Liegestütze, schnelles Rennen auf der Stelle, kurze Sprints, Boxbewegungen mit Hanteln oder vollen Flaschen in der Hand, Klimmzüge. An fast allen Geräten im Fitnessstudio kann man diese Übungen durchführen, schnelle Kurzsprints auf dem Fahrrad oder Spinning-Bike und sicher noch einiges mehr.

Jon Gabriel ist auf diese Art des Trainings gekommen, als er sein Zielgewicht fast erreicht hatte, mit dem Rad unterwegs war und von einem bellenden Hund verfolgt wurde. Er sprintete mit dem Rad davon, um den aggressiven Hund abzuschütteln, was ihm auch gelang. In den darauffolgenden Tagen verlor er sehr viel Gewicht, was ihn sehr erstaunt hat. Nach einer Weile hat er dann eins und eins zusammengezählt und dieses Training entwickelt, das Teil seiner Methode geworden ist. Auf die anderen Teile werde ich nicht eingehen, aber dieses Training scheint mir auch für uns sehr von Nutzen sein zu können.

Er meint, man solle sich während der intensiven Trainingsphase vorstellen, wie man vor einem gefährlichen Tier flüchtet. Der Körper kann nicht zwischen Realität und Visualisierung unterscheiden und beschließt, lieber dünn zu sein, seinen Leptin- und Insulinhaushalt zu sensibilisieren, damit er in Zukunft nicht gefressen werden kann, und so zu überleben. Er will jetzt dünn sein!

Fitnesstraining

Obwohl das Work-in von Jon Gabriel eine prima Sache ist, sehe ich es als zusätzlichen Impuls zu meinen regelmäßigen Besuchen im Fitnessstudio. Ich mache Gewichtstraining an Geräten und manchmal auch Kardiotraining auf dem Ergotrainer.

Im Folgenden beschreibe ich meine tägliche Routine, um Muskulatur aufzubauen und meinen Körper zu formen.

Ich tue etwas für die Formung und den Aufbau von aktiven Energieverbrauchern, die Muskulatur. Sie müssen nicht aussehen wie Arnold Schwarzenegger, und das möchte ich auch nicht. Etwas mehr Muskeln ermöglichen Ihnen aber auf jeden Fall, Ihr Gewicht leichter zu halten, und geben Ihnen Körperformen, die Sie nicht mehr für möglich gehalten haben.

Ich gehe fast täglich ins Fitnessstudio. Es befindet sich nur ein paar Minuten von meiner Wohnung entfernt und ich kann entweder mit dem Rad fahren oder bei schlechtem Wetter auch zu Fuß hingehen. Also optimal.

Ich gehe gleich früh hin, da zu der Zeit weniger los ist als nachmittags oder abends. Man kann ruhiger trainieren. Ich bin aber nicht der Einzige, der zu dieser Zeit dort trainiert. Im Laufe der anderthalb Stunden sind mindestens 20 bis 30 Leute dort. Das Studio ist geräumig und top ausgestattet. Häufig gibt es mehrere Geräte gleichen Typs, sodass man nicht lange warten muss, wenn überhaupt.

Mein Trainingsplan besteht aus einem sogenannten Dreiersplit. Das heißt, ich trainiere an einem Tag hauptsächlich die Beine, am nächsten Arme, Brust und Schultern und am dritten Tag den Rücken. Den Bauch trainiere ich jeden Tag mit.

Mal trainiere ich mit leichten Gewichten und mache viele Wiederholungen. Dann wieder arbeite ich mit schwereren Gewichten und wenigen Wiederholungen – jeweils aber drei bis vier Sätze mit unterschiedlich langen Pausen dazwischen. Bei manchen Geräten gehe ich nach jedem Satz mit dem Trainingsgewicht nach unten, um die Übungsbewegungen korrekt ausführen zu können, mache aber kürzere Pausen, um die Muskelermüdung zu nutzen und einen guten Trainingsreiz zu setzen.

Wenn Sie denken, dass man mit veganer Rohkost abmagert oder schlapp wird, so wird Sie dieses Video überraschen:

http://goo.gl/hUlUo0

Mit stillen Botschaften das Unterbewusstsein umprogrammieren

So, jetzt wird es noch einmal interessant. Es ist vielleicht DER Baustein für alle, die sich schwertun, nach der Diätphase ihr Gewicht zu halten, da sie wieder zur Kochkost zurückkehren. Möglicherweise denken sie aber auch, dass sie mental nicht stark genug sind und glauben nicht an eine Gewichtsstabilisierung.

Obwohl ich prima mit der Adipositas-Kur abgenommen habe und letztlich mein Gewicht mit der grünen Adipositas-Kur halten kann, hatte ich immer noch den Floh im Ohr, dass ich das alles einfach nicht verdient habe, auch den Erfolg mit den Büchern nicht. Ich bin es einfach nicht wert.

Dann las ich vor kurzem zwei interessante Bücher, die mir die Augen geöffnet haben. Ich bin zwar schon des Öfteren auf diese destruktive Denkweise hingewiesen worden, aber bei mir braucht es manchmal mehrere Anläufe, bis ich etwas »schnalle« ;-)

Das erste Buch heißt *Der Honeymooneffekt* von Bruce Lipton. Das andere *Quanten-Intelligenz* von Klaus P. Medicus.

In beiden Büchern wird quasi unser Unterbewusstsein als »Übeltäter« oder »Freudenspender« ausgemacht. Alles, was wir über uns denken, unsere Glaubenssätze, die Bewertungen unseres alltäglichen bewussten Erlebens sind hier eingespeichert und sind dafür verantwortlich, wie wir uns fühlen und wie wir die Welt sehen. Unser Unbewusstes entscheidet also darüber, ob das Glas halb voll oder halb leer ist.

Um es deutlich zu machen: Unser Bewusstsein ist die Software unseres Lebens und unser Unterbewusstsein ist die Festplatte, die alles abspeichert, was wir erleben und von wo unsere Software die abgespeicherten Daten herholt. Sind negative Daten eingetragen, kann das Bewusstsein nicht anders, als diese Negativität umzusetzen. Eigentlich ganz einfach.

Die negativen Daten stammen natürlich von schlechten Erfahrungen in der Vergangenheit: eine verkorkste Kindheit zum Beispiel, Missgriffe bei Partnern, Gewalt oder schlechte Behandlung durch unsere Mitmenschen, Schicksalsschläge – also alles, was uns seelisch belastet und dem wir ein für alle Mal ausgeliefert sein werden, bis an das Ende unserer Tage.

Eines der häufigsten Phänome ist die fehlende Liebe zu sich selbst. Diese Einstellung strahlen wir aus und sie behindert uns in unserer persönlichen Entfaltung und auch in unserem Liebesleben.

Machen Sie einmal einen ganz einfachen Test. Es ist der sogenannte O-Ring-Test und kommt aus der angewandten Kinesiologie. Schließen Sie dazu den Zeigefinger der linken Hand (bei Rechtshändern) und den Daumen zu einem O oder Kreis. Dann nehmen Sie den Zeigefinger der anderen Hand und stecken ihn in den gebildeten Kreis. Halten Sie den Kreis fest geschlossen und sagen Sie zum Beispiel: Ich heiße .... Versuchen Sie mit dem Zeigefinger den Kreis zu öffnen. Es sollte Ihnen nicht gelingen. Die Verbindung ist stark. Und strengen Sie sich auch wirklich an, die Finger zusammenzuhalten. Die Antwort, die Sie eben von Ihrer Festplatte bekommen haben, heißt JA, das ist mein Name.

Versuchen Sie es jetzt mal mit der verkehrten Farbe Ihrer Socken. Also, wenn Sie zum Beispiel schwarze Socken anhaben, sagen Sie sich: Die Farbe meiner Socken ist weiß. Versuchen Sie den Fingerkreis zu öffnen. Es sollte Ihnen ganz leicht gelingen. Das ist die Antwort Ihre Unterbewusstseins-Festplatte: NEIN, du siehst doch, dass du schwarze Socken anhast, du Voll ... ;-)

Damit haben Sie jetzt ein wunderbares Werkzeug, um mit Ihrem Unterbewusstsein zu kommunizieren. Nun fragen Sie es doch einmal, ob Sie sich selbst lieben! Sagen Sie den Satz: Ich liebe mich! Haben Ihre Finger fest zusammengehalten oder konnten Sie sie ganz leicht auseinanderziehen?

Finger fest verschlossen: Ja, ich liebe und schätze mich. Finger aufgegangen: Nein, ich liebe mich nicht (und strahle das wahrscheinlich auch aus). Problem erkannt! Aber wie gebannt?

Hilft Ihnen ein Therapeut, der Sie zur Ursache des Problems führt, damit Sie genau wissen, dass zum Beispiel Ihre Kindheit schuld an Ihrer heutiger Befindlichkeit ist und daran, dass Sie dick sind? Vielleicht! Aber auch wenn Sie wissen, wo der Grund liegt, ist Ihre Festplatte trotzdem immer noch mit Negativität vollgestopft.

Ich hatte eine Phase, in der ich mein extremes Übergewicht einem seelischen Schock zugeschoben habe und noch ein paar anderen Dingen aus meiner Vergangenheit. Obwohl ich das wusste, konnte ich mein Gewicht doch kein Jota verringern.

Gott sei dank kam mir Dr. Simeons' Kur in die Quere, und ich konnte zumindest dieses Problem lösen. Denn auch mit einer umprogrammierten Festplatte war die Störung des Hypothalamus immer noch das größte Hindernis. Das Dumme war: Ich habe mich immer schlank gesehen und trotzdem ging nichts.

Jetzt, da ich schlank bin, frage ich mich oft, wo denn jetzt die Zufriedenheit, wo die neue Freundin ist. Ich mache mir Gedanken darüber, warum ich so negativ denke und warum ich Dank, den ich sehr oft in E-Mails, auf Facebook und per Telefon erhalte, so schlecht annehmen kann?

Die Antwort: Meine Festplatte ist mit Negativität gefüllt. Sie macht einfach nur das, was auf ihr abgespeichert ist und ist damit erfolgreich. Wären da positive Informationen gespeichert, würde es ganz anders aussehen.

Ein deutsches Sprichwort sagt: Wie man in den Wald hineinruft, so schallt es heraus. Deshalb nehmen einige nach der Kur auch wieder zu. Denn die dick machenden, möglicherweise belastenden Informationen auf der Festplatte werden durch das hCG leider nicht gleich mitgelöscht und durch positive Daten ausgetauscht.

Wir müssten einen smarten Weg finden, wie man das Unterbewusstsein »umschreiben« kann. Diesen Weg gibt es. Er nennt sich *Silent Subliminals* oder auf Deutsch »stille unterschwellige Botschaften«, die direkt die Unterbewusstseinsfestplatte mit konstruktiven Daten umschreiben.

Der Unterschied zu normalen Subliminals und auf CD gesprochenen unhörbaren Suggestionen mit Musikuntermalung besteht darin, dass die Botschaften nicht »maskiert« sind, sondern mit einem speziellen Verfahren in die Geräusche, die beliebig sein können, eingearbeitet werden. Maskierte Botschaften erreichen das Unterbewusstsein meist nicht. Ganz anders bei den Silent Subliminals. Es bedarf noch nicht einmal eines zusätzlichen Geräuschs, wie etwa Meereswellenrauschen oder Regen.

Silent Subliminals sind entweder selbst gesprochene Botschaften, mit einer speziellen Software abgemischt oder vorgefertigte Dateien, die Sie sich mit normalen Boxen oder guten PC-Boxen »anhören« können. Sie werden aber nichts hören, da diese Botschaften in einem Frequenzbereich von 15 000 bis 20 000 Hertz angesiedelt sind. Für Erwachsene sind Frequenzen ab 15 000 Hertz nicht mehr wahrnehmbar. Diese gehen direkt ins Unterbewusstsein und programmieren es um. Möglicherweise können Kleinkinder diese Frequenzen noch wahrnehmen, Hunde und Katzen sowieso, da sie einen viel größeren hörbaren Frequenzbereich haben. Daher sollten Haustiere nicht permanent in Kontakt damit kommen. Es stört sie einfach.

Ich habe eine interessante Seite gefunden, von der ich mir eine Datei für die Selbstliebe heruntergeladen habe, die ich tagsüber auf meinem PC anhöre – mal mit Wellenrauschen als Untermalung, mal stumm, wenn ich etwas anderes hören will. Sie sollten diese Dateien mindestens drei Monate und wenigstens eine Stunde am Tag hören – und schauen, was passiert. Nach O-Ringtest ist meine Selbstliebe jedenfalls schon stärker geworden. Ich bin gespannt, wie es sich auf mein zukünftiges Leben auswirken wird.

http://goo.gl/w9uUDb

Auf dieser Seite gibt es auch eine Datei mit dem Titel: »Mit der Kraft des Unterbewusstseins erfolgreich und dauerhaft abnehmen«. Ich denke zwar nicht, dass bei einem gestörten Hypothalamus dies allein helfen wird. Da braucht es meiner Meinung nach das hhCG und optimalerweise eine rohköstliche Herangehensweise, wie oben beschrieben. Aber unterstützend würde ich es empfehlen, besonders Menschen, die mit »emotionalem Essen« oder aufgrund seelischer Probleme dick geworden sind.

Es gibt verschiedene Wege, die zu Übergewicht führen, aber nur **eine** Störung (des Hypothalamus), in der alles kulminiert. Wenn diese grundlegende Störung behoben ist, müssen die individuell unterschiedlichen Ursachen aber noch nicht passé sein.

Versuchen Sie es ruhig (auch) mit der Selbstliebe-Datei, denn unsere größten Schwierigkeiten haben wir heutzutage, weil wir uns selber zu wenig schätzen und lieben.

Auf der oben genannten Seite finden Sie auch Informationen, wie Silent Subliminals funktionieren. Sind Sie ein bisschen computertechnisch versierter, können Sie sich Ihre Silent Subs auch selber erstellen:

http://goo.gl/NXM75O

Hier finden Sie weitere wertvolle Informationen!

Das Wasserbett für die Füße (ein interessanter Gastbeitrag)

»Lieber Leser,

erst mal einen herzlichen Dank an Matthias Jünemann, dass wir in seinem wunderbaren Buch mit dabei sein dürfen. Das freut uns ganz besonders, weil wir sein Wissen und seine Erfahrungen – was die grüne Adipositas-Kur betrifft – schon aktiv zu nutzen wussten. Begeistert haben wir diese Kur in unser Portfolio für innovative Wellnessprodukte aufgenommen.

Wir sind eine Dresdner Firma namens Point4Life, die sich mit Vital- und Wellness-Produkten beschäftigt. Und natürlich wird das Thema Gesundheit bei uns ganz großgeschrieben.

Jetzt promoten wir auch die DGAK von Matthias Jünemann in Dresden und noch einigen anderen Ecken Deutschlands.

Dabei haben wir eines unserer Produkte, basierend auf einer Wasserwellentherapie, in die Kur integriert. Naja, eigentlich ist es eine Einlegesohle für Schuhe, die mit Wasser gefüllt ist; sozusagen eine Art Wasserbett für unsere Füße. Klingt erst mal ungewöhnlich (ich mag Ungewöhnliches), hat es aber in sich!

Übrigens, ich heiße Mario, und dann gibt es da noch eine Marina, einen Alex und noch einige mehr.

Aber zurück zur Wassersohle. Als ich zum ersten Mal davon hörte – von einem befreundeten Triathleten, 62 Jahre alt, ein defektes Knochengerüst und Besitzer der Diagnose Neuropathie – war ich mehr als skeptisch. Sein Gang war ziemlich schlurfig, und die Schmerzen sah man ihm förmlich an. Eine Weile später berichtete er mir, dass das Gehen dank der Sohlen wieder viel leichter geworden sei; auch die Schmerzen hatten sich enorm reduziert. Freudestrahlend gab er mir einige Paar Sohlen mit nach Hause. Die Gelegenheit war optimal, denn am nächsten Tag war ich in Dresden mit einer Freundin zum Einkaufsbummel verabredet; ein Versprechen, das ich schon lange vor mir her geschoben hatte. Das glorreiche Ende eines solchen Versprechens ist ja fast immer: ein desolater Gehapparat und irre schmerzende Füße. Das kommt Ihnen doch bestimmt bekannt vor, oder? Sie kennen doch sicher die »Shoppingausflüge« der Damenwelt; aus einer angesagten Stunde werden locker drei oder vier. Sie sind einfach nicht zu bremsen, wenn's ums Einkaufen geht. So war es auch diesmal. Fast vier Stunden stiefelte ich tapfer mit meiner Verabredung durch die Stadt, dann taten ihr die Füße weh, das berühmte Vorderfußbrennen; »Stadtlatscherei« in Absatzschuhen.

Plötzlich wurde mir bewusst, dass mein Knochengestell kaum schmerzte, die Füße fast nicht brannten und ich mich auch nicht so erschöpft fühlte wie sonst. Krasse Sache! Bevor ich mich weiter wundern wollte, fiel mir ein, dass ich ja sofort, da neugierig auf das Resultat, die Wassersohlen in meine Schuhe gelegt hatte. Sehr angetan von der Wirkung der Sohlen verteilte ich gleich am nächsten Tag einige an Bekannte, auch an meine Shoppingqueen vom Vortag, mit der Bitte, diese ausgiebig zu testen.

Das Ergebnis, auf den Punkt gebracht, (schließlich heißen wir ja Point4Life): Alle Tester waren wirklich sehr zufrieden, die meisten sogar richtig begeistert; auch das Vorderfußbrennen beim Probelaufen ließ auf sich warten.

Eine tolle Geschichte! Super für langes Gehen und Stehen, schmerzlindernd bei Hüftbeschwerden u. v. m. Einer hatte die Dinger sogar zum Joggen genutzt; fast keine Fußermüdung mehr und keine Schmerzen. Ich hab sie bis zum heutigen Tag jedenfalls nicht zurückbekommen.

Das erstaunlichste Erlebnis aber, das uns veranlasste, die Sohlen zu einem unserer Hauptprodukte zu machen, war folgendes:

Wir waren eingeladen bei einer guten alten Freundin von Marina. Die Gute war zu diesem Zeitpunkt 57 Jahre jung, etwa 1,65 m groß und ein wenig korpulenter, als es ihr lieb ist. (Sie macht demnächst übrigens auch die grüne Kur von Matthias Jünemann.) Gut so!

Unser Liebchen hatte an diesem Tag einen kleinen Verkaufsstand in einer Halle gemietet, in der ca. 100 Personen aus dem Pflegebereich tagten. Was ich nicht wusste, war, dass sie kaum laufen konnte: beide Knie mit Meniskusproblemen und Sehnenentzündungen dazu. Ihr Gehen ähnelte an diesem Tag eher dem eines Roboters. Als sie mich bat, sie eine Etage weiter hinunter bis zur Toilette zu begleiten, eingehakt in meinen Arm, war ich schon ziemlich betroffen. Sowohl die Treppen runter als auch wieder hoch stellten ein ganz schönes Problem für sie dar.

Wieder zurückgekehrt von dieser Tortur für unsere Freundin fiel mir ein, dass ich ja noch einige Sohlen im Kofferraum meines Autos hatte. Sogleich bot ich ihr meine neue Errungenschaft zum Ausprobieren an, denn sie hatte ja noch etliche Stunden an ihrem Stand zu stehen. Ich hoffte, ihr damit wenigstens ein bisschen Erleichterung schaffen zu können. Bereitwillig steckte sie die doppelt gefederten TWIN-Sohlen in ihre Stiefel. Erster Kommentar: »Läuft sich ein bisschen wie auf Pudding!« Ja, die meisten empfinden es anfangs wirklich so. Da ich zwischenzeitlich noch zu einem anderen Termin musste, ließ ich sie ca. eine Stunde mit ihrem Sohlenschicksal allein.

Nach etwa einer Stunde kam ich, wie versprochen, wieder an ihren Verkaufsstand. Es war Januar, saukalt, und sowohl die Treppe als auch der Weg zur Halle waren vereist und rutschig. Kaum heil in der Halle angekommen, kam mir unser Liebchen auch schon freudestrahlend entgegen. Sie lief fast wieder normal, verrückt. Zuerst bekam ich auf meine linke Wange ein Küsschen, danach auf die rechte, dann folgt eine herzliche Umarmung. Sie bedankte sich bei mir so überschwänglich, dass es mich wirklich sehr rührte. Den nächsten Gang zur Toilette bewältigte sie völlig allein; ich war einfach nur begeistert von den Dingern. Wer hätte gedacht, dass eine simple »Wassersohle« eine derartige Wirkung erzielen kann!

Ich könnte inzwischen noch eine ganze Menge solcher Geschichten erzählen, aber so viel Platz haben wir in Matthias Jünemanns Buch dann wohl doch nicht☺!

Hergestellt werden die Sohlen in einem kleinen Familienbetrieb in Dänemark. Erfunden hat sie vor ca. zehn Jahren ein Ingenieur, der heute 80 Jahre jung ist und noch ziemlich fit.

Er besuchte uns mit seiner Frau in unserem Büro in Dresden. Das war wirklich ein sehr herzlicher Besuch und spannend obendrein. Sie haben uns viel über die Entstehung und die Funktion der Sohlen erzählt. Dabei haben wir alle sehr viel mehr über unsere Füße gelernt, als wir uns je hätten vorstellen können.

Beide – und jetzt wird's noch mal interessant – sind leidenschaftliche Golfspieler. Die Grundidee für die Entwicklung der Sohlen geht auf das Golfspielen bzw. auf den Abschlag des Golfballs zurück. Je besser das Gleichgewichtssystem eines Spielers funktioniert, umso besser ist auch sein Abschlag. Die Sohle sollte das Gleichgewicht des Körpers stabilisieren und optimieren. Ja, und genau diese Eigenschaft und viele andere mehr haben diese Sohlen.

Inzwischen durfte ich auch lernen, dass uns Mutter Natur eigentlich für das Barfußlaufen vorgesehen und ausgerichtet hat. Früher liefen die Menschen über die unterschiedlichsten

Untergründe, über Wiesen, Sand, Steine, über Waldböden, aber auch über felsige Untergründe. Das hatte zur Folge, dass sowohl die untere als auch die innere Fuß- bzw. Ballenmuskulatur optimal trainiert wurde. Auch die Innensehne des Unterfußes und die Achillessehne wurden dabei gut gedehnt. Heute laufen die Menschen vorwiegend auf ebenen Untergründen, dadurch entstehen mehr und mehr Probleme, z. B. verkürzte Sehnen und eine schwache Gewölbemuskulatur. Beispielsweise in Indien gibt es auch heute noch viele Menschen, die täglich barfuß laufen. Man hat bei diesen Menschen festgestellt, dass sich durch diese Art des Laufens eine ca. 9 mm dicke Haut- bzw. Lederschicht sowie eine sehr feste Ballenmuskulatur gebildet hat. Außerdem sind die Fußsehnen sehr geschmeidig und dehnfähig. Spreiz-, Senk- und Plattfüße oder gar ein Fersensporn sind dort völlig unbekannt, ebenso ein Hallux Valgus.

Anstatt daraus zu lernen und unseren Füßen, die uns ein ganzes Leben lang zuverlässig tragen, mehr Aufmerksamkeit und Liebe zu schenken, sperren wir sie als moderne und zivilisierte Menschen in starre Kästen, sprich Schuhe, ein. Oftmals den ganzen Tag, teilweise auch noch viele Nachtstunden, verbringen unsere Füße dann mit nur sehr wenig oder teilweise gar keiner Bewegungsfreiheit in einem, noch dazu oft schlecht belüfteten »Gefängnis«. Die Füße können so nicht atmen, sind in eine starre Haltung gezwängt und werden regelrecht »plattgedrückt«.

Und: **Umso mehr Gewicht** der Mensch mit sich herumschleppt, umso platter werden seine Füße! Die Gewölbemuskulatur wird schlapp, die Sehnen verkürzen sich, da sie sich ja nicht dehnen können, und all das hat nicht zu unterschätzende Folgen für den ganzen Bewegungsapparat: Beckenschiefstand, Hüftgelenkprobleme, einseitige Abnutzung, durchgängiger Druck auf Knorpel und Gewebe. Der Schmerz lässt grüßen!

Viele Beschwerden des gesamten Bewegungsapparates entstehen durch kaputte Füße.

Was machen nun unsere Wassersohlen?

Sie simulieren eine Wellenbewegung, als ob wir mit unseren Füßen über unterschiedliche Untergründe laufen würden. Dadurch entsteht auch ein sogenannter Massageeffekt, der wiederum die Durchblutung der Füße und Beine verbessert.

Ballen- und Wadenmuskulatur werden wieder trainiert, die Sehnen des Unterfußes und die Achillessehne gedehnt, und auch das Gleichgewicht verbessert sich spürbar. Auch ein Rückgang des Hallux Valgus ist dadurch möglich. Die Füße werden gekräftigt, viele Beschwerden, wie etwa mit Senk-, Spreiz- und Plattfüßen, gemindert oder sie verschwinden sogar ganz. Und das wiederum hat einen positiven Einfluss auf den gesamten Bewegungsapparat.

Deshalb empfehlen wir gerade übergewichtigen Menschen diese Sohlen, weil sie eine sofortige Entlastung des ganzen Bewegungsapparates einleiten. Auch ein schmerzlindernder Effekt gesellt sich als positive Nebenwirkung noch dazu.

Für Sportler und diverse Berufsgruppen sind sie bestens geeignet und zu empfehlen. Und erst die vielen Pumps- und Sandalettenträgerinnen können sich freuen; das quälende Vorderfußbrennen durch langes Gehen und Stehen ist nicht mehr das Thema.

Mir jedenfalls tun die Sohlen in jeder Hinsicht gut, deshalb habe ich rigoros alle vorhandenen Sohlen aus meinen Schuhen rausgeschmissen, einschließlich aus den Wander- und Sportschuhen und alle mit den wunderbaren Wassersohlen bestückt. Übrigens neigte ich zu einem Knickfuß nach innen. Das Problem habe ich nach einem halben Jahr Wassersohlen nicht mehr.

Die Wassersohlen sind ganz sicher kein Allheilmittel, aber zur Verbesserung vieler Beschwerdebilder, vor allem im Fußbereich, bestens geeignet. Und wer (wieder) voll auf der Höhe ist, darf die Sohlen sogar zur Prophylaxe nutzen!

Auf dass nie wieder etwas zwicken möge! Ihre Füße werden es Ihnen ganz sicher danken, wenn sie von nun an mehr Beachtung erfahren und die vielen Vorteile unserer Sohlen genießen können.

Matthias Jünemann jedenfalls fand die dänischen Wassersohlen ganz gut. Logisch! Sonst könnten Sie ja unseren Beitrag gar nicht lesen!

Ich sag nur: Danke, Matthias, Dank auch an Sie, liebe Leser, dass Sie sich die Zeit für diesen Teil des Buches genommen haben.

Herzlichst!

Ihr Mario Müller und das Point4Life-Team«

http://www.fusswasserbett.de

Noch eine persönliche Anmerkung vom Autor: Ich trage die Sohlen beim Badminton, da ich nach dem Training immer schmerzende Füße hatte. Dies hat sich damit fast völlig gegeben. An die Sohlen gewöhnt man sich sehr schnell und ich möchte sie auch nicht mehr in meinen anderen Schuhen missen.

Ich habe dem Point4Life-Team die Möglichkeit gegeben, ihre Sohlen hier vorzustellen, weil ich denke, dass sich bei vielen Übergewichtigen und besonders schweren Menschen, wie ich es einmal war, bereits Deformationen an verschiedenen Teilen des Skelettsystems gebildet haben, deren Auswirkungen (Schmerzen und Bewegungseinschränkungen) sich dadurch mildern, wenn nicht gar aufheben lassen. Danke dafür.

Polemik

Polemik ist nichts zum Essen. Schon gar nichts Gekochtes. Polemik ist etwas, was spaltet und die Spreu vom Weizen trennt. Muss sie trotzdem sein? Ja.

Ich bin es leid, dass mir immer wieder Menschen begegnen, die einfach den Kopf in den Sand stecken und die einfachsten Wahrheiten ignorieren, diese nicht erkennen wollen, selbst wenn man sie mit der Nase hineinstupst. Dabei geht es gar nicht nur um unsere natürliche Ernährung, sondern um Offensichtlichkeiten, die einem frech ins Gesicht grinsen, ob der Dummheit des Betrachters.

Sind wir Menschen wirklich so dumm und ignorant geworden, dass wir das Einfache, das Offensichtliche, das Wahre nicht mehr erkennen wollen? Ja, das sind wir. Und davon nehme ich mich auch gar nicht aus. Ich verurteile mich und andere auch nicht mehr dafür, ich erkenne es an und akzeptiere es. Menschen sind nun mal so. Und das wird seine Gründe haben.

Einmal wollen sie nicht ihre lieb gewonnenen Gewohnheiten aufgeben und auf der anderen Seite wollen sie sich nicht eingestehen, dass sie ihr Leben lang das Falsche gedacht und gelebt haben. Eigentlich ist eine Erkenntnis nur möglich, wenn ein Leidensweg vorausging, der nicht mehr zu ertragen ist und eine Änderung der Sichtweise verlangt. Warum sollte auch jemand, dem es an nichts fehlt, der keine gesundheitlichen Einschränkungen hat und dem es gut geht, irgendetwas ändern wollen? Ganz einfach, weil ihm das Bewusstsein dafür fehlt, dass etwas schiefläuft, und weil er nicht weiß, dass die Dinge nicht richtig laufen und nie richtig gelaufen sind.

Hier kann nur eine persönliche Entscheidung Abhilfe verschaffen. Will ich es persönlich wissen – und wenn ich es weiß, werde ich dann die Erkenntnis auch anwenden?

Wähle ich die rote oder die blaue Pille? Rot bedeutet Erkenntnis, Wissensvorsprung und die Beantwortung der Frage nach dem Warum. Blau die Wahl des bisherigen Wissensstands, der Negierung des menschlichen Drangs nach Erkenntnis, Wissen und Fortschritt. Wählen Sie:

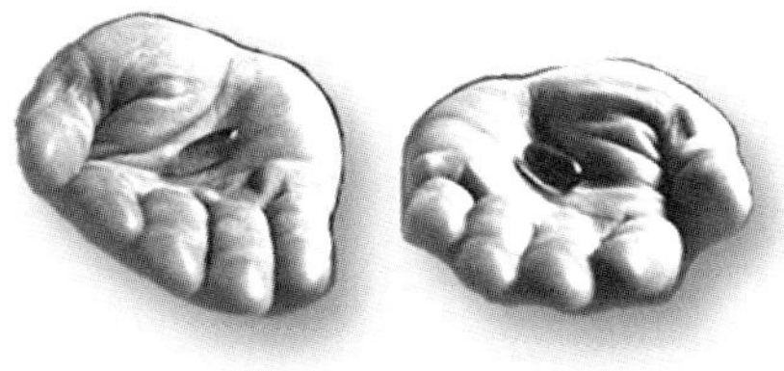

Haben Sie die blaue Pille gewählt, werden Sie dieses Buch zurückgeben und den Autor für einen Spinner halten, einen selbst ernannten Guru, der aus Gründen der Selbstbereicherung irgendeinen Murks geschrieben hat, der so nicht stimmen kann, der extrem ist und da er extrem ist, abzulehnen ist. Sie werden wahrscheinlich wütende Rezensionen bei Amazon abgeben oder in Foren schreiben, was das doch für ein Unsinn sei, der hier steht. Einverstanden. Akzeptiert. Vergeben. Sie werden weiterhin fortfahren, sich Müll in den Körper zu stopfen, werden Ihren Kindern vorleben, wie es richtig ist, werden früher oder später krank werden und wahrscheinlich weit vor Ihrer Zeit ins rohe grüne Gras beißen.

Haben Sie jedoch die rote Pille gewählt, wird Ihre Welt nicht mehr so sein, wie sic bisher war. Sie werden erkennen, dass das Grundlegendste, Ihre tägliche Nahrungsaufnahme, schuld ist an Ihren gesundheitlichen Problemen, an Ihrem Übergewicht. Aber nicht, wie Sie bisher dachten, weil Sie zu viel gegessen hätten oder ein falsches Verhältnis von Kohlenhydraten, Fette und Eiweißen gewählt oder dies und das nicht vertragen hätten, sondern weil Sie sich nicht artgerecht ernährt haben. Der liebe Gott – oder sagen wir mal für Atheisten, die Natur – hat für uns vorgesehen, dass wir uns ausschließlich von pflanzlicher roher Nahrung ernähren sollen. Während jedes Tier auf diesem Planeten weiß, was es fressen muss, haben wir es vergessen. Es gibt Fleischfresser, es gibt Pflanzenfresser, es gibt Allesfresser. Der Mensch kann alles (fr)essen, auf Kosten seiner Gesundheit und seiner Lebensspanne.

Käme ein Außerirdischer auf diese unsere Erde und würde uns mit seinem vielleicht höheren Verstand analysieren und sehen, dass unser Körperbau nicht zum Jagen, unser Verdauungssystem nicht zum Fleischessen, unsere Zähne nicht zum Packen und Töten von Beutetieren geschaffen sind und wir nicht mit Kochtöpfen und Pfannen geboren werden, so würde er sicher die Tentakel über dem kahlen Kopf zusammenschlagen ob unseres Speiseplans.

Er würde sehen, dass wir unsere natürliche Nahrungsgrundlage systematisch der Lebensenergie berauben, sie abtöten, raffinieren, mit zusätzlichen Giften versehen usw. Er würde aus seiner Perspektive gewahr werden, wie wir damit nicht nur unsere Gesundheit zerstören, sondern auch im gleichen Zuge den Planeten für viele Kreaturen zur Hölle werden lassen, bevor sie für uns und von uns gekillt werden. Er würde feststellen, dass wir bewusst und unbewusst unsere eigenen Artgenossen zu Millionen jedes Jahr verhungern lassen, weil deren Nahrung als Viehfutter missbraucht wird.

Fällt Ihnen dazu irgendetwas anderes ein als Wahnsinn und Idiotie? Mir schon: Ignoranz und Dummheit, von der Einstein sagte, dass er an deren Unendlichkeit keinen Zweifel hege, im Gegensatz zur Unendlichkeit des Universums.

Ich will mich gar nicht ausnehmen aus dieser Einschätzung. Auch ich habe mein ganzes Leben lang erfolgreich ignoriert, dass Tiere für mein Fleisch sterben müssen, für meine Milch in ständiger Trächtigkeit gehalten und für meine Eier ständig zur Produktion gezwungen sind. Ich habe wahre Schwärme und Herden von ihnen mit Genuss verspeist. Kann ich es also den jetzigen Fleischessern vorwerfen und würde sich dadurch auch nur eine Winzigkeit ändern? Nein, es würde sich nichts ändern. Der einzige Weg ist die eigene Erkenntnis über eigenes Leid und die daraus folgende Änderung des Verhaltens. Die einzige Person, über die Sie Macht haben, sind Sie selber.

Vielleicht fühlen Sie sich aber machtlos sich selbst gegenüber und können die hier vorgestellten Ideen noch nicht akzeptieren und schon gar keine Veränderung in Ihrem Leben vornehmen. Das macht nichts. Ich habe eine Saat ausgebracht, indem Sie dieses Buch gelesen haben. Vielleicht werden Sie sich eines Tages, wenn Ihr Schmerzkörper wieder besonders laut nach Nahrung ruft, daran erinnern. Vielleicht ist dann genau der richtige Augenblick, um dieses Buch noch einmal zur Hand zu nehmen und die Veränderung Wirklichkeit werden zu lassen.

Vielleicht bin ich ja auch ein Mensch, wie ganz zu Anfang einmal geschrieben, von dem Sie sich nichts sagen lassen wollen. Möglicherweise mögen Sie mich nicht. Auch das ist vollkommen in Ordnung. Vielleicht mögen Sie sich selber nicht?

Lassen Sie die Ideen reifen.

Wir müssen die Menschen da abholen, wo sie sind. Ja, aber wo sind sie denn? Es hat eine Gehirnwäsche stattgefunden, die seit Jahrtausenden ausgeübt wird. Es wird sicher mehrere Generationen brauchen, um sie wieder aufzulösen. Aber ist das überhaupt möglich? Jeder Einzelne kann nur mit gutem Beispiel vorangehen. Anders kann es nicht funktionieren. Kein Zwang der Welt wird funktionieren, um die Menschen von ihrer ureigenen Ernährung zu überzeugen. Nichts wird fruchten. Vielmehr würde so ein neues Dogma, eine neue Religion ins Leben gerufen. So würde es von den heutigen normalen Menschen verstanden werden. Ihnen soll etwas weggenommen werden, ein Verlust zugefügt werden. Nein, wenn sie es nicht aus Überzeugung machen werden, dann hat es keinen Sinn.

Wer etwas Neues propagiert, ist oft ein Rufer in der Wüste, ein Prophet, der im eigenen Land nichts gilt. Sogar die Veganer, die aus Überzeugung kein Fleisch essen, keine Milch trinken, keine Eier konsumieren, erhitzen ihre Speisen, als ob das unbedingt notwendig wäre. Es besteht ein unsichtbares Band in unserer Gesellschaft und alle, die sich nicht an die Normen halten, so krank diese auch sind, werden ausgegrenzt. Ja, sie müssen sich selber ausgrenzen, um der kranken Gesellschaft den Rücken zu kehren.

Hier helfen Beispiele von Menschen, die sich ihre Gesundheit, ihre Schönheit und Jugend zurückerobert haben. Sind diese darüber hinaus noch charismatisch und halten mit ihrer Meinung nicht hinter dem Berg, können sie mehr erreichen als alle verbissenen und verbiesterten Theoretiker in dieser Welt.

Eigentlich muss man am Verstand der meisten Menschen zweifeln oder verzweifeln. Aber das wäre nicht gerecht. Ich selber habe es erfolgreich mein ganzes Leben lang nicht wahrhaben wollen. Mir wurde nichts davon gesagt, wie auch niemand da war, der überhaupt wusste, was richtig und natürlich ist. Also kann ich niemandem einen Vorwurf machen.

Wir haben vergessen, was unsere natürliche Ernährung ist. Nahrung hat nie die Aufgabe oder Nebenwirkung, uns krank zu machen, sondern immer, uns zu nähren und sehr langfristig gesund und munter zu halten. Also ist es nur ein logischer Schritt voraus, wenn wir uns überlegen, warum wir bei diesem oder jenem Nahrungsmittel Grenzwerte einhalten müssen, damit sie uns nicht krank machen.

Der nächste Schritt ist, sich zurückzuerinnern und neu zu lernen. Es müsste eigentlich die einfachste Sache der Welt sein, sich artgerecht zu ernähren. Aber in dieser verrückten Welt lässt man sich eher von Ärzten in der Schwebe zwischen Leben und Tod halten, als sich und anderen einzugestehen, dass das leckere Schnitzel, der Schweinebraten, der Rahmjoghurt und der Gouda einem ein frühes Grab mit vorherigen Krankheiten, Fettsucht etc. als kostenintensive Dreingabe bescheren.

Wir müssen über Herz und Verstand wieder lernen oder uns zurückerinnern, was für uns gut und richtig ist. Versäumen wir dies, werden wir über kurz oder lang krank, bleiben fett und sterben früh. Wahrscheinlich werden die meisten nie erfahren, was die wahren Gründe dafür sind. Wer es aber weiß und wer nichts unternimmt, geht sehenden Auges ins Verderben.

Man kann nicht auf sein geliebtes Brot, auf seine heiß geliebten Nudeln oder das leckere Grillfleisch verzichten! Das geht einfach nicht. Außerdem macht ja dieses rohe Zeug nicht satt! Man hat ständig Hunger. Ich vertrage das ja auch gar nicht, weil ich eine Fruktoseunverträglichkeit habe. Das ist ja auch viel zu teuer, sich so zu ernähren oder viel zu aufwendig. Und dadurch erleide ich doch einen Mangel an verschiedenen Nährstoffen, oder nicht? Ich müsste zu viel Neues lernen. Und außerdem ist man dann nicht mehr gesellschaftsfähig.

Der Begründungen, warum eine rohe pflanzliche Ernährung abgelehnt wird, gibt es viele.

Man stelle sich sprechende und denkende Kühe vor, denen man jahrein und jahraus denaturierte Nahrung zum Fressen gegeben hat. Sagte man ihnen nun: »So, ab heute bekommt ihr eure natürliche Nahrung wieder, ihr kriegt Gras und dürft auf der Wiese so viel fressen, wie ihr wollt.« Was würden die Kühe sagen? Wahrscheinlich: »Och nee, das ist doch wohl ein Witz. Das schmeckt doch gar nicht. Da müssten wir ja Unmengen fressen, um davon satt zu werden. Und ist das überhaupt gesund? Jedenfalls ist es nicht mehr so bequem, wie im Stall gefüttert zu werden. Und gemolken werden wir dann auch nicht mehr jeden Tag?«

Nein, ihr Lieben, ihr werdet nicht mehr gemolken, weil ihr dann nicht ständig schwanger gehalten werden müsst und auch nur noch Milch produziert, wenn ihr wirklich ein Kalb geboren habt. Komisch, nicht wahr? Geschlachtet werdet ihr auch nicht mehr. Ihr werdet noch lange gesund leben und irgendwann einfach tot umfallen. Deal oder kein Deal?

Ja, ihr lieben Menschen. Was ist denn in euch gefahren?

»Nein«, würden die Menschen sagen, »wir wollen euch nicht mehr essen. Wissenschaftler haben festgestellt, dass wir eigentlich Pflanzenfresser sind und von eurem Fleisch krank, aggressiv und fett werden. Eure Milch könnt ihr für eure Kälber verwenden. Wisst ihr, es ist doch Mist, wenn wir als Einzige die Milch einer anderen Spezies trinken. So etwas ist unnatürlich und das haben wir erkannt.

Wir als Krone der Schöpfung schalten endlich unseren Verstand ein und wollen unser volles Potenzial ausschöpfen, was Gesundheit und ein langes Leben betrifft. Außerdem hat es keinen Sinn, wenn wir unsere Erde ruinieren, nur um dem Universum zu beweisen, wie blöd man sein kann als höchst entwickelte Spezies auf einem Planeten.«

Nun aber gut. Schauen wir mal, was die Zukunft bringt. Anfangen können wir nur bei uns selber, um anderen ein Beispiel zu geben und Vorbild dafür zu sein, was machbar ist. Nur wir haben die einmalige Chance, hier und heute Pioniere zu sein. Alle anderen werden von uns lernen – oder auch nicht.

Motivation nötig?

Wenn Sie nichts von dem machen (wollen), was in diesem Buch vorgeschlagen wird, so schauen Sie sich wenigstens dieses Video an!

http://goo.gl/X8y1sH

Das folgende Zitat stammt aus Markus Rothkranz' Buch *Heile dich schön*:

»Was wäre, wenn du tatsächlich dabei zusehen könntest, wie die Fältchen aus deinem Gesicht verschwinden, wie deine Haare wieder dunkel werden und erneut dicht und kräftig wachsen? Wie Cellulite und Fett sich in Luft auflösen? Wenn du keine Stimmungsschwankungen, keine Kraftlosigkeit, keine Wutanfälle, keinen Frust, keine Depressionen und keine Schlafstörungen mehr hättest? Was wäre, wenn du beim Blick in den Spiegel merktest, dass du von Monat zu Monat jünger wirst? Wenn Pickel, Fältchen, Falten und Leberflecke tatsächlich einfach so verschwänden? Was wäre, wenn du morgens um vier völlig erfrischt und bereit für den neuen Tag aufwachtest? Wenn deine Hormone so unter Dampf stünden, dass du dich wieder wie 18 fühltest? Was wäre, wenn du dich so gut und glücklich fühltest, dass das Leben wieder einen Sinn hat? Eine neue Lebenschance. Ein Neuanfang.«

Ideal und Wirklichkeit

Bleiben wir realistisch. 100 Prozent Rohkost für den Rest des Lebens wäre ideal, da es unserer natürlichen Ernährung entspricht und weil es die einzige Art und Weise ist, wie wir vor Erkrankungen sicher sein können. Jedenfalls vor den ernährungsbedingten Erkrankungen, die die häufigsten sein sollten. Aber ist das auch umzusetzen und was wären dafür die Voraussetzungen?

Problemlösung

Als Erstes ist es schon von Vorteil, wenn Sie mit Rohkost ein Problem lösen wollen, wenn auch nur für eine bestimmte Zeit, bis »das Problem« gelöst ist. Ich spreche vom Übergewicht oder der Fettsucht. Das ist ein guter Grund, mit einer gesunden Ernährung zu beginnen, die obendrein auch noch mit homöopathischem hCG sicherstellt, dass nur das krankhafte Fett abgebaut und Eiweiße, Muskulatur und essenzielles Fett nicht angetastet werden. Hinzu kommt, dass Sie wahrscheinlich zum ersten Mal in Ihrem Leben wirklich zellulär gesättigt sein werden und Ihre Heißhungerattacken, wenn Sie welche haben, verschwinden.

Langfristige Planung

Um das Eiweiß und die anderen guten Stoffe aus dem Blattgrün zu erhalten, brauchen Sie einen schnellen Mixer. Mit einem herkömmlichen können Sie die Zellwände der Chlorophyllfasern nicht aufbrechen. Dazu braucht es mindestens 28 000 Umdrehungen. Sie müssen sich fragen, ob die Anschaffung (bestenfalls mit meinen Tipps um die 200 Euro für einen Omniblend V oder 300 Euro inklusive Vitamix-Behälter) »nur« für die verhältnismäßig überschaubare Zeitspanne der Kur sinnvoll ist oder ob Sie diesen auch danach für grüne Smoothies und weitere Zubereitungsarten der rohköstlichen Küche nutzen wollen.

Das »Durchhalten« ein Leben lang

Vielleicht haben Sie sich vorgenommen, ein Leben lang die ursprüngliche und gesund erhaltende Ernährung eines Homo sapiens beizubehalten. Das heißt, Sie wollen sich zu 100 Prozent von Rohkost ernähren. Es könnte sein, dass Sie das nicht schaffen oder Kompromisse eingehen werden. Ich merke es an mir selber. Da wir auf Kochkost konditioniert sind und diese für bekömmlich halten, könnte es sein, dass sich fast unbemerkt auch wieder über 42 Grad C erhitzte Speisen in die Ernährung einschleichen. Zum Beispiel habe ich mir bei Edeka ein Sauerkraut gekauft, »Bayrischkraut« genannt. Es ist anscheinend nicht völlig vegan und sicher auch gekocht. Aber es hat ganz hervorragend geschmeckt. Auch kalt. War es schlimm? Nein!

Einmal habe ich mir ebenfalls bei Edeka »Sylter Salatfrische« gekauft und es an meinen Gurkensalat gekippt. Darin ist Eigelb. Und hat's geschmeckt? Oh ja.

Irgendwann war ich beim Dönermann und habc mir einen Salat bestellt, zusammen mit meinem Sohn Alexander. Die aromatische Soße war grandios und der dazu gereichte Schafskäse ebenso. Hat es geschadet? Nein, auch nicht wirklich.

Was will ich mit diesen Beispielen zum Ausdruck bringen? Seien Sie nicht zu streng mit sich. Es wird immer mal wieder zu kleineren Ausrutschern kommen. Diese sollten allerdings nicht zur Regelmäßigkeit werden. Hauptsächlich sollte die Rohkost Ihren Speiseplan dominieren. Sie können der Routine damit sogar ein Schnäppchen schlagen und sich bewusst solche kleinen Ausnahmen gönnen, jedenfalls in der Anfangszeit, wenn das Gefüge noch nicht ganz gefestigt ist, aber auch später. Aber machen Sie das immer in homöopathischen Dosen, sodass es etwas Besonderes bleibt.

So stellen Sie sicher, dass Sie sich nichts verbieten müssen – und Ihr Ego Ihnen sagt, dass Sie aus Trotz jetzt wieder zur krank und dick machenden Kochkost zurückkehren müssen. Es ist sozusagen ein Druckventil, solange es nötig ist.

Auch Alkohol ist Ihnen nicht verboten. Wein zum Beispiel ist als roh und pflanzlich einzustufen. Obwohl viele Veganer sich das Alkoholtrinken abgewöhnt haben und es nicht verstehen werden, wenn Alkohol konsumiert wird, ist es doch nicht von der Hand zu weisen, dass es sich hier um ein Rohkostprodukt handelt. Und außerdem: In Vino Veritas. Im Wein liegt die Wahrheit.

Biermalz hingegen wird während der Maische auf 77 °C erhitzt und der Hopfen wird sogar gekocht: »Durch das Kochen der Würze unter Zugabe von Hopfen werden sämtliche Enzyme zerstört und die Würze sterilisiert.« Quelle: http://goo.gl/mkuTtZ

Von den gebrannten hochprozentigen Getränken brauchen wir sicher nicht mehr zu reden, oder? Es bleiben Ihnen eigentlich nur Wein und Sekt.

Bleibt als Fazit: Wenn Sie sicher und obendrein gesund Ihr krankhaftes Fett loswerden wollen, dann machen Sie DGAK. Wenn Sie es sich noch nicht vorstellen können und den Kauf eines doch teuren Mixers scheuen, so machen Sie auf jeden Fall DAK, weil bei beiden Kuren der Hypothalamus durch das homöopathische hCG eingeregelt wird. Ganz sicher können Sie sein, dass Sie Ihr Gewicht halten, einen schönen Körper bekommen sowie gesund alt werden können, wenn Sie sich an das DGAK-Prinzip halten und auch im Nachhinein fleischlos, ohne Milch und Eier – und vor allem roh essen. Das ist jedenfalls sicherer, als wenn Sie nach DAK stabilisieren und Ihr Gewicht halten wollen. Wie erfolgreich Sie damit sind, ist aber wiederum von der Vorschädigung des Hypothalamus und der allgemeinen körperlichen Beschaffenheit oder Hinfälligkeit abhängig.

Erfahrungsberichte

»Mein Name ist Gaby und ich bin 41 Jahre alt. Seit der Pubertät bin ich übergewichtig. Zahllose Diäten haben mein stark variierendes Körpergewicht im Laufe der Jahre auf ein Höchstgewicht von 147 Kilo hochgeschaukelt. Auf Empfehlung einer Freundin habe ich das Buch »DAK« gelesen und am 18.02.13 mit der Abnehmkur begonnen. Nach einer Eingewöhnungsphase bin ich mit der Ernährung von DAK sehr gut zurechtgekommen. Das Konzept funktioniert und passt sehr gut zu mir. Innerhalb von fünf Monaten habe ich 28 Kilo abgenommen.

Im Juni 2013 hat mich Matthias Jünemann auf das Ernährungskonzept von DGAK aufmerksam gemacht. Ich habe mich in das Thema der roh-veganen Ernährung eingelesen und im Internet viele interessante Videos zu diesem Thema angeschaut. Die Idee der gesunden Ernährung mit grünen Smoothies hat mich überzeugt. Am 07.07.13 habe ich meinen ersten GS getrunken. Die für mich als Getränk ungewohnte Konsistenz hat mich veranlasst, den GS sehr langsam zu trinken. Danach hatte ich ein angenehmes Sättigungsgefühl, und eine halbe Stunde später konnte ich zur Toilette gehen. Zunächst habe ich jeden Morgen einen GS getrunken.

Mittags und abends habe ich mich nach DAK ernährt. Nach ein paar Tagen habe ich auch das Mittagessen in Form eines GS zu mir genommen. Zwischen den Mahlzeiten habe ich hin und wieder nach Hungergefühl Obst oder Gemüse in Rohform gegessen. Abends habe ich viel Salat gegessen, aber auch gekochtes Gemüse; wenig Fleisch. Die GS sind für mich die puren Powerdrinks! Danach fühle ich mich fit, energiegeladen und unternehmungslustig. Sie machen mich satt und zufrieden, ohne zu beschweren.

In den ersten Tagen hatte ich etwas Kopfschmerzen. Aber die waren auszuhalten und nach ein paar Tagen verschwunden. An den GS schätze ich, dass sie sehr gut sättigen, ohne zu beschweren. Das matte, träge Gefühl, das ich nach gekochtem Essen üblicherweise habe, bleibt ganz aus. Die Energie der GS steht sofort zur Verfügung. Angenehm finde ich auch die regulierende Wirkung auf die Verdauung. Ich kann meist kurz nach dem Trinken eines GS zur Toilette gehen. Oft mehrmals am Tag. Und das fühlt sich gut an.

Innerhalb von drei Wochen habe ich mit DGAK noch mal 2,5 Kilo abgenommen. Nach einigen Tagen mit DGAK hatte ich den Eindruck, dass ich Kaffee nicht mehr vertrage. Obwohl ich sonst viel Kaffee getrunken habe, ließ meine Lust darauf nun nach. Jetzt hatte ich bei nur zwei Tassen Kaffee, über den Tag verteilt getrunken, Herzrasen und Zittrigkeit. Und geschmeckt hat mir der Kaffee auch nicht mehr richtig. Es fiel mir leicht, darauf zu verzichten.«

***

»Da ich schon vor Veröffentlichung des Buches ›Die grüne Adipositas-Kur mit hCG‹ in den Genuss gekommen bin, dieses Buch zu lesen und diese Kur durchzuführen, möchte ich dazu meine Meinung sagen.

Es ist ein hervorragendes Buch, vor allem nach eigenen Erfahrungen geschrieben. Ich hatte mich eigentlich nie groß für Smoothies interessiert, aber seitdem ich das Buch gelesen habe, gehört es zu meinem täglichen Leben mit dazu. Ebenso die 150-tausend Salate, die man machen kann und die einem hervorragend schmecken. Sogar meinen Mann kann ich mit verschiedenen Salatvariationen begeistern. Er sagt, dass mein Salat jedes Mal anders schmeckt, aber geschmacklich immer sehr gut.

Mein Mann ist jetzt auch ein Salatesser geworden, sodass ich meinen Salat jeden Tag los werde. Und nicht nur das, wir werden auch unsere überflüssigen Pfunde los. Hat man mal ein Hungergefühl, dann kommen die grünen Smoothies an die Reihe. Dazu haben wir uns einen Hochleistungsmixer zugelegt. Der kommt auch jeden Tag in Aktion. Und das Schönste dabei ist, die grünen Smoothies schmecken und heben das Hungergefühl auf.

Also ich sowie mein Mann können diese sehr vitaminreiche und wohlschmeckende Kur in allen Richtungen nur empfehlen. Man kann hierbei nichts falsch machen. Ach so, ich habe noch etwas vergessen. Da ich viele körperliche Beschwerden habe, kann ich auch noch berichten, dass sie sich weitgehend verbessert haben und ich wieder voller Tatendrang bin, was ich schon lange nicht mehr kannte.

Ich merke, dass es mir von Tag zu Tag besser geht. Ich bin normal Typ-2-Diabetiker, aber meine Zuckerwerte sind trotz des vielen Obstes, welches ich ja für die grünen Smoothies brauche, sehr gut.

Also nochmals viel Spaß bei dieser Kur wünschen

Sabine und Horst Jünemann«

(Meine Eltern waren natürlich meine »Versuchskarnickel«, wobei ich vorher nicht im Traum daran gedacht hätte, dass sie sich freiwillig bereit erklären würden;-))

***

»Als ich von der (noch nicht »grünen«) Adipositas-Kur hörte, war ich sofort fasziniert. Gewicht hatte ich zwar nur wenig zu verlieren, aber einen Bauch, der seit Jahrzehnten so aussieht, als ob ich schwanger wäre. Was mich aber nach eingehender Beschäftigung mit der Kur fast noch mehr anzog, war, dass ich mir insgesamt gesundheitliche Verbesserungen davon versprach. Es gab aber einen Hinderungsgrund, damit anzufangen: Ich bin seit Jugendjahren Vegetarierin und habe seit einem Jahr meine Ernährung weiter umgestellt, mit großem Erfolg für mein Befinden. Ich wollte keinesfalls zu einer ungesünderen Nahrung mit z. B. tierischen Produkten zurückkehren und damit meine bisherigen Erfolge aufs Spiel setzen.

Noch vor eineinhalb Jahren ging es mir gesundheitlich sehr schlecht (ich bin 45 Jahre alt): Da waren Gelenkschmerzen, weshalb ich unter anderem seit vielen Jahren nicht mehr Fahrrad fahren und z. T. keine Schere mehr bedienen oder keine Tasse mehr heben konnte und deshalb beim Rheumatologen in Behandlung war. Seit vielen Jahren hatte ich starke, sich immer weiter verschlimmernde Migräneattacken, mit hohem, zunehmend wirkungslosem Medikamentenkonsum. Seit Kindheit litt ich unter diversen Allergien (u. a. Hausstaub), welche sich durch grippeähnliche Symptome und Asthma äußerten, und auch seit Kindheit an Verdauungsproblemen mit viel Durchfällen, Übelkeit, usw. Die Periode war sehr schmerzhaft und mit großem Blutverlust, weshalb ich immer wieder Eiseninfusionen benötigte. Dazu kamen Depressionen und Schlafstörungen.

Aus ethischen Gründen verzichtete ich vor einem Jahr auf alle tierischen Produkte. Als Folge der veganen Ernährung hat sich mein Gesundheitszustand verbessert und mein gesamtes Essverhalten weiter verändert. Ich begann die grünen Smoothies zu schätzen und wollte keinen Tag mehr auf sie verzichten. Das Verlangen nach Kaffee fiel weg, ich entwickelte eine Abneigung gegen Alkohol. Ich startete nach einiger Zeit den konsequenten Verzicht auf Gluten, bemühte mich um Entsäuerung und Entgiftung und steigerte den Rohkostanteil, so gut es ging. Das Buch von Markus Rothkranz hat mir dabei sehr geholfen.

Die Erfolge waren beachtlich: Die Gelenke, bis auf die Knie, wurden komplett schmerzfrei, die Migränehäufigkeit viel geringer und die Schmerzen ohne Medikamente gut aushaltbar. Die Periode wurde kurz, leicht und völlig schmerzfrei und ohne Eisengaben habe ich aktuell einen Hb-Wert von über 14! Die Allergiesymptome verbesserten sich leicht, die Verdauung normalisierte sich ebenfalls ein wenig. Die Psyche blieb wechselhaft und der Schlaf auch. An diesem Punkt stagnierte es, mit eindeutigen Verschlechterungen, wenn ich wieder mehr Gekochtes aß. Ich dachte mir schon, komplette Rohkosternährung könnte die Lösung sein, traute mir aber die Umstellung nicht zu. Dies zur Vorgeschichte.

So war es für mich ein Geschenk, als ich von Ihrem neuen Buchprojekt erfuhr und Sie mir die vorläufige Version des Buches per E-Mail zukommen ließen. So konnte ich mit der abgeänderten, also der grünen Adipositas-Kur vor drei Wochen starten. Aus Furcht vor Hunger machte ich zwei La-

detage, mit grünem Smoothie morgens, aber danach viele Kartoffeln, mit großen Mengen gutem Öl usw. Der Umstieg mit dem hCG auf »nur« Rohkost war dann tatsächlich ganz einfach, ohne Gelüste auf anderes oder unbefriedigten Hunger! Den Hauptnahrungsanteil machen, wie empfohlen, die »Grünies« aus, ergänzt mit viel rohem Gemüse, in der bisherigen Diätphase ganz ohne Öle und Fette.

Und was jetzt kommt, ist mehr als genial: Ich hatte von Beginn der reinen Rohkosternährung (also seit 21 Tagen!) ***keine*** *Kopfschmerzen,* ***keine*** *Allergiesymptome und* ***kein*** *Asthma mehr, die Verdauung ist fast normal und ich schlafe meist wie ein Engel. Meine Energie tagsüber ist bis auf drei einzelne Tage viel mehr geworden und ich mache täglich (mit Freuden!) ein Gymnastik-, Stretching- und Yogaübungsprogramm, wozu ich mich vorher nicht hätte aufraffen können. Ich fahre wieder Fahrrad und mache Kniebeugen, ohne die geringsten Schmerzen in den Knien, was die letzten Jahre undenkbar gewesen wäre. Meine Gesichtshaut ist beinahe pickelfrei geworden und ich brauche kein Deo mehr, weil der Schweiß fast geruchsneutral geworden ist.*

Als Nebenwirkung zu erwähnen ist, dass ich starken Juckreiz am Rücken und über dem Bauch als Folge der Entgiftung habe und deshalb zusätzlich Basenbäder mache. An einem der Tage, an dem ich ausnahmsweise sehr müde und schlapp war, machte ich einen Einlauf, worauf die Energie sofort wiederkam.

Über die Zeit ohne hCG und weitere Langzeiterfahrungen kann ich halt noch nicht berichten, da das Buch ja wohl jetzt zur Drucklegung gehen soll. Aber bisher ist es ein riesiger Erfolg auf der ganzen Linie, gekrönt von einer Figurverbesserung, wenn auch der Bauch noch nicht ganz weg ist. Ganz herzlichen Dank an Sie, Herr Jünemann!

Anna S.

***

»Es ist schon der Wahnsinn, was eine, nicht für jeden einfache Umstellung der Ernährungsgewohnheiten mit sich bringen kann. Erst mal die Erkenntnis, dass nichts, bis vielleicht auf den Kaffee, gekocht werden muss, um es genießen zu können. Es gibt so viele leckere Rezepte zu veganer Rohkost. Und auch solo schmecken Obst und Gemüse nach einer Weile köstlich.

Natürlich bedarf es einer gewissen Grundmotivation, sich für gesunde Kost zu entscheiden. Bei mir war es der Wunsch zu einer letztendlich athletischen Figur und dem Abschmelzen der letzten noch verbliebenen Fettreserven. Davon bin ich noch einige µ (Mü(h)) entfernt.

Ich habe jetzt aber nicht mehr das Gefühl, gegen einen unsichtbaren Feind ankämpfen zu müssen, um mein Gewicht stabil unten halten zu können. Das ist die Grundlage dafür, dass sich mein körperliches Training nun auch im Spiegel immer positiver darstellt.

Hervorzuheben ist noch, dass sich meine Energie vervielfacht hat. Da wo ich früher nur Bonsaibäumchen ausreißen konnte, können es heute schon größere Bäumchen sein ;-). Der Hunger ist überhaupt kein Problem mit der Rohkost. Oft ist es sogar so, dass ich schon viel zu satt bin und eigentlich weniger essen könnte. Aber das muss ich auch noch lernen, bei den ganzen leckeren Sachen.

Genial sind die grünen Smoothies, die einen festen Platz in meiner täglichen Mahlzeitenroutine eingenommen haben.«

Ihr Autor

VIII

Zusammenfassung des Simeons-Protokolls »Pfunde und Zoll«

Kennen Sie Shortbooks? Das sind komprimierte Zusammenfassungen umfangreicherer Bücher, die die Kernaussagen prägnant hervorheben und es fast unnötig machen, das gesamte Werk zu lesen. Oder Sie werden neugierig gemacht und lesen das Original gerade deshalb.

Ich habe mich entschlossen, meine Übersetzung des Simeons-Buches *Pounds and Inches* an dieser Stelle kurz in wichtigen Punkten und eigenen Worten zusammenzutragen. Am Ende des Textes finden Sie einen Link, über den sie die gesamte Übersetzung kostenlos herunterladen können. Entscheiden Sie, ob Ihnen die Zusammenfassung ausreicht oder ob Sie mehr wissen möchten.

Vorwort

Dr. Simeons hebt hervor, dass es sich hier nicht um eine weitere Fantasiediät handelt, sondern weist auf die Wirksamkeit dieser hin, in theoretischer Hinsicht und auf ihre praktische Anwendung bezogen.

Er prüfte viele Jahre lang die verschiedensten Ansätze und musste oft feststellen, dass diese in einer Sackgasse endeten. Es war eine Sisyphusarbeit, die er mit einem Puzzlespiel vergleicht. Das Ziel war, die Natur der Fettleibigkeit und deren Ursachen im menschlichen Körper zu entschlüsseln und letztendlich die eine wirksame Behandlung zu finden.

Auch weist er (1971) darauf hin, dass noch weitere Forschungen nötig seien.

Anmerkung des Autors: Diese Forschungen führten schließlich zur Verwendung von homöopathischem hCG und zur Ausweitung des Nahrungsmittelangebots während der Kur sowie der unterstützenden Verwendung von Vitalstoffen.

Die Natur der Fettsucht

Als Hypothese stellt er die Behauptung in den Raum, Fettsucht sei eine Funktionsstörung im Körper des Betroffenen und immer das Ergebnis dieser einen Störung.

Wird diese Störung nicht behoben, ist es egal, was der dicke Mensch unternimmt oder unterlässt. Er wird immer dick werden oder sein. Mal mehr, mal weniger. Im Gegensatz dazu werden Personen, die diese Störung nicht haben, nicht dick, egal welche ernährungstechnischen Fehler sie begehen.

Er unterscheidet zwischen geringerer und stärkerer Ausprägung der Störung. Den unterschiedlichen Körperdrüsen gibt er nur sekundär Schuld an der Fettleibigkeit. Fehlfunktionen sind nicht die Ursache, können aber den Umfang der Fettleibigkeit negativ beeinflussen.

Eine korrekte Behandlung der Störung am richtigen Ort muss für beide Geschlechter in jedem Alter die richtigen Ergebnisse bringen. Als notwendiges Ergebnis der Korrektur sieht er den Umstand, dass der Mensch dann wieder jede Nahrung essen könne, ohne zuzunehmen.

Die Aufgabe bestand nun darin, den Ort der Störung zu finden!

In der Anfangsgeschichte der Menschheit wurde und bei einigen Naturvölkern wird Fettsucht auch noch heute als Zeichen von Gesundheit, Wohlstand, Schönheit und Fruchtbarkeit angesehen. Dies hat sich erst im letzten Jahrhundert bei den zivilisierten Völkern gewandelt.

Dr. Simeons schreibt der Einführung von regelmäßigen Mahlzeiten, bei denen dem Körper mehr Energie zugeführt wird, als er im Moment benötigt, eine gewisse »Mitschuld« an der Körperfetteinlagerung zu. Vor diesem Zeitraum war es üblich, den ganzen Tag über bei auftretendem Hunger kleinere Mahlzeiten zu sich zu nehmen, sodass nie ein Überangebot zu einer bestimmten Tageszeit aufkommen konnte.

Drei Arten von Fett

Er unterscheidet drei Arten von Fett im menschlichen Körper. Einmal das Strukturfett, das als Puffer zwischen den inneren Organen sitzt oder auch z. B. die Füße abfedern lässt. Als Zweites benennt er das normale Fett, auf das der Körper direkt zugreifen kann, wenn die Nährstoffversorgung vom Darm her nicht ausreichend ist. Die dritte Art Fett ist das abnormale Körperfett, unter dem fettleibige Menschen leiden. Der Nachteil dieses Fetts ist, dass der Körper darauf unter normalen Umständen oder bei herkömmlichen Diäten nicht zugreift. Es ist für die absolute Notfallversorgung kurz vor dem Verhungern vorgesehen und wird als Allerletztes angegriffen.

Das ist der Grund, warum kalorienreduzierte Diäten nicht funktionieren. Hier werden zuerst die normalen Fettreserven und danach das Strukturfett angegriffen, die wir aber eigentlich behalten wollen. Das abnormale Fett wird nicht herangezogen. Als ein Ergebnis sehen wir bei enormen Abnahmen riesige Fettlappen, die das abnorme Fett weiterhin »beherbergen« und ansonsten runzlige und alt aussehende Haut.

Ungerechtigkeit gegenüber Fettleibigen

Aufgrund ihrer größeren Körpermasse und der höheren Muskelanstrengung, um diese zu bewegen, benötigen Fettleibige schon von vornherein mehr Nahrung als normalgewichtige Menschen. Dies darf ihnen nicht als Schwäche angerechnet werden. Selbst wenn diese Personen bei einer Diät weniger Nahrung zu sich nehmen, als sie körperlich benötigen, könnten sie sogar zunehmen oder würden nicht abnehmen.

Daher muss ein anderer Mechanismus beteiligt sein.

Die Drüsentheorien

In der Forschung wurde schnell festgestellt, dass die Geschlechtsdrüsen keinen Einfluss auf die Fettleibigkeit haben. Dann konzentrierte man sich auf die Schilddrüse, da diese eine Rate kontrolliert, mit der Fett verbrannt wird. Da das abnormale Fett aber nicht am Energieumsatz des Körpers beteiligt ist, es ist fest weggeschlossen, kam man auch hier nicht weiter. Schilddrüsenmedikamente für Über- oder Unterfunktionen werden darauf keinen Einfluss haben. Lediglich auf die Verarbeitung der normalen Fettreserven, die uns aber nicht interessieren.

Die Tatsache, dass verschiedene Zeichen der Hypophysenschwäche häufig mit Fettsucht in Zusammenhang gebracht werden, erweckte die Hoffnung, dass der Sitz der Störung in dieser Drüse sein könnte. Aber obwohl eine Vielzahl von Hypophysen-Hormonen isoliert und viele Extrakte der Drüse entnommen wurden, hatte kein einziges oder auch keine Kombination solcher Faktoren irgendeinen Wert in der Behandlung der Fettsucht.

Auch die Beobachtung der Funktion der Nebennieren brachte keine Erkenntnisse, wie die Fettsucht praktikabel zu eliminieren sei, obwohl eine abnorme Anregung des Kortex Zeichen echter Fettsucht erzeugen konnte. Ergo: Sackgasse.

Der Hypothalamus

Tief verborgen in den unteren Schichten des Gehirns befindet sich die Hauptregulationsdrüse unseres Organismus. Von hier aus werden alle automatisch ablaufenden Lebensfunktionen gesteuert. Unter anderem auch das Wechselspiel der anderen Drüsen. Durch Laborversuche war bereits bekannt, dass der Hypothalamus den Blutzucker kontrolliert. So war es naheliegend, hier den Hebel anzusetzen, zumal bei Manipulationen am Hypothalamus der Appetit angeregt werden konnte und ein schneller Gewichtszuwachs bei ansonsten schlanken Tieren zu beobachten war.

Die Fettbank

Ein interessantes Gemälde zeichnet Dr. Simeons, indem er das Fettmanagement des Hypothalamus mit einer Bank und den dort angebotenen Kontenarten vergleicht. Nehmen wir als Erstes das Girokonto. Hier können Sie ohne Probleme Geld einzahlen und sich auszahlen lassen.

Der Hypothalamus lagert das durch die Nahrung aufgenommene Fett oder andere übermäßig gegessene Kalorien im Normalfett (Girokonto) ab und gibt dieses auch wieder ohne Probleme frei, wenn eine unzureichende Nährstoffzufuhr auftritt.

Haben Sie zu viel Geld auf dem Girokonto, macht es vielleicht Sinn, das Geld, das Sie momentan nicht brauchen, auf einem Festgeldkonto anzulegen und so etwas mehr Zinsen zu erhalten. Ein Festgeldkonto hat den Nachteil, dass das Geld für eine bestimmte Zeit fest angelegt ist und Sie nicht mehr so einfach rankommen.

Ähnlich verhält es sich mit dem Girokonto oder unserer normalen Fettreserve. Der Chef, also unser Hypothalamus, hat eine eingebaute Toleranz, wie viel normale Fettmasse er gewillt ist, zuzulassen. Simeons nennt diese Toleranz Fett-Bankverkehrskapazität. Kommen zum Beispiel zu viele Kalorien über einen längeren Zeitraum herein und es ist schon genügend normale Fettmasse vorhanden, eröffnet er ein Festgeldkonto und nennt es abnormales Fett. Dieses Festgeldkonto wieder aufzulösen ist fast unmöglich.

Drei grundlegende Ursachen der Fettsucht

Der Erbfaktor

Eine niedrige Hypothalamus-Toleranz könnte schon angeboren sein und sogar vererbt worden sein. Wer kennt nicht auch dicke Kinder und ihre dicken Eltern, oder Geschwister, die ein und dasselbe essen und eines der Kinder wird dadurch immer dicker, während die anderen schlank bleiben.

Andere Hypothalamusstörungen

Der Hypothalamus besteht aus verschiedenen Regulationszentren, die alle spezielle hormonelle Kreisläufe im Körper steuern. Ist eines der anderen Zentren gestört, z. B. durch Kastration oder die Wechseljahre, kann es auch im Fettregulierungszentrum zu Störungen und Verschiebungen kommen. Es wird zum Beispiel auch Energie von dort abgezogen, wenn eine Zuckerkrankheit vorliegt. Dies verringert die Toleranz und ein Festgeldkonto wird angelegt, sprich abnormales Fett wird gespeichert.

Die Erschöpfung der Fettbank

Ein normal arbeitender Hypothalamus kann durch dauerhaftes Überessen oder durch die Änderung äußerer Umstände und eine weiterhin gleichbleibende Nahrungsaufnahme gestört werden. Als Beispiel führt Simeons hier an, dass ein vorher aktiver Sportler durch einen Unfall oder eine Krankheit zeitweise zur Bewegungslosigkeit verdammt ist, aber weiterhin so isst wie bisher. Das führt zu Fetteinlagerungen.

Wenn eine induzierte (kalorienreduzierte Diät) oder tatsächliche Hungersnöte in Kriegen oder Krisen auftreten, verringert sich die Fett-Bankverkehrskapazität und es ist nachher umso leichter, zuzunehmen. Der wohlbekannte Jojo-Effekt. Auch wenn arme Menschen plötzlich zu Geld kommen und sich raffiniertere Nahrungsmittel leisten können, wird der Hypothalamus überstrapaziert und die Folge ist abnormales Fett am Körper.

Immer wenn mehr Nahrung zugeführt wird, als der Hypothalamus gewohnt war zu bewältigen, wird er gestört.

Psychologische Aspekte

Dr. Simeons schreibt, dass psychologische Probleme, wie Einsamkeit oder Unglücklichsein, zwar als Ursache zu betrachten sind, die die Funktionsweise des Hypothalamus in Hinsicht auf die Fett-Bankverkehrskapazität negativ beeinflussen können, dass aber das grundlegende Problem der Störung im Hypothalamus nicht durch Änderung der äußeren Umstände zu beheben ist.

Das zwanghafte Essen

Dicke Menschen leiden unter echtem, quälendem Hunger und die übermäßige Nahrungsaufnahme hat nichts mit einem fehlgeleiteten Instinkt zu tun. Gelegentliches massives Überessen beruht wahrscheinlich auf einer seelischen Leere, die in dem Moment unbedingt kompensiert werden muss. Psychotherapie kann ein Mittel zum Verständnis sein, aber vermag nicht, den Mechanismus zu durchbrechen.

Der Widerstand, Gewicht zu verlieren

Es gibt Menschen, die wollen ihr einmal erlangtes Gewicht nicht verlieren. Das kann verschiedene Ursachen haben. Einmal dient es als Schutz vor angsterfüllten erotischen Beziehungen. Andere wollen als Menschen anerkannt sein und nicht wegen ihrer Figur geliebt werden. Oder sie wollen einen geliebten Teil von sich nicht verlieren, an den sie sich vielleicht schon von Kindheit an gewöhnt haben.

Es gibt eine Vielzahl von Wegen, wie die Fettsucht entstanden sein kann, obwohl die Störung selbst immer aufgrund desselben Mechanismus, einer Unzulänglichkeit des Hypothalamus-Fett-Zentrums und des Anlegens abnormaler weggeschlossener Fettablagerungen an abnormalen Orten, entstanden ist.

Das bedeutet, dass Fettsucht, sobald sie sich manifestiert hat, nicht mehr geheilt werden kann, wenn nur jene Faktoren beseitigt werden, die sie verursacht haben – so wie ein Feuer nicht gelöscht werden kann, wenn die Ursache der Feuersbrunst entfernt wird.

Die Behandlung der Fettsucht

Dr. Simeons nahm an, dass Fettsucht immer auf ein und dieselbe Störung im Hypothalamus zurückzuführen ist, wobei verschiedene pharmakologische Versuche zur Einflussnahme auf diesen eher ohne Erfolg verliefen.

Er erinnerte sich an Studien, die ein Dr. Fröhlich bei fettsüchtigen Jungen in Indien gemacht hatte. Durch Injektionen mit einer Substanz aus dem Urin schwangerer Frauen, die er zuerst an Ratten testete, konnten diese unter anderem schnell ihr überschüssiges Fett verlieren. Simeons setzte ähnliche Fälle zudem noch unter eine niedrigkalorische Diät und sie verloren durchschnittlich ein Pfund Gewicht pro Tag. Die Probanden waren gut gelaunt und leistungsfähig. Es war offensichtlich, dass nur das ansonsten schwer zugängliche, abnormale Fett verbraucht wurde.

Dieses Ergebnis ermutigte Dr. Simeons, die gleiche Methode bei verschiedenen Formen der Fettsucht zu probieren. Mit überwältigendem Erfolg! Der Schlüssel war gefunden. Ohne kalorische Begrenzung ging es aber nicht. Da man aber mit dieser Substanz immer gesättigt ist, ist diese Begrenzung kein Problem. Eher werden die Mahlzeiten gar nicht geschafft.

Die Wirkung ist bei Männern und Frauen die gleiche.

Schwangerschaft und Fettsucht

Auch Frauen in der Schwangerschaft, in der scheinbar die Fett-Bankverkehrskapazität unbegrenzt ist, könnten in dieser Zeit abnehmen.

Dr. Simeons beobachtete in Indien schwer arbeitende schwangere Frauen, die nur unzureichend kalorisch versorgt waren – und trotzdem gesunden und kräftigen Nachwuchs zur Welt brachten. Das im Urin nachgewiesene Glykoprotein hat die Aufgabe, den Fötus optimal zu versorgen.

Dieses Glykoprotein, das hCG oder humanes Choriongonadotropin getauft wurde, ist kein Sexualhormon und bewirkt bei Männern keine Verweiblichung und bei Frauen keine Vermännlichung, also keine Änderung der geschlechtsspezifischen Merkmale. Es hat eine ausgleichende Wirkung auf die gesamte Funktionsweise des Hypothalamus. Das gilt auch in anderer Hinsicht als nur auf die Gewichtsabnahme.

Ich habe an dieser Stelle nicht das gesamte Buch von Dr. Simeons zusammengefasst, sondern nur die Passagen, die meiner Meinung nach für unser besseres Verständnis seiner Gedankengänge unabdingbar sind. Nicht besprochene Abschnitte befassen sich unter anderem mit der Durchführung der Spritzenkur, die aber für Die Adipositas-Kur nicht wirklich relevant sind.

Die vollständige Übersetzung von Dr. A.T.W. Simeons kann hier als PDF heruntergeladen werden:

http://www.die-gruene-adipositas-kur.de/download/Pfunde_und_Zoll_PDF.pdf

http://goo.gl/Ls2p5F

Tabellen- und Listenverzeichnis

Liste aller Links im Buch

Lebensmittelindustrie: http://goo.gl/m1J4pg
Prof. Gerd Unterweger, befreite Ernährung: http://goo.gl/qoJ8Z1
Liste der empfohlenen hCG-Produkte: http://goo.gl/espK0g
DGAK-Excelliste: http://goo.gl/WsNcZF
Grüne Smoothies Rezepte: http://goo.gl/vTGwc3
Kalorienangaben: http://www.fddb.info
Ein paar Tipps zu grünen Smoothies: http://goo.gl/C7Xq9J
Erfahrungsberichte zu grünen Smoothies: http://goo.gl/5n6NF1
Gemüse und Früchte reinigen: http://goo.gl/nZlWU7
Was sollte Bio sein: http://goo.gl/d09UyN
Magensäurekapseln: http://goo.gl/b7KySp
Magensäurevideo: http://goo.gl/jxAsNl
Aterhov-Buch: http://goo.gl/fkf6ZE
China-Study Hörbuch: http://goo.gl/XKdEq7
Warum wir Pflanzenfresser sind (englisch) http://goo.gl/wQVnCx
Video: Fleisch essen macht krank: http://goo.gl/5j6REA
Broschüre Provegan: http://goo.gl/GsFavY
Bildquelle Bauernhof: http://goo.gl/z1SYsP
Massentierhaltung: http://goo.gl/PSGfhj
Der Kurzfilm von ProVegan: http://goo.gl/7A4wou
Das Hörbuch von ProVegan: http://goo.gl/hJUQf1
Das Schaubild zur Massentierhaltung: http://goo.gl/BXJX2g
PDF zur Milch : http://goo.gl/qxrxlh
Vorträge Professor Dr. Veith (diverse): http://goo.gl/A9uvpc
Video zur roh-veganen Lebensweise: http://goo.gl/wzPAqm
Weiteres Video von Urs Hochstrasser: http://goo.gl/5nMa8m
Rohkostrezepte (diverse): http://goo.gl/tu8E4b
Suppenrezepte: http://goo.gl/PP0S7K
Und noch ein Rezept: http://goo.gl/El94C1
Nadines Tortenrezept: http://goo.gl/VvYc1g
Keimgerät: http://goo.gl/3TEO6s
Dressingrezepte: http://goo.gl/e4xanm

Nadine Hagen zu Utensilien: http://goo.gl/VY0WQX
Nadines E-Book Umstellung auf Rohkost: http://goo.gl/MOvCnb
31 Gründe für vegane Rohkost: http://goo.gl/tNmUuR
Probiotische Darmbakterien kaufen: http://goo.gl/9ddTkR
Andreas Schaufferts Tabelle: http://goo.gl/8KaAPr
Bilder von mir: http://goo.gl/SpbWRb
Forum zu den Kuren: http://www.Ketario.de
Video zum Fluorid: http://goo.gl/dfOqGD
Nadine Hagen zum Rohkostwinter: http://goo.gl/Olmb5W
Schädlichkeit von Aspartam: http://goo.gl/bG3gTL
Peter Ferreira »Wasser und Salz«: http://goo.gl/hT9dJX
PDF zur Gerson-Therapie: http://goo.gl/qi8Sfo
Reprop-Klistier bestellen: http://goo.gl/pt9SJM
Markus Rothkranz zum Thema Einlauf: http://goo.gl/anj5SC
Entsafter »Versapers«: http://goo.gl/O4BvZ7
»Produkte« nach einer Leberreinigung: http://goo.gl/eqFegF
Verjüngungswebsite ;-): http://www.Reaging.de
Training zur Hormonausbalancierung: http://goo.gl/6ssL5H
Rohkost-Athlet (Video): http://goo.gl/hUlUo0
Silent Subliminals: http://goo.gl/w9uUDb
Silent Subliminals selber erstellen: http://goo.gl/NXM75O
Geniale Wassersohlen: http://www.fusswasserbett.de
Video unbedingt anschauen: http://goo.gl/X8y1sH
Deutsche Übersetzung Dr. Simeons Buch: http://goo.gl/Ls2p5F

Literaturempfehlungen

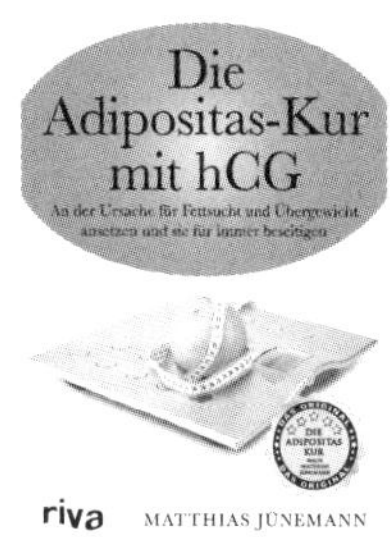

- Die Adipositas-Kur: von M. Jünemann: http://goo.gl/k65Y5j
- Pounds & Inches: von Dr. A.T.W. Simeons: http://goo.gl/r08gsO
- Christian Opitz: Befreite Ernährung: http://goo.gl/cU9bqF
- Green for Life: von Victoria Boutenko: http://goo.gl/6c1XZM
- Grüne Smoothies: von Victoria Boutenko: http://goo.gl/RVD55N
- Vitalrohvolution: von Victoria Boutenko: http://goo.gl/FgFqIn
- Von Kochkost zur Rohkost: von Ka Sundance: http://goo.gl/YFRegC
- Nadine Hagen: Umstellung auf Rohkost leicht gemacht: http://goo.gl/MOvCnb
- Judita Wignall: Raw and Simple: http://goo.gl/jXmCHf
- Das große Gerson-Buch: http://goo.gl/Cy97Rn
- Die Gerson-Therapie: http://goo.gl/UQNoJB
- Eine Krebstherapie: von Max Gerson: http://goo.gl/cG8ukY
- Heile dich selbst: von Markus Rothkranz: http://goo.gl/TnriOM
- Leseprobe: Heile dich selbst: http://goo.gl/vNvcO1
- Heile dich schön: von Markus Rothkranz: http://goo.gl/5HX8Iz
- Melany Joy´s Buch über Carnismus: http://goo.gl/QWHNbZ
- Fereydoon Bathmanghelidj über Wasser: http://goo.gl/wAvmZr
- Risikofaktor Vitaminmangel: von Andreas Jopp: http://goo.gl/eF68mT
- Gesund länger leben durch OPC: von Anne Simons: http://goo.gl/IfnBjc
- MSM – eine Super-Substanz der Natur: von Frank Liebke: http://goo.gl/zj16QQ
- Der Honeymooneffekt: von Bruce Lipton: http://goo.gl/OhrC1w
- Quanten-!ntelligenz: von Klaus P. Medicus: http://goo.gl/MqFWT1

Haftungsausschluss

Die hier dargestellten Inhalte dienen ausschließlich der neutralen Information und allgemeinen Weiterbildung. Sie stellen keine Empfehlung oder Bewerbung der beschriebenen oder erwähnten diagnostischen Methoden, Behandlungen oder Arzneimittel dar. Der Text erhebt weder einen Anspruch auf Vollständigkeit, noch kann die Aktualität, Richtigkeit und Ausgewogenheit der dargebotenen Informationen garantiert werden. Der Text ersetzt keinesfalls die fachliche Beratung durch einen Arzt oder Apotheker und er darf nicht als Grundlage zur eigenständigen Diagnose und Beginn, Änderung oder Beendigung einer Behandlung von Krankheiten verwendet werden. Konsultieren Sie bei gesundheitlichen Fragen oder Beschwerden immer den Arzt Ihres Vertrauens! Die-Gruene-Adipositas-Kur.de und der Autor übernehmen keine Haftung für Unannehmlichkeiten oder Schäden, die sich aus der Anwendung der hier dargestellten Informationen ergeben.

Die vier indianischen Gesetze der Spiritualität

Das 1. Gesetz sagt:

»Die Person, die dir begegnet, ist die richtige.«

Das heißt, niemand tritt rein zufällig in unser Leben, alle Menschen, die uns umgeben, die sich mit uns austauschen, stehen für etwas, entweder um uns zu lehren oder uns in unserer Situation voranzubringen.

Das 2. Gesetz sagt:

»Das was passiert, ist das Einzige, was passieren konnte.«

Nichts, aber absolut nichts von dem, was uns geschieht, hätte anders sein können. Nicht einmal das unbedeutendste Detail.

Es gibt einfach kein: »Wenn ich das anders gemacht hätte …, dann wäre es anders gekommen …« Nein, das was passiert, ist das Einzige, was passieren konnte, und musste passieren, damit wir unsere Lektionen lernen, um vorwärtszukommen.

Alle, ja jede einzelne der Situationen, die uns im Leben widerfahren, sind absolut perfekt, auch wenn unser Verstand und unser Ego sich widersetzen und es nicht akzeptieren wollen.

Das 3. Gesetz sagt:

»Jeder Moment, in dem etwas beginnt, ist der richtige Moment.«

Alles beginnt genau im richtigen Moment, nicht früher und nicht später. Wenn wir dafür bereit sind, damit etwas Neues in unserem Leben geschieht, ist es bereits da, um zu beginnen.

Das 4. Gesetz sagt:

»Was zu Ende ist, ist zu Ende.«

So einfach ist es. Wenn etwas in unserem Leben endet, dient es unserer Entwicklung. Deshalb ist es besser loszulassen und vorwärtszugehen, beschenkt mit den jetzt gemachten Erfahrungen.
Ich glaube, dass es kein Zufall ist, dass du das hier jetzt liest. Wenn dieser Text dir heute begegnet, dann deshalb, weil du die Voraussetzungen erfüllst und verstehst, dass nicht ein einziger Regentropfen irgendwo auf dieser Welt aus Versehen auf einen falschen Ort fällt.
Lass es dir gut gehen…
Liebe mit deinem ganzen Sein …
Sei glücklich ohne Ende ...
Jeder Tag ist ein geschenkter, glücklicher Tag!«

Bei Facebook gefunden.

Ich ergänze:

Lebe im Hier und lebe jetzt! Es gibt keine Zeit, nur das immerwährende Jetzt! Versuche, so oft wie möglich, die Dinge zu akzeptieren, wie sie sind. Bewerte sie nicht, auch andere Personen oder Umstände nicht.

Vergib Menschen, die dir etwas angetan haben.

Sei dir bewusst, warum du etwas tust oder lässt.

Verschließe die Augen nicht vor der Realität. Sei dir bewusst, dass dein Handeln oder Nichthandeln Einfluss auf andere Lebewesen, auf die Umwelt und auf dein Leben, dein Glück und deine Gesundheit haben.

Lass dich immer von deiner Intuition, deinem Bauchgefühl leiten. Sie sind dein Navigationsgerät im Leben.

Und zu guter Letzt:

»Es ist kein Zeichen geistiger Gesundheit, gut angepasst zu sein an eine kranke Gesellschaft.«

– Jiddu Krishnamurti –